GRUNDRISS DER INDO-ARISCHEN PHILOLOGIE UND ALTERTUMSKUNDE
(ENCYCLOPEDIA OF INDO-ARYAN RESEARCH)
BEGRÜNDET VON G. BÜHLER, FORTGESETZT VON F. KIELHORN.
III. BAND, 10. HEFT.

MEDICIN

VON

JULIUS JOLLY.

STRASSBURG
VERLAG VON KARL J. TRÜBNER
1901.

GRUNDRISS DER INDO-ARISCHEN PHILOLOGIE UND ALTERTUMSKUNDE

(ENCYCLOPEDIA OF INDO-ARYAN RESEARCH)

BEGRÜNDET VON G. BÜHLER, FORTGESETZT VON F. KIELHORN.

III. BAND, 10. HEFT.

MEDICIN

VON

J. JOLLY.

I. ZUR QUELLENKUNDE.

§ 1. Moderne Werke. — Obwohl die Medicin jetzt dank den centralasiatischen Handschriftenfunden und HOERNLES ausgezeichneten Arbeiten über dieselben (§ 13) unbedenklich zu den ältesten, am frühesten sicher bezeugten Fachwissenschaften der Inder gezählt werden darf, so wird es doch im Hinblick auf ihr Fortleben in der Gegenwart und ihre continuirliche Entwickelung methodisch zweckmässig sein, einen Überblick über die medicinische Sanskritlitteratur mit einem kurzen Hinweis auf die modernen Werke zu beginnen und von da aus successive auf die älteren und ältesten Denkmäler zurückzugehen.

Wie die modernen Kavirajs, die, trotz des durch die englischen Colleges und Spitäler geförderten Vordringens der europäischen Medicin, von ihren Landsleuten noch immer gerne consultirt werden — wenn auch über die Höhe ihrer Honorarforderungen und die Teuerkeit ihrer Arzneien geklagt wird — die altherkömmlichen Recepte wie Cyavanaprāśa (§ 61), rotes Sandelpulver u. dgl. zu verordnen fortfahren[1], so bewegt sich auch ihre emsige schriftstellerische Production ganz in den alten Bahnen. Lehrbücher wie BINOD LAL SENS zweibändiges Āyurvedavijñāna[2] könnten im Wesentlichen schon vor 1000 Jahren ebenso abgefasst sein. Das auch für Sanskritisten wertvolle medicinische Sanskritwörterbuch Vaidyakaśabdasindhu von UMEŚACHANDRA GUPTA enthält eine Zusammenstellung der medicinischen Kunstausdrücke mit Erklärungen und zahlreichen Citaten aus den medicinischen Classikern[3]. Speciellere Zusammenstellungen für Materia medica sind in grosser Anzahl vorhanden, ich nenne z. B. von in Calcutta gedruckten K. B. LAL SEN GUPTAS Āyurvedīyadravyābhidhāna[4] und die in HOERNLES Bowerhs. benutzten Werke von K. K. PRASANNA VIṬASARKAR und BHOLANATHA ŚARMA, von in Bombay gedruckten den Nighaṇṭuratnākara von GODBOLE[5] und den Bṛhannighaṇṭuratnākara von DATTA RAMA CHAUBE[6], in welch beiden Werken aber auch *anannāsa* »Ananas«, *tamakhu* »Tabak«, *ḍaktarīmatānusāramūtraparīkṣā* »die Untersuchung des Urins nach den Lehren der englischen Ärzte« und andere moderne Elemente Eingang gefunden haben. Von monographischen Arbeiten erwähne ich den unter der Ägide des berühmten RANJIT SINGH (Raṇajitasiṃha) abgefassten Cobacīnīprakāśa[7] über *cobacīnī* (Sarsaparille) als Mittel gegen Syphilis und andere Leiden. Den meisten dieser Publicationen sind Bengali-, Hindi-, Gujerati-, Marathi-, singhalesische und andere Übersetzungen in neuindische Sprachen beigefügt, andere nur in neuindischen Sprachen abgefasst. Auch die alten Sanskrittexte wie C. Su. A. M. Ś. und andere werden immer wieder abgedruckt, mit oder ohne die alten Commentare und mit oder ohne neuindische

Übersetzungen, besonders zu rühmen sind die kritischen Ausgaben der Ānandāśrama Sanskrit Series in Poona. Die selteneren englischen Veröffentlichungen, wie z. B. U. C. Dutts treffliche Materia Medica of the Hindus[8], Sir Bhagvat Sinh Jees A Short History of Aryan Medical Science[9], das Werk eines indischen Fürsten, A. C. K.s C.-Übersetzung (§ 9), verfolgen den Zweck, das Interesse englischer Leser für die indische Medicin anzuregen.

[1] Vgl. die Beilage zu A. C. K.s C.-Übersetzung, 14. Heft. — [2] Calcutta 1887, 729, 686 S. — [3] Calcutta 1894, 22, 12, 1112 S. — [4] Calcutta 1875, 244 S. — [5] Bombay 1867, 3 Bde., 865, 1277, 1201 S. Vgl. Sinh Jee, l. c. 122 f. — [6] 3. Bd. 1891, bis p. 1346, 248. — [7] Lahore 1851, 2, 81 S. Fol. — [8] Calcutta 1877, XVI, 354 S. — [9] London 1896, 280 S.

§ 2. 16.—18. Jahrhundert. — Sobald man über das 19. Jahrhundert zurückgeht, erheben sich grosse Datirungsschwierigkeiten, weshalb hier von den massenhaften, teils schon gedruckten, teils nur aus den Handschriftenkatalogen bekannten Sanskrittexten über die gesamte Medicin oder über einzelne Teile derselben (über die Glossare und über Tierheilkunde s. auch besonders, § 11 f.) ausser den anerkannten Hauptwerken nur wenige leichter bestimmbare Werke genannt werden sollen, deren Abfassungszeit entweder in den Hss. angegeben oder nach inneren Gründen annähernd zu fixiren ist. Nach Sinh Jee l. c. wären allerdings viele Werke genau datirbar, so setzt er in das 18. Jahrhundert: Ātaṅkatimirabhāskara von Bālarāma in Benares, ein grosses, auch den Thee erwähnendes Werk[1]; Āyurvedaprakāśa von Mādhava 1713, IO. 950 verzeichnet eine 1786 geschriebene Hs.; Yogataraṃgiṇī von Trimalla 1751, aber diese bekannte Receptensammlung[2] muss viel älter sein, da L. 203 eine schon 1498 geschriebene Hs. eines anderen Werkes von Trimalla beschrieben wird[3]. Nach den freilich auch nicht verlässigen Datirungen bei Umeśachandra Gupta l. c. (Preface) gehören in das 18. Jahrhundert: Bhaiṣajyaratnāvalī von Govindadāsa (Calcutta 1893, 788 S.), eine Receptensammlung, auch in Dutts Mat. Med. viel citirt; Rājavallabhīyadravyaguṇa von Nārāyaṇa 1760, auch von Dutt hervorgehoben (Calcutta 1868, 106 S.); Prayogāmṛta von Vaidyacintāmaṇi, »das umfangreichste Werk über Therapie«, Inhaltsangabe bei Aufrecht, Oxf. 316; Vaidyāmṛta von Nārāyaṇa und andere. Vaidyarājas Sukhabodha, ein leichtfassliches Lehrbuch der Therapie, ist sicher »1624« abgefasst, aber mit diesem Datum kann je nach der Ära entweder 1702 oder 1567 gemeint sein[4].

17. Jahrhundert. Sichere Daten sind[5]: Vaidyavilāsa von Raghunātha Paṇḍita 1697, ein kurzes Handbuch, gedruckt; Vaidyarahasya von Vidyāpati 1682, erwähnt die Syphilis (nach Sinh Jee 1698 verfasst, was aber offenbar eine Verwechselung der Abfassungszeit mit dem Datum der Hs. bei L. ist); Cikitsāratnāvalī von Kavicandra 1661, über Pathologie und Therapie, erstere nach Haas und Eggeling aus M. abgeschrieben; Vṛttaratnāvalī von Maṇirāma Miśra 1641, ein kurzes Lehrbuch; Yogasaṃgraha von Jagannātha 1616, über Therapie u. a. Der 1889 in der Ānand. Series gedruckte Yogaratnākara eines ungenannten Autors (486 S.) umfasst die ganze Medicin mit Ausnahme der Chirurgie (*śastrakriyā*) und Anatomie, citirt Nirṇayasindhu (1611), Bh. (16. Jahrh.) und andere moderne Werke, kann aber auch nicht nach 1746 als dem Datum der jüngsten für die Ausgabe benutzten Hs. verfasst sein (Sinh Jee: Yogaratnākara 1676). Lolimbarājas Vaidyajīvana, eine beliebte, mehrfach commentirte und in verschiedene neuindische Sprachen übersetzte, ganz kurze Darstellung der Therapie in künstlichen Versmassen, gewürzt mit erotischen Stellen, wäre nach Sinh Jee 1633 abgefasst, doch verzeichnet B. 4, 241 eine schon 1608 geschriebene Hs.

16. Jahrhundert. Das hervorragendste Erzeugnis dieses Jahrhunderts ist der noch jetzt allgemein geschätzte Bhāvaprakāśa (Bh.) von Bhāvamiśra, der angeblich ein berühmter Arzt in Benares war[6]. Benutzt ist die Ausgabe

von JIB. VIDY.[7], die nach einer cursorischen Collation mit der guten alten Tübinger Hs. von 1558/9[8] trotz vieler Druckfehler als im Allgemeinen zuverlässig bezeichnet werden kann. Bh. kann nicht viel älter als diese Hs. sein, da er die von den Portugiesen eingeschleppte Syphilis (*phiraṅga*) und als Mittel dagegen *cobacīnī* (Sarsaparille) erwähnt, die um 1535 importirt sein soll. Der 1. Teil (*pūrvakhaṇḍa*) dieses umfangreichen Werkes handelt in 2 *bhāga* und 6 *prakaraṇa* über Entstehung der Medicin, Kosmologie, Anatomie, Embryologie, Kinderheilkunde, Diätetik, Pharmakologie (mit vielen volkssprachlichen und fremden Namen) u. s. w., der noch weit umfänglichere *madhyakhaṇḍa* in 4 *bhāga* über specielle Pathologie und Therapie, der nur 11 S. starke *uttarakhaṇḍa* über Liebesmittel und Elixire. Besonders wertvoll sind die zahlreichen, von den gedruckten Texten des C. Su. u. s. w. oft stark abweichenden Citate[9]. Noch ungedruckt ist das kleinere pharmakologische Werk Guṇaratnamālā von Bhāvamiśra[10]. Nach Umfang und Inhalt dem Bh. vergleichbar ist das von Ṭoḍar Mall († 1589), dem berühmten Hindu-Minister des Kaisers Akbar, inspirirte medicinische Lehrbuch Āyurvedasaukhya[11], das einen Teil des Ṭoḍarānanda bildet. Die ältesten in den Katalogen verzeichneten Hss. der anderen Teile dieser grossen Encyklopädie gehören den drei letzten Jahrzehnten des 16. Jahrhunderts an. Der von dem Jaina Harṣakīrtisūri verfasste Yogacintāmaṇi Vaidyakasārasaṃgraha[12], eine Receptensammlung, muss zwischen 1668 oder 1666[13], dem Datum der zwei ältesten Hss., und c. 1535 entstanden sein, da wie in Bh. *phiraṅga* und *copacīnī* (*cobacīnī*) erwähnt werden; auch das Opium (*aphīma*, *ahiphena*) und das Quecksilber (*parada*) kommen öfter vor.

1 Nicht in AUFRECHTS C. C. — 2 Vgl. DIETZ, Anal. med. 145 ff.; IO. 955 f. — 3 Auch die Bik. 667 verzeichnete Hs. der Yogat. ist wenigstens 1663 geschrieben. — 4 IO. 942 f. — 5 IO. 949. 958. 953. 945; L. 1480; ZDMG. 30, 652; W. 296. — 6 Āyurvedavijñ. 1, 12. — 7 Calc. 1875, 36, 37, 292, 178, 162, 229, 132, 228 S. — 8 GARBE, Verz. No. 153. — 9 Vgl. WISE, Comm. 10 f.; Oxf. 309—11; DUTT, Mat. Med. XI; SINH JEE l. c. 36—8; UMEŚACHANDRA GUPTA l. c. — 10 IO. 981. — 11 W. 289 f. — 12 Bombay 1869, 268 S. mit Marwāḍi-Übers. — 13 Vgl. GARBE Nr. 165; B. 4, 232; PETERS. 3, 399.

§ 3. Das spätere Mittelalter. — In diese Zeit fällt wahrscheinlich das Aufkommen der zahlreichen, zum Teil gedruckten Werke über *rasa*, *rasendra* d. h. metallische, besonders Quecksilberpräparate zum äusseren und inneren Gebrauch. Das Quecksilber vertreibt alle Leiden, sagt Narahari[1], und es wird auch speciell gegen Fieber, Durchfall, Gelbsucht, Lungenleiden u. a., später auch gegen Syphilis empfohlen[2]. Wahrscheinlich stammt die Calcinirung des Quecksilbers und die pharmaceutische Verwendung der so gewonnenen Präparate aus Arabien (§ 26). Rasa-pradīpa, -ratnapradīpa, Rasāmṛta, Rasendracintāmaṇi werden schon im Bh. citirt, Rasa-cintāmaṇi, -darpaṇa, -ratnapradīpa, -ratnāvalī, -rahasya, -rājahaṃsa, -sindhu, Rasārṇava, Rasālaṃkāra, Rasāvatāra im Āyurvedasaukhya. Alle diese Werke müssen also im 16. Jahrhundert schon existirt haben. Das älteste genau datirbare Werk dieser Art scheint bis jetzt der 1386 abgefasste Commentar des Merutuṅga, eines Jaina, zu Kaṅkālāyas Rasādhyāya zu sein[3], welch letzteres Werk natürlich noch älter als der Commentar sein muss. In dem ebenfalls im 14. Jahrhundert geschriebenen Sarvadarśanasaṃgraha[4] wird der soeben erwähnte Rasārṇava, ferner Rasahṛdaya und Raseśvarasiddhānta citirt, wonach auch diese drei Werke spätestens um 1300 zu setzen sind. Den Rasarṇava citirt auch der Rasaratnākara des Nityanātha, der in 5 *khaṇḍa* zunächst von der Anfertigung metallischer Präparate, weiterhin (213 ff.) von der Behandlung der Krankheiten handelt, und der ähnlich angeordnete Rasendracintāmaṇi des Rāmacandra (beide Werke gedruckt Calcutta 1878, 24, 782 S.). Der Rasaratnākara muss im 15. Jahrhundert schon vorhanden gewesen sein, da B. 4, 236 eine 1473 geschriebene Hs. verzeichnet und das von Haas, ZDMG. 30, 630ff., besprochene persische Werk über indische Medicin den Rasaratn. als ein damals, d. h. zu Anfang des 16. Jahrhunderts allgemein gebrauchtes Werk bezeichnet. Noch weit älter als alle vorstehend genannten Werke wäre der in correcter Ausgabe vorliegende umfangreiche Rasaratnasamuccaya[5], wenn er wirklich ein echtes Werk des Vāgbhaṭa wäre, wie der Herausgeber annimmt, der hierin allerdings viele Hss. für sich hat. Doch heisst der Verfasser in einigen Hss. Nityanātha oder Aśvinīkumāra, oder es wird kein Autor genannt, und jedenfalls differirt dieses Werk, das in 30 *adhy.* ausführlich über verschiedene metallurgische und pharmaceutische Processe handelt, sowohl inhaltlich als stilistisch so stark als möglich von S. und A. (§ 6)[6]. Auch die Hss. des Rasaratnas. sind nicht alt, die älteste (IO. 966) von 1699[7].

Nach U. C. Dutt (Mat. Med. xii) ist der älteste der von der Calcination u. dgl. Processen handelnden Autoren Śārṅgadhara (Ś.). Er setzt die Śārṅgadharasaṃhitā in die mohammedanische Epoche, weil das Opium (*ahiphena*) und die Bertramswurzel (*akarākarabha*)[8] darin vorkommen. Seinem Herausgeber Jivanram zufolge wird Ś. in Bh. (16. Jahrh.) oft citirt[9] und hat seinerseits Vṛ. (c. 10. Jahrh., § 5) benutzt. Nach Grierson[10] wäre Ś. aus inneren Gründen um 1500 zu setzen. Da aber ein Commentar zu Ś. von Vopadeva existirt, der gegen 1300 lebte, so muss Ś. spätestens im 13. Jahrhundert geschrieben haben. Sein kurzes, aber inhaltreiches Lehrbuch der Therapie beschränkt sich nicht auf die metallischen Präparate, handelt vielmehr in 3 *khaṇḍa* und 32 *adhy.*: 1. über Mass und Gewicht, Eigenschaften der Arzneistoffe, Wirkung der Jahreszeiten, Diagnose und Prognose, Wirkung der Arzneien, Anatomie und Physiologie, Embryologie, Arten und Unterarten der Krankheiten (*rogagaṇanā*); 2. über Decocte, Brühen, Infusa, kalte Mittel, Teige, Pulver, Pillen, Latwergen, Butterabkochungen, Liqueure, Pulverisirung von Gold und anderen Metallen, Quecksilberpräparate; 3. über die gewöhnlichen Kurmethoden, wie Fettmittel, Schwitzmittel u. s. w. (§ 24). Bei der Diagnose beschreibt Ś. schon eingehend die Untersuchung des Pulses (*nāḍīparīkṣā*), bei den Krankheiten unterscheidet er eine weit grössere Anzahl von Unterarten als C. Su. M. Vṛ. Cd. Nach den höchst zahlreichen, leider ebenso wie die Hss. ziemlich stark von einander abweichenden Ausgaben[12] zu schliessen, wird Ś. noch jetzt sehr viel gelesen.

Über das erwähnte Pulsfühlen handelt eine ganze Gruppe von Specialwerken (§ 20), von denen die ältesten wohl in diese Periode zurückgehen, während andere neuesten Datums, zum Teil mit Übersetzungen in lebende indische Sprachen versehen sind.

Der vorhin als Commentator Ś.s erwähnte Vopadeva hat auch mehrere selbständige Werke über Medicin verfasst, von denen die Śataślokī »100 Verse« über die Anfertigung und den Gebrauch von Pulvern, Pillen u. dgl., mit einem Commentar des Verfassers, wohl das bekannteste und schon mehrfach gedruckt ist (z. B. Madras 1860; Bombay 1889). Vopadeva, auch als Grammatiker bekannt, war der Sohn eines ebenfalls litterarisch thätigen Arztes Keśava in Berar und ein Schützling des berühmten Ministers Hemādri in Devagiri[13] (zwischen 1260 und 1309), der selbst auch als medicinischer Commentator thätig war (§ 6).

Als ein Specimen der wohl schon sehr frühe aufgekommenen Monographieen über einzelne Krankheiten aus dieser Periode nenne ich zunächst den 1489 von dem Kāyastha Cāmuṇḍa verfassten Jvaratimirabhāskara[14] über Fieber und ihre Behandlung. Das Fieber, besonders die schweren Fieber (*saṃnipātajvara*), wurde wohl am meisten monographisch behandelt, andere Specialwerke beziehen sich auf Kinderheilkunde (*bālacikitsā, śiśu-*

rakṣā), Augenleiden, Vergiftungen, Lepra, Harnruhr, Gelbsucht u. s. w. Unter der Herrschaft des Mahmud Shah verfasste Momahaṇa 1411 in Kalpi den Momahaṇavilāsa, nach L. 779 ein grosses Werk über Aphrodisiaca, Frauen- und Kinderkrankheiten. Das Śiśurakṣāratna über Kinderheilkunde von Pṛthvīmalla[15] muss um 1400 entstanden sein, da der Madanavinoda seines Vaters (§ 11) 1374 geschrieben ist.

Die schon in die ältesten Zeiten zurückgehende religiöse Auffassung der Pathologie, wonach die Krankheiten eine Folge der in einer früheren Geburt begangenen Sünden sind (vgl. §§ 15. 38), vertritt sehr entschieden der Jñānabhāskara[16], ein umfangreiches Werk, das nach einer für die griechischen Ursprünge der späteren indischen Astronomie wichtigen Einleitung die Krankheiten von dem Standpunkt der Wiedervergeltungslehre (*karmavipāka*) aus eingehend beschreibt und die dafür geeigneten Bussen, Opfer und Opfergaben angibt. Eine alte Hs. dieses Werkes ist um 1500 geschrieben. Die Werke über *karmavipāka*, wie z. B. der 1384 verfasste Sāragrāha-Karmavipāka[17], gehören sonst mehr in das Gebiet des Dharmaśāstra und knüpfen an die entsprechenden Lehren der Smṛtis an. In dem Vīrasiṃhāvaloka[18] (Bombay 1888) sind nach der Angabe des Autors drei Wissenschaften, Recht, Astronomie und Medicin, verarbeitet, doch liegt der Schwerpunkt hier auf der Medicin. Der Verfasser dieses Werkes ist Vīrasiṃha, ein Fürst aus dem bekannten Rajputengeschlecht der Tomara, der Begründer einer Dynastie in Gwalior um 1375, er schrieb sein Werk 1383.

Einer der von Vīrasiṃha citirten medicinischen Autoren ist Tīsaṭācārya, ohne Zweifel der Verfasser der Cikitsākalikā[19], eines vollständigen Lehrbuchs der Medicin, in dem übrigens auch schon das Pulsfühlen (*nāḍīparīkṣā*) vorkommt. Da Tīsaṭācārya als einen seiner Vorgänger Bhoja nennt, so gehört er noch in unsere Periode, wenn der bekannte König Bhoja von Dhārā (11. Jahrh.) gemeint ist. Commentirt wurde sein Werk von seinem Sohne Candraṭa, von dem sich auch noch einige andere medicinische Werke erhalten haben.

1 Rājanigh. 13, 111 bei GARBE, Die indischen Mineralien 15, 61. — 2 DUTT, Mat. Med. 27—38. — 3 W. 297; BL. 241; C. C. 2, 15. — 4 Oxf. 247; COWELL and GOUGH 137—43. — 5 Ānand. Series, Poona 1890 (mit Abbildungen der Schmelztigel für die Metalle). — 6 Auch AUFRECHT, C. C., spricht sich gegen die Verfasserschaft Vāgbhaṭas aus; CORDIER (Vāgbhaṭa p. 8 f., mit einer Tafel) äussert sich zweifelnd. — 7 Weitere Werke dieser Art s. bei AUFRECHT, C. C. — 8 Mat. Med. 113, 185. — 9 Vgl. auch die Citate Oxf. 311. SINH JEE setzt Ś. nach Bh. (!). — 10 IA. 23, 260. — 11 W. 285 f. — 12 Benutzt ist die kritische Ausgabe von PRABHURAM JIVANRAM (Bombay 1891, 155, 351 S. 12). — 13 BHANDARKAR, Hist. of the Dekkan² 116; Bhr. 36; WEBER 324. — 14 Bik. 643; STEIN 183; C. C. 2, 44; GARBE, Verz. 73. — 15 IO. 964 ff. — 16 W. 287—9; IO. 926 ff. — 17 IO. 573—5. — 18 BP. 86 f.; BL. 246; IO. 946; STEIN 189; C. C. 2, 142. — 19 W. 292 f.; Oxf. 357 f.; L. 3051; C. C.

§ 4. Vaṅgasena und Cakradatta. — Vaṅgasenas Cikitsāsārasaṃgraha (V.) ist ein sehr umfangreiches Werk (Calcutta 1889, 1127 S.), das nach einer allgemeinen Einleitung über Pathologie, Pflichten der Ärzte u. dgl. in seinem Hauptteil (13—944) eine eingehende Beschreibung der Krankheiten und eine noch ausführlichere Darstellung ihrer Behandlung enthält, worauf die Elixire und Liebesmittel (945—1006), dann die Fett-, Schwitz-, Brechmittel u. s. w. folgen, zuletzt die Diätetik und Pharmakologie, Diagnose und Prognose. Hier zeigt sich ein wesentlich anderes Bild als bisher: in der Pharmacie (1058—1113) ist von der Calcination der Metalle nirgends, überhaupt von den Metallen nur wenig die Rede, bei den ärztlichen Untersuchungen bleibt der Puls noch unerwähnt, auch das Opium scheint noch nicht vorzukommen. In dem Capitel über Hämorrhoiden handelt allerdings V. ausführlich, ähnlich wie spätere Autoren, über die drei Arten des Eisens und die sechs Arten des Stahls (darunter *romaka*, der römische), das »Reinigen« des Stahls, das »Töten« des Eisens durch Schmelzen, Pulverisiren u. dgl. (161 ff.). Er spricht auch von gehörig gereinigtem Quecksilber (574), von dem Quecksilberpräparat *rasaparpaṭa* (958) und anderen mercurialischen Mixturen, geht aber auf die Verarbeitung des Quecksilbers und seine wunderbaren Kräfte nicht näher ein. Die älteste Hs. des V. ist schon 1276[1], eine andere 1320[2] geschrieben. Vielleicht darf man aus dem Namen V.s, dessen Vater Gadādhara hiess und ursprünglich in Kāñjikā gewohnt hatte, schliessen, dass er ein Bengale und Zeitgenosse der Sena-Dynastie war (Ära des Lakṣmaṇaṣena 1119ff.); auf nordöstliche Herkunft weist auch die Mehrzahl der Hss. hin. An Citaten ist V. sehr arm, hat aber bei der Beschreibung der Krankheiten stillschweigend fast durchweg wörtlich M. ausgeschrieben[3], manchmal sind seine Lesarten die besseren. Das Capitel über *ariṣṭa* (1104ff.) ähnelt Su. 1, 28—31[4], viele Recepte, z. B. 6 śl. in dem Capitel über *atisāra*, sind in der Bowerhs.[5], andere in Vṛ. Cd. nachweisbar.

Ein unzweifelhafter Bengale war Cakradatta, vollständiger Cakrapāṇidatta, abgekürzt auch Cakrapāṇi oder Cakra (Cd.). Dieser fruchtbare Autor war nämlich seiner eigenen Angabe zufolge der jüngere Sohn eines Nārāyaṇa, der dem König Nayapāla von Bengalen als Küchenmeister (*rasavatyadhikārin*) und Minister diente, daher wohl um 1060 gesetzt werden darf[6]. Sein bekanntestes, schon oft gedrucktes[7] Werk ist eine ausführliche Therapie, der Cikitsāsārasaṃgraha, der aber grösstenteils aus Vṛndas Siddhayogá abgeschrieben ist, den Cd. auch ausdrücklich als seine Hauptquelle bezeichnet[8]. Ein auch schon gedruckter[9] alter Commentar zu diesem Werke Cd.'s, auf einem noch älteren Commentar beruhend, rührt von Śivadāsasena her, der auch ein anderes Werk Cd.s, den Dravyaguṇasaṃgraha[10], commentirte und sich am Schlusse dieses Commentars als Sohn des Anantasena, des Herrschers von Bengalen (*Gauḍabhūmipati*) bezeichnet, also anscheinend einem Zweig der Vaidyadynastie der Senas von Bengalen entstammte. Der Dravyaguṇasaṃgraha enthält seinem Namen entsprechend hauptsächlich einen kurzen Überblick über die Wirkungen der Arzneistoffe, ähnlich den analogen Abschnitten bei C. Su. Noch ungedruckt sind Cd.s Sarvasārasaṃgraha und seine Śabdacandrikā[11], eine Zusammenstellung und Erklärung der pharmaceutischen und botanischen Kunstausdrücke, teilweise gedruckt seine beiden grossen Commentare zu C. und Su. (§ 7f.). Mit der Calcination einiger Metalle zeigt sich Cd. nicht unbekannt[12], scheint aber auch das Opium und den Puls nicht zu kennen und erwähnt das Quecksilber nur wenig[13].

[1] IO. 952. — [2] BP. 86. — [3] Vgl. Eggeling, IO. 951; Cordier, Quelques données nouvelles 6 (Calcutta 1899). — [4] Eggeling, l. c. 952. — [5] Vgl. Hoernles Anmerkungen zu seiner Ausgabe der Bowerhs. — [6] IO. 938; ZDMG. 53, 378; Haraprasad Śastri, School History of India (Calcutta 1896) 33. — [7] So verzeichnet Rosts IO. Catal. (1897) 5, die OB. (1887 ff.) bisher 7 Ausgaben. Citirt ist nach der Ausgabe von Jib. Vidy. (Calcutta 1888, 471 S.). — [8] ZDMG. 53, 377. — [9] Calcutta 1887 (5, 23, 863 S. mit Bengali-Übersetzung) u. a. — [10] Calcutta 1871 (179 S.). — [11] Vgl. Wilson, Ess. 3, 237; L. 562; IO. 974. — [12] Vgl. Dutt, Mat. Med. xii. — [13] l. c. xi.

§ 5. Siddhayoga und Mādhavanidāna. — Der in der Ānand. Series (Poona 1894, 665 S.) mit dem Commentar des Śrīkaṇṭhadatta gut herausgegebene Siddhayoga oder Vṛndamādhava von Vṛnda (Vṛ.) handelt ähnlich wie Cd. (§ 4) in 82 *adhikāra* zuerst ausführlich von der Behandlung der Krankheiten vom Fieber bis zu den Vergiftungen, wobei viele, meist mit entsprechenden Titeln versehene Recepte angeführt werden, die sich zum Teil schon in der Bowerhs. nachweisen lassen[1], dann (p. 515ff.) von Elixiren, Aphrodisiaca, Fett-, Schwitz-, Brech-, Purgirmitteln u. dgl., von den Vorzeichen des Todes (*ariṣṭa*), Hygiene (*svasthādhikāra*) und unter »Vermischtes« (*miśrakādhikāra*) ganz kurz von den Ärzten, Patienten, Mass und Gewicht und dergleichen allgemeinen Fragen. Der enge Anschluss eines angesehenen Autors wie Cd. an dieses Werk macht es wahrscheinlich, dass es zu seiner Zeit schon zu grosser Autorität gelangt, also mindestens etwa ein Jahrhundert früher entstanden war. Auch bei Hemādri (13. Jahrh.) finden sich mehrere lange Citate aus Vṛ.[2], wie er auch von Śārṅgadhara benutzt (§ 3), im Vīrasiṃhāvaloka[3] und sonst citirt wird. Quecksilberpräparate verordnet Vṛ. weniger als Cd.[4], so 7, 13 Quecksilber vermischt mit giftigen Pflanzensäften zu äusserlichem Gebrauch gegen Läuse. In der Reihenfolge der Krankheiten folgt Vṛ., wie er selbst 1, 2 sagt und der Befund bestätigt, dem Gadaviniścaya d. h. dem Rugviniścaya (s. u.), letzteres Werk muss also älter sein. Auch Vāgbhaṭa muss älter als Vṛ. sein, der ihn 1, 26 citirt[5]. Gegen eine allzu frühe Datirung Vṛ.s darf vielleicht auch seine Erwähnung eines aus Persien importirten Arzneistoffes *pārasīyayavānī* 7, 1, d. h. in Persien gewachsene *yavānī* (Co.), angeführt werden. Der Commentar des Śrīkaṇṭhadatta enthält viele Citate aus C. Su. S. A. M. H. und anderen alten Autoren; da er ausserdem Bhoja, Cd., Ḍ., einen älteren Commentar zu Vṛ., Candraṭa und Hemādri citirt, so kann er nicht vor dem 14. Jahrhundert entstanden sein.

Der Rugviniścaya oder das Mādhavanidāna (M.) von Mādhava oder Mādhavakara[6], dem Sohn des Indukara, ist das Hauptwerk über Pathologie (*nidāna*) und wird daher auch Nidāna schlechtweg genannt[7]. Die Reihenfolge, in der dieses Werk in 79 *nidāna* die wichtigsten Krankheiten nebst ihren Ursachen, Vorboten und Complicationen behandelt, ist nicht nur für Vṛ. V., sondern für die ganze Folgezeit massgebend geworden und wird auch in solchen Werken eingehalten, die sonst besonders C. und Su. citiren, wie z. B. Bh. Oft stimmt M. wörtlich mit C. Su. überein, wo dann wohl Entlehnung anzunehmen ist, im Allgemeinen markirt seine Systematik, Aufzählung und Beschreibung der Krankheiten einen Fortschritt gegenüber C. Su.; so widmet es den Pocken (*masūrikā*) ein besonderes Capitel, während Su. sie nur bei den leichteren Übeln erwähnt (§ 66). Für die (von Haas bezweifelte) Anteriorität Su.s spricht auch die indische Tradition, wie z. B. schon von Vāgbhaṭa C. Su. citirt, aber M. noch nicht erwähnt wird. Als Vorgänger Vṛ.s ist Mādhava spätestens in das 9. Jahrhundert zu setzen, spätestens in das 8., wenn M. mit dem schon frühe in das Arabische übersetzten pathologischen Werk Badān, Yedān (d. h. Nidān?) identificirt werden darf. Die Berühmtheit des M. beweisen auch die zahlreichen Commentare, deren in C. C. acht genannt werden; am bekanntesten ist der schon öfter gedruckte Madhukoṣa, von Vijayarakṣita und Śrīkaṇṭhadatta verfasst, wohl im 14. oder 15. Jahrhundert[8].

[1] ZDMG. 53, 378 f. — [2] l. c. 54, 274. — [3] BP. 87; Fl. 348 f. — [4] Bezeichnend hierfür ist Vṛ. 4, der Abschnitt über chronischen Durchfall (*grahaṇī*), den Cd. 44—53 grösstenteils übernommen, dem er aber am Schluss noch die zwei metallischen Recepte *rasaparpaṭikā* und *tāmrayoga* beigefügt hat. Unter *rasaparpaṭikā* ist ein scheibenförmiges Präparat aus geschmolzenem Schwefel und Quecksilber zu verstehen, vgl. Dutt, Mat. Med. 32 f. Auch in dem Kupferpräparat *tāmrayoga* ist Quecksilber enthalten. — [5] ZDMG. l. c. — [6] Benutzt ist die Ausgabe von Jib. Vidy. (Calcutta 1876, mit dem Madhukośa, 443 S.). Von den sonstigen zahlreichen Ausgaben hebe ich U. C. Dutts Nidāna (2. Ausg. Calcutta 1880) hervor, wichtig durch die beigefügten englischen Übersetzungen vieler Krankheitsnamen. Dieser und anderen Ausgaben ist eine Bengali-Übersetzung beigegeben, andere enthalten Hindi-, Mar.- und singhales. Übersetzungen. — [7] Vgl. Dietz, Anal. Med. 118; Wilson, JRAS. 6, 118; Haas, ZDMG. 30, 622. 652 f.; A. Müller, l. c. 34, 475; Dutt, Mat. Med. x; Cordier, Quelques données 5 f. — [8] Die Mitarbeiterschaft Śrīkaṇṭhadattas bestätigt sich durch eine Vergleichung der Quellen des Madhukośa (zusammengestellt IO. 934) mit den in Śrīkaṇṭhadattas Commentar zu Vṛ. benutzten Autoren.

Eine alte Hs. des Madhukośa ist 1529 geschrieben (Oxf. 357). Vgl. auch die Nachträge.

§ 6. Vāgbhaṭa. — Diesem berühmten Autor[1] werden, abgesehen von einigen offenbar apokryphen Erzeugnissen (vgl. § 3), zwei nahe verwandte grosse Werke zugeschrieben, von denen das grössere und offenbar ältere schon frühe in Citaten als Vṛddha-Vāgbhaṭa, das andere als Vāgbhaṭa schlechthin bezeichnet wird. Das letztere Werk, das zu besonderem Ansehen gelangt und häufig commentirt ist, heisst eigentlich Aṣṭāṅgahṛdayasaṃhitā (A.)[2], d. h. die Quintessenz der acht Teile der Medicin, und enthält in ähnlicher Anordnung wie Su. in 6 *sthāna* und 120 *adhy.* eine übersichtliche, versificirte Darstellung der gesamten Medicin, mit besonderer Berücksichtigung der Chirurgie, auch wie bei Su. Doch stimmt A. mehrfach auch genauer mit C. als mit Su. überein, citirt auch beide Autoren, so 6, 40, 83 und 87 C. und Su. zusammen, 1, 9, 13 C. allein, 6, 30, 31 Su. allein. Ausserdem citirt A. Bheḍa, Nimi, Kāśyapa, die Dhānvantarīyāḥ und in der Einleitung (1, 1) den Sohn des Atri, Agniveśa und andere nicht näher bezeichnete Ṛṣis, namentlich aber am Schluss den Aṣṭāṅgasaṃgraha (Vṛddha-Vāgbhaṭa), den der Verfasser deutlich als seine Hauptquelle charakterisirt. Auf Grund der tibetischen Quellen setzt Huth (dessen Resultate freilich nicht unbestritten sind) das 8. Jahrhundert n. Chr. als den spätesten Termin für die Abfassungszeit der A. an. Ein ähnliches Resultat würde sich ergeben, wenn A. mit dem Buch Astānkar(?) der arabischen Quellen identificirt werden darf[3], wie auch das Citat bei Vṛ. (§ 5) Vāgbhaṭa wenigstens in das 9. Jahrhundert zurückzubringen scheint. Das Opium, das Pulsfühlen und die metallurgischen Processe kommen hier noch nicht vor. Von den Commentaren ist Aruṇadattas sehr schätzbare, im Nachstehenden viel benutzte Sarvāṅgasundarī (Ar.) spätestens im 15. Jahrhundert[4], Hemādris Āyurvedarasāyana gegen das Ende des 13. Jahrhunderts entstanden.

Der Aṣṭāṅgasaṃgraha des Vāgbhaṭa (S.)[5], der in den Commentaren häufig citirt und zur Erklärung der etwas knappen Angaben in A. verwertet wird, gibt sich nicht nur durch sein Prioritätsverhältnis zu A., sondern auch nach Form und Inhalt als ein grösstenteils sehr altes Werk zu erkennen. So ist S. in einem Gemisch von Prosa und Versen abgefasst, das ganz an C. und Su. (§ 8 f.) erinnert. In einer Beschwörung hat sich noch ein an Buddha gerichteter Spruch erhalten, während in A. die auch dort vorhandenen buddhistischen Tendenzen, aus denen vielleicht die specielle Reception dieses Werkes in Tibet zu erklären ist, schon stark verblasst sind. Am Schluss von S. wird über den Verfasser berichtet, dass er den Namen Vāgbhaṭa nach seinem Grossvater, einem ausgezeichneten Arzte, erhalten, unter einem Lehrer mit dem buddhistischen Namen Avalokita und unter seinem eigenen Vater, Siṃhagupta, studirt habe und im Indusgebiet geboren sei. Die versificirten Teile stimmen mit A. vielfach wörtlich überein, aber statt 120 *adhy.* wie A. hat S. deren 150, von denen 50, also ein Drittel, auf den 6. Teil (*uttarasthāna*) treffen, gerade wie in A. die ersten 5 Teile 80 *adhy.* enthalten, der letzte 40. Der Anschluss an C. und namentlich an Su., aus dem sich auch ein directes Citat findet, ist noch enger als in A. Doch enthält S. auch viel selbständiges Material und ist daher sowohl als Kontrolle wie als Ergänzung zu unserem C. und Su. von grösstem Werte. Wenn A. wirklich in das 8. Jahrhundert oder früher gesetzt werden darf, so muss S. natürlich noch älter sein. Der Buddhismus stand im 7. Jahrhundert im Indusgebiet noch in Blüte. Doch sind auch nach Huth die tibetischen Übersetzungen von A. nebst Commentar erst in der ersten Hälfte des 11. Jahrhunderts entstanden[6].

[1] Vgl. W. 278—90; Oxf. 303—9; Burnell 65; Roth, Lit.-Bl. f. o. Ph. 1, 48 – 50 und ZDMG. 49, 184 f.; Huth, ZDMG. 49, 280 f. und Sitzb. 1895, 267 ff.; Cordier,

Vāgbhaṭa et l'Aṣṭāṅgahṛdayasaṃhitā (Besançon 1896, 17 S.); JOLLY, Zur Quellenkunde der indischen Medizin. 1. Vāgbhaṭa. ZDMG. 54, 260—74. — [2] Nach der auch den Co. des Ar. enthaltenden Ausgabe von A. M. KUNTE (2. Aufl. Bombay 1891, 3, 29, 51, 588 S.). Von den sonstigen zahlreichen Ausgaben behält auch die erste Auflage der KUNTE'schen (Bombay 1880, 2 Bde.) ihren Wert durch den in der zweiten fehlenden Wortindex (*śabdānukramaṇikā*); sehr brauchbar ist auch die neue, nur den Text, aber einige vv. ll. enthaltende Ausgabe von ŚANKARAŚASTRI (Bombay 1900, 792 S. 12). — [3] Vgl. CORDIER, Quelques données 4; JOLLY, l. c. 262. Während des Druckes erhalte ich eine neue Arbeit von Dr. CORDIER über Vāgbhaṭa (JA. 1901), in der dieser Autor nun mit einem etwas sagenhaften Hofarzt des Königs Bhoja, Vaidya Vāgbhaṭa, bei Merutuṅga identificirt und daher in das 11. Jahrhundert gesetzt wird. Die sonstigen Thatsachen, namentlich die authentischen autobiographischen Angaben Vāgbhaṭas, lassen sich mit dieser Identificirung schwer vereinigen. — [4] Nach CORDIER, l. c., im 13. Jahrhundert, doch sprechen die von ihm gesammelten Daten wohl für noch frühere Abfassung. Über den von Ar. citirten, also sicher noch älteren Commentar des Candranandana (nicht Candrānanda) s. CORDIER l. c. — [5] ed. GANEŚA TARTE (Bombay 1888, 2 Bde, 6, 306, 421 S.). — [6] Vgl. LAUFER, Beitr. 1, 13.

§ 7. Ātreya-Hārīta. — Ātreya, d. h. der Sohn des Atri, auch Punarvasu genannt, ist ohne Frage einer der berühmtesten medicinischen Ṛṣis; so wird er schon in der Bowerhs. 1, 8 als der erste der mit der Aufsuchung und Prüfung der Heilkräuter beschäftigten Weisen der Vorzeit genannt, ähnlich S. 1, 1, A. 1, 1, 2, auch C. 1, 1, 3. Gleich nach Ātreya nennt die Bowerhs. Hārīta. Insofern könnte die Annahme begründet erscheinen, dass uns in der dem Ātreya oder Hārīta (H.) zugeschriebenen Saṃhitā das älteste medicinische Werk erhalten sei[1]. Andrerseits ist aber der Name allein nicht beweisend, und speciell unter den angesehenen Namen des Ātreya und Hārīta bergen sich auf dem Gebiete der Rechtslitteratur mehrere moderne Fälschungen[2]. HAAS erklärt die medicinische Ātreya-Saṃhitā »für die erbärmlichste Schmiererei auf diesem Gebiete«[3]. Doch sind die beiden Gründe, die er hierfür hauptsächlich anführt: die Theorie von der Erbsünde und das Vorherrschen unsauberer Heilmittel (Urin, Koth u. dgl.) wohl zur Begründung dieses harten Urteils nicht ausreichend, da gerade die Lehre vom *karmavipāka* (vgl. § 3) und die Anwendung der verschiedensten ekelerregenden Substanzen (s. Kau. Sū.) schon der vedischen Medicin eigentümlich ist. Allerdings sagt H. am Schluss seines Werkes, dass in den vier Weltaltern successive Atri, C., Su. und Vāgbhaṭa die massgebenden Autoren seien, verrät also hierdurch seine Bekanntschaft mit Vāgbhaṭa und die Anteriorität desselben. Doch könnte die Echtheit dieses Schlussteils angefochten werden, wie überhaupt der Text des H. sehr schlecht überliefert ist und sowohl die Hss. als die Drucke stark differiren, auch Commentare und alte datirte Hss. ganz zu fehlen scheinen[4]. Das ganze Werk bedarf noch einer genaueren Untersuchung, immerhin enthält es in seinen 6 *sthāna*, die freilich von sehr ungleichem Umfang sind, ein vollständiges System der Medicin mit vielen eigenartigen Angaben über Krankheiten und Heilmittel, die daher im Nachstehenden manchmal, doch mit Vorsicht benutzt sind.

[1] GOLDSTÜCKER in Mrs. MANNINGS Ancient and Mediæval India (London 1869) I, 339—42, wo auch ein kurzer Auszug aus H. gegeben wird. Hierauf gehen wohl auch die analogen Anschauungen bei SINH JEE 29 zurück. — [2] Recht und Sitte § 8f. — [3] ZDMG. 31, 650. — [4] Vgl. IO. 929 und die beiden, wesentlich verschiedenen Ausgaben von BINOD LAL SEN (Calcutta [1887], 32, 420 S.) und JAIRAM RAGHUNATH (Bombay 1892, mit Gujcrati-Übersetzung, 39, 812 S.). Noch weit stärker differirt hiervon die L. 2633 beschriebene »Ātreya-saṃhitā«. Vgl. auch CORDIER, Origines 83.

§ 8. Suśruta. — Die Bowerhs. (§ 13) zeigt, dass schon im 5. Jahrhundert Suśruta (Su.) nicht nur wie Ātreya und Hārīta als einer der ältesten Ṛṣis auf dem Gebiet der Medicin, sondern auch als der sagenhafte Autor einer Schrift über den Knoblauch und andere Heilmittel galt, deren Inhalt sich (wie auch die anderen medicinischen Werke der Bowerhs.) mit dem Inhalt der bekannten, von Su., dem Sohne des Viśvāmitra, verfassten Suśrutasaṃhitā (Āyurvedaśāstra) nahe berührt. In Hinterindien war zur Zeit des Königs Yaśovarman von Kamboja (889—910) der Name des Su. als der eines ausgezeichneten Arztes (*vaidya*) sprichwörtlich, wie ein Wortspiel in den Inschriften dieses Königs beweist[1]. Ebenfalls um 900 wird Su. nach einer arabischen Übersetzung von dem berühmten arabischen Arzt Rāzī (Rhazes) in einer Weise citirt, dass man sieht, diese Übersetzung kann wirklich auf der Suśrutasaṃhitā[2] basirt haben, wie auch das indisch-arabische Werk von Šānāq über die Gifte (c. 910—20) stark an Su. 5, 1 erinnert[3]. Schon der Barmekide Yahyā ibn Chālid († 805), der von Buddhisten abstammte, ordnete die Übersetzung des Su. an. Auch die Nachrichten des Chinesen I-tsing (§ 10) beweisen die Existenz eines unserem Su. ähnlichen Werkes mindestens im 7. Jahrhundert n. Chr. Durch diese auswärtigen Zeugnisse werden die in § 5 f. angeführten Daten, denen man noch Su.s Erwähnung im Mahābh. beifügen kann, bestätigt.

Für den jetzigen Bestand des ganzen Su. bürgen allerdings nur die Commentare, insbesondere die Bhānumatī des Cd. (11. Jahrh.?) und der Nibandhasaṃgraha des Ḍallana (Ḍ., etwa 12. Jahrh.)[4]. Als der älteste ihrer Vorgänger wird gewöhnlich Jaiyyaṭa (Jaijjaṭa) betrachtet[5]. Auf Grund seines Commentars nahm Candraṭa, der Sohn des Tīsaṭa (§ 3), eine Revision (*pāṭhaśuddhi*) des Textes des Su. vor[6]. Auch aus Ḍ. (z. B. zu Su. 3, 2, 43) kann man entnehmen, dass Jaiyyaṭa manche Stellen anders las und überhaupt grosse Discrepanzen in den Hss. bestanden. Aus der Bhānumatī lassen sich nach Hoernle manchmal noch die ursprünglichen Lesarten herstellen. Die textkritischen Fragen sind oft sehr schwierig. So kann man aus Su. 1, 1, 29 und 1, 4, 4 den Schluss ziehen, dass es ursprünglich nur 120 *adhy.* in 5 *sthāna* waren und dass das letzte Buch (*uttarasthāna*) eine spätere Zuthat ist, wie auch A. nur aus 120 *adhy.* besteht. Allein in A. kommen die 120 *adhy.* nur heraus, wenn man das *uttarasthāna* dazu rechnet, und einen solchen 6. Teil enthält auch schon S. Für das hohe Alter unseres Werkes spricht auch das Fehlen des Opiums unter den Heilmitteln, des Pulsfühlens bei den ärztlichen Untersuchungen, der Pocken als besonderer Krankheit; auch sind die Arzneien grösstenteils vegetabilischer Natur und die wenigen Stellen über Quecksilbermittel[7] vielleicht interpolirt. Die aus Prosa und Versen gemischte Sprache ist nicht so altertümlich wie in der Bowerhs., erinnert vielmehr an Varāhamihira (6. Jahrh.), kann aber modernisirt worden sein.

Über den Inhalt orientirt die Inhaltsübersicht Su. 1, 3. Der erste Teil (*sūtrasthāna*) ist grundlegend und handelt von allgemeineren Fragen wie Entstehung und Einteilung der Medicin, Ausbildung der Ärzte, Arzneimittellehre, Diätetik u. dgl., aber auch speciell von der Chirurgie und Wundbehandlung, die nach Su. der wichtigste Teil der Medicin ist, weshalb Dhanvantari, der Wundarzt der Götter, als der eigentliche Verfasser gilt. Der 2. Teil (*nidānasth.*) handelt über Pathologie, der 3. (*śārīrasth.*) über Anatomie und Embryologie, der 4. (*cikitsāsth.*) über Therapie, der 5. (*kalpasth.*) über Toxikologie, der 6., ergänzende Teil (*uttarasth.*) über Ophthalmologie und andere vorher noch nicht erledigte Teile der Therapie, sowie ganz kurz über Hygiene u. s. w.[8]

[1] Bergaigne, Inscr. sanscrites de Campā et du Cambodge (Paris 1893) 2, 218, 227; Liétard, »Suçruta« (Dict. Encyclop. des Sciences Médicales). — [2] Nach der verbesserten 3. Auflage von Jib. Vidy.s Ausgabe (Calcutta 1889, 12, 915 S.). Über andere Ausgaben (erste Ausgabe Calcutta 1835 f.) s. die Kataloge von Haas-Bendall und Rost und die OB. — [3] A. Müller, ZDMG. 34, 475, 544 ff. — [4] Bhānumatī und Nibandhasaṃgraha zusammen in den Ausgaben von Gangaprasad Sen (15 Hefte, bis Su. 1, 43, 5 reichend, Calcutta 1888 ff., 648 S., die in Hoernles Übersetzung

benutzte Ausgabe) und BIJAYARANTA SEN und NISHIKANTA SEN (14. Heft 1893). Eine vollständige Ausgabe des Nibandhas. veröffentlichte JIB. VIDY. (Calcutta 1891, 1377 S., dazu ROTH, ZDMG. 49, 138—40), eine bis Su. 4, 20, 4 reichende, auch den Text des Su. umfassende ABINASH CHUNDER KABIRATNYA und CHUNDER COOMAR GOOPTA (Calcutta 1885ff., 1074 S.). — 5 Vgl. ROTH l. c. 139; Hemādri, IO. 932. — 6 IO. 928. — 7 CORDIER, Quelques données nouvelles 2; JOLLY, ZDMG. 54, 263. — 8 Übersetzungen: HESSLER, Suśrutas (Erlangen 1844ff., 3 Bände und 2 Hefte, 206, 208, 186, 24, 10, 106 S.), lateinisch: verfehlt, vgl. WEBER, IStr. 2, 87—90; A. M. KUNTE, Charaka edited and Suśruta translated (Bombay 1876f., 216, 68 S., bis Su. 1, 8 reichend), dazu WEBER, l. c. 3, 591—3; The Suśruta-Saṃhitá, transl. by U. C. DUTT (Calcutta 1883ff., Bibl. Ind., 192 S., bis Su. 1, 42); Fortsetzung hierzu von A. C. CHATTOPADHYAYA (Calcutta 1891, p. 193—288, bis Su. 1, 46). The Suçruta-Saṁhitā, transl. by A. F. R. HOERNLE (Calcutta 1897, Bibl. Ind., 98 S., bis Su. 1, 14). Vgl. auch HAAS, Über die Ursprünge der indischen Medizin, mit besonderem Bezug auf Suśruta. ZDMG. 30, 617—70; DERSELBE, Hippokrates und die indische Medizin, l. c. 31, 647—66; WEBER, I. Lit.[2] 286, Nachtr. 13; A. MÜLLER, l. c. 464—556; DUTT, Mat. Med. VIII f.; LIÉTARD, Suçruta (s. o.); CORDIER, Nāgārjuna et l'Uttaratantra de la Suçrutasaṃhitā (Anantarivo 1896, 7 S.).

§ 9. Caraka. — In chinesischen Quellen erscheint Caraka (C.) als der Leibarzt des berühmten Königs Kaniṣka (c. 100 n. Chr.), dessen Gemahlin er bei einer schweren Entbindung als Geburtshelfer beisteht[1]. Die arabischen Quellen kennen C. auch als medicinischen Autor, der zuerst aus dem Indischen in das Persische, dann (c. 800) aus dem Persischen in das Arabische übersetzt worden war[2]. Was Alberuni nach dieser Übersetzung aus C. anführt, z. B. über sein Verhältnis zu Agniveśa und über die Entstehung des Āyurveda[3], stimmt mit unserem C. überein. Nach der indischen Überlieferung, die auch Alberuni kennt, ist C. der älteste Autor[4]. So bildet Vāgbhaṭa das Compositum *Caraka-Suśrutau* (nicht umgekehrt); im Bh. ist C. eine mythische Figur, älter als Dhanvantari, der Arzt der Götter, und Su.; auch der Prasthānabheda (IS. 1, 21) nennt C. vor Su.; H. (§ 7) versetzt C., Su. und Vāgbhaṭa, die auch als die »Trias der Alten« (*vṛddhatrayī*) bezeichnet werden, successive in die drei späteren Weltalter. Ausserhalb der medicinischen Litteratur wird C. dreimal von dem durch I-tsing fixirten Grammatiker Bhartṛhari citirt, was ihn mindestens in die Zeit vor 650 n. Chr. bringt[5]. Der Name C. erinnert an die alte vedische Schule der Caraka (vgl. auch Kapiṣṭhala C. 1, 1, 3). Chronologisch wäre also gegen die Identificirung mit Kaniṣkas Leibarzt nicht viel zu sagen.

Für den jetzigen Bestand der Carakasaṃhitā garantirt freilich, gerade wie bei Su., nur ein von Cd. im 11. Jahrh. verfasster Commentar, die Āyurvedadīpikā oder Carakatātparyaṭīkā[6]. Der ältere, von Cd. und anderen alten Autoren citirte Commentar des Haricandra[7] oder Hariścandra[7] ist anscheinend verloren. Trotz der alten Commentare ist der Text noch schlechter überliefert als bei Su., wie die grossen Differenzen zwischen den Hss. und den jetzt ziemlich zahlreich vorhandenen Ausgaben[8] beweisen. Die zwei letzten *sthāna* und der Schlussteil des 5. (zusammen 41 *adhy.*) rühren gar nicht von C. selbst her, sondern sind von dem aus dem Punjab (*pañcanada*) gebürtigen Dṛdhabala ergänzt, »aus vielen Büchern«[9]. Im Ganzen macht aber doch C. nach Form und Inhalt einen noch altertümlicheren Eindruck als Su., den er trotz des völligen Fehlens der Chirurgie in seinem Werke an Umfang übertrifft, was sich aus seiner naiven Breite und Ungeordnetheit erklärt. In seiner Terminologie und seinen allgemeinen Anschauungen, in dem Wechsel zwischen Poesie und Prosa, in dem Fehlen des Opiums, des Pulsfühlens und der Quecksilberpräparate trifft er mit Su. zusammen. Den archaischen Ausdruck *rājamātra* hat er mit der sehr alten Macartney-Handschrift gemein[10].

Eine Inhaltsübersicht gibt C. selbst in 1, 30. Das Werk besteht aus 8 *sthāna*[11]: 1. *sūtrasthāna* über Pharmakologie, Nahrungsmittel, Diätetik, gewisse Krankheiten, Kurmethoden, Ärzte und Pfuscher, aber auch über Physiologie, Psychologie und die verschiedensten anderen Dinge. 2. *nidānasth.* über acht Hauptkrankheiten. 3. *vimānasth.* über Geschmack, Ernährung, allgemeine Pathologie, ärztliches Studium. 4. *śārīrasth.* über Anatomie und Embryologie. 5. *indriyasth.* über Diagnostik und Prognostik. 6. *cikitsāsth.* über specielle Therapie. 7. *kalpasth.* und 8. *siddhisth.* über allgemeine Therapie[12].

Sehr nahe verwandt mit C., vielleicht nur eine andere Recension dieses Werkes, ist die noch ungedruckte Bheḍa- oder Bhelasaṃhitā[13]. C. selbst gilt nur als Bearbeiter eines älteren, von Agniveśa verfassten Werkes und Agniveśa als ein Mitschüler des Bhela (C. 1, 1), so schon in der Bowerhs. 1, 8.

[1] S. Lévi, Notes sur les Indo-Scythes, JA. 1896, 447, 480 ff.; Liétard, Le Médecin Charaka, Bull. Ac. Méd. 1897; Jolly, Caraka, WZKM. 7, 164—6; Takasusu, I-tsing (Oxford 1896) LIX. — [2] Vgl. Flügel, ZDMG. 11, 149. 325 f.; A. Müller, l. c. 34, 475, 554 f.; Sachau, Alberuni's India, Pref. XXXI. XXXV. — [3] Sachau, l. c. 159. 162 f. 382 f. — [4] Vgl. Dutt, Mat. Med. VI f. — [5] Kielhorn, IA. 12, 227. — [6] Nach der bis jetzt das *sūtrasth.* und *vimānasth.* 1—3, 8 umfassenden Ausgabe von Śrīharinātha Viśārada (Calcutta 1892 ff., 533, 2, 32 S.) und den beiden Tübinger Hss. (Garbe, Verz. 145 f.). — [7] C. C. s. v. — [8] Die Citate beziehen sich auf die Ausgabe von K. Debendra Nath Sen und K. Upendra Nath Sen (Calcutta 1897, 42, 1056 S.), die wenigstens einen lesbaren Text bietet. Auch die Ausgabe von Jib. Vidy. ist in der 2. Auflage (Calc. 1896, 931 S.) sehr verbessert. Die gute, ausführlich commentirte ed. princeps von K. Gangadhara (Calcutta 1868 ff., 1200 S.) reicht nur bis C. 1, 18, wurde aber vervollständigt von Dharanidhar Ray (Behrampore 1878 ff., 1528 S. 4). Über Kuntes bis 1, 30 reichende Ausgabe s. § 8, über andere Ausgaben und Übersetzungen in neuindische Sprachen s. OB. — [9] C. 6, 30, 119; 8, 12, 28. Vgl. Dutt, Mat. Med. VII; Cordier, Origines, Évolution et Décadence de la Médicine Indienne in Annales d'Hygiène 4, 81 (Paris 1901). — [10] Hoernle, C. Asian Manuscripts JASB. 1897, 247. — [11] Nicht aus 11, vgl. Roth, ZDMG. 26, 443. — [12] Die sehr umständliche Übersetzung von Avinash Chandra Kaviratna umfasst bis jetzt 20 Hefte (Calcutta 1891—99), vgl. darüber Roth, ZDMG. 48, 140—2. Roth selbst übersetzte C. 3, 8 und 1, 29 in ZDMG. 26, 441 ff. Eine 1870 von Mah. Lal Sircar im Calc. Journ. of Medicine begonnene Übersetzung kam nicht über *adhy.* 2 hinaus. Vgl. auch Goldstücker, l. c. 342—5; Weber, I. Lit.[2] 284 ff.; Eggeling, IO. 923 ff.; Cordier l. c. 79 ff. — [13] Burnell 63 f.; Cordier l. c. 80 ff.

§ 10. Entstehung des Āyurveda. — Der Āyurveda, der Veda von der Langlebigkeit, die Heilkunde, ist nach der soeben erwähnten Sage zuerst von Brahman erkannt worden. Von Brahman empfing ihn der Urvater Prajāpati oder Dakṣa, von diesem kam er an die beiden Aśvins, von diesen an Indra. Soweit stimmen die Berichte[1] überein. Während aber nach Su. Indra den Āyurveda an Dhanvantari (d. h. Kenner der Chirurgie), den Wundarzt der Götter, verkörpert als König Divodāsa von Benares (Kāśirāja), übermittelt, der dann die ihm aus Mitleid mit der leidenden Menschheit und um selbst ihr Leben zu verlängern als Schüler genahten Weisen, und zwar Suśruta nebst 6 Genossen, darin unterrichtet, mit Voranstellung der Chirurgie, ist nach C. Bharadvāja der erste Sterbliche, dem Indra den Āyurveda offenbart. Von den über 50 Ṛṣis, die ihn umgeben, und deren Namen mit den Begleitern Su.s nicht übereinstimmen, teilt einer, Punarvasu, der Sohn des Atri (Ātreya), die von Bharadvāja empfangene Wissenschaft seinen 6 Schülern: Agniveśa, Bhela, Jatūkarṇa, Parāśara, Hārīta, Kṣārapāṇi mit. Von diesen verfasste zuerst Agniveśa ein Lehrbuch, dann auch die übrigen, und diese 6 Lehrbücher fanden den Beifall des Ātreya und der anderen Weisen und allgemeine Anerkennung auf der Erde. Am Schluss jedes *adhy.* heisst es dann, dass dieses Werk von Agniveśa verfasst, von C. revidirt (*pratisaṃskṛta*) sei. Mit C.s Version der Sage, die auch Alberuni kannte (§ 9), stimmen auch S. A. wesentlich überein, nur dass dort Ātreya und seine Genossen direct von Indra belehrt werden und die 5 Genossen des Agniveśa teilweise andere Namen tragen, namentlich Su. unter ihnen erscheint. Im Bh. tritt nach den Göttern zuerst Ātreya mit seinen 6 Schülern (wie bei C.) auf, dann Bharadvāja, nach ihm C., der die Bücher des Agniveśa und seiner Mitschüler bearbeitet, dann Dhanvantari, der König von Benares (Kāśīrāja) wird, zuletzt Su., der von Dhanvantari inspirirt ein Lehrbuch schreibt, das Su. genannt wird, weil es *suśrutam* ist. Der Prasthānabheda nennt ebenfalls von menschlichen Autoren zuerst C., dessen 8 *sthāna* er kennt, dann Su., der ein Buch in 5 *sthāna* schrieb[2]. Viel einfacher ist der Bericht in dem ersten medicinischen Werke der Bowerhs., der dieses Werk dem weisen Kāśirāja in den Mund legt, der im Himālaya von dem dort nebst 9 Genossen, darunter Ātreya und Bhela, botanisirenden Su. über die Natur des Knoblauchs befragt wurde.

Auch darin stimmen C. Su. S. A. überein, dass sie den ursprünglichen *āyurveda*, der ein *upāṅga* des AV. ist, aus 8 Teilen (*aṅga*) bestehen lassen: grosse Chirurgie (*śalya*), kleine Chirurgie (*śālākya*, *ūrdhvāṅga*), Behandlung der Krankheiten des Körpers, wie Fieber u. dgl. (*kāyacikitsā*), Dämonologie (*bhūtavidyā*, *graha*), Kinderheilkunde (*kaumārabhṛtya*, *bāla*), Toxikologie (*agadatantra*, *viṣagaravairodhikapraśamana*), Elixire (*rasāyana*, *jarā*), Aphrodisiaca (*vājīkaraṇa*, *vṛṣa*)[3]. Bei C. S. A. bildet die *kāyacikitsā* den ersten Teil. Auch der chinesische Reisende I-tsing (671—695 n. Chr.) kannte diese 8 Teile der indischen Medicin, und zwar nach Su.s Reihenfolge, und wenn er sagt, diese 8 Künste seien ursprünglich in 8 Büchern vorhanden gewesen, neuerdings aber von einem Manne ausgezogen und zusammengefasst worden, so kann diese Bemerkung auf den obigen indischen Angaben beruhen, zumal da auch er Śakra (Indra) als den ersten Verfasser kennt[4].

Ob und inwieweit ein historischer Kern in diesen Traditionen steckt, ist bis jetzt nicht zu entscheiden. Su. 1, 1, 3 lässt das ursprüngliche Werk des Brahman in 100000 Versen in 1000 Capiteln verfasst und dann erst mit Rücksicht auf die Fassungskraft der Menschen von ihm auf jene 8 Teile reducirt sein. Diese Nachricht hat eine auffallende Ähnlichkeit mit dem Ur-Manu, der aus 100000 Versen bestanden haben soll und in mehreren successiven Bearbeitungen allmählich auf seinen jetzigen Umfang reducirt wurde[5]. Auch das nähere Verhältnis Su.s zur Chirurgie hat ursprünglich nicht bestanden, wie die Bowerhs. zeigt.

[1] C. Su. S. A. 1, 1; Bh. 1, 1, 1—9. Vgl. H. 1, 1. — [2] Weber, IS. 1, 21. — [3] Su. S. A. l. c.; C. 1, 30, 15. — [4] Takasusu l. c. 127f. 134. 222f. — [5] Recht und Sitte § 7.

§ 11. Medicinische Glossare. — Die pharmaceutischen Zusammenstellungen gehören zu den wichtigsten Bestandteilen der medicinischen Litteratur, sind aber als ein Teil der Lexikographie schon von Zachariae behandelt[1], daher soll hier nur eine kleine Ergänzung vom pharmakologischen Standpunkt gegeben werden. Wenn der Dhanvantarinighaṇṭu[2] das älteste Werk dieser Art ist, so kann er doch nicht sehr alt sein, da er sich mit der pharmaceutischen Verarbeitung und therapeutischen Verwendung des Quecksilbers und anderer Metalle sowie der Edelsteine schon vertraut zeigt. So werden dem Quecksilber (*pārada*) 213 noch 7 andere Namen beigelegt, nach 214 befreit es von Würmern und Lepra, verlängert das Leben, stärkt die Augen u.s.w., doch nur in erstarrtem Zustand (*mūrchita*), während es in seiner natürlichen Form den Tod bringt. Von Magneteisen gibt es 5 Arten, darunter das römische (*romakānta* 211). In dem *suvarṇādivarga* werden folgende Metalle und Mineralien nach ihren guten und schlimmen Wirkungen erörtert: Gold, Silber, Kupfer, Zinn, Messing, Blei, Weissmessing, Eisen, damascirter Stahl(?), Eisenfeile(?), Quecksilber, Zinnober, Scheindiamant, Smaragd, Diamant. Unter den pflanzlichen Mitteln wird das

Opium (*aphūka*, *ahiphena*, *aphenaka*) und der Mohnsamen (*khastila*) erwähnt (232). Vgl. § 26. In dem 1374 abgefassten Madanavinoda des Madanapāla[3] und dem noch jüngeren Rājanighaṇṭu des Narahari[4] werden allerdings neben den obigen Mineralien noch eine ganze Reihe von anderen erwähnt. Über einige jüngere medicinische Glossare s. o. § 1 f., § 4. Man darf wohl annehmen, dass die Aufzählung der Nahrungs- und Heilmittel, ihre Gruppirung nach *varga* und die Angabe ihrer *guṇa* bei C. Su. S. A. aus den medicinischen Glossaren stammt, aber die erhaltenen Werke dieser Art scheinen durchweg jünger zu sein als die alten medicinischen Saṃhitās. Zu den Glossaren sind auch die diätetischen Werke wie Pathyāpathyanighaṇṭu von Trimalla (gedruckt Benares 1869), Pathyāpathyaviniścaya von Viśvanāthasena (16. Jahrh.?) und die medicinischen Kochbücher wie Kṣemakutūhala, Bhojanakutūhala[5] zu stellen.

[1] Grdr. I, 3b, § 27. — [2] Ānandāśr. Series 33 (mit Rājanighaṇṭu, Poona 1896, 440, 165 S.). — [3] ed. JIB. VIDY. (Calcutta 1875, 141 S.). — [4] Vgl. AUFRECHT, ZDMG. 41, 487; GARBE, Die indischen Mineralien (Leipzig 1882) und Verz. Nr. 174. — [5] Vgl. AUFRECHT, ZDMG. 51, 329; L. 2939; IO. 972 f.; BURNELL 72 f.

§ 12. Tierheilkunde. — Dieser in den Lehrbüchern des Āyurveda nicht behandelte Zweig der Medicin bezieht sich besonders auf Elephanten und Pferde, auf welche die Könige ein Monopol besassen[1]. Schon Megasthenes berichtet von der Behandlung der Elephanten mit Milcheinspritzungen bei Augenentzündungen, mit schwarzem Wein bei anderen Leiden, mit warmem Wasser und Schweinefleisch und mit Butter bei Wunden[2]. König Aśoka (3. Jahrh. v. Chr.) rühmt sich in seinen Inschriften der Einrichtung von Tierspitälern (*pasucikisā*) in seinem ganzen Reiche, wie deren noch jetzt besonders bei den Jainas vorkommen[3]. Der König Buddhadāsa von Ceylon (4. Jahrh. n. Chr.) soll Ärzte sowohl für seine Truppen als für seine Elephanten und Pferde gehalten haben[4]. Im Pañcatantra (5, 79 Bü.) wird ein Dictum von Sālihotra über die Behandlung von Brandwunden der Pferde mit Affenfett angeführt. Indische Werke über Tierheilkunde scheinen frühe in das Arabische und Tibetische übersetzt worden zu sein, um 1030 citirt Alberuni aus einem indischen Buch über Elephantenmedicin, ein Werk über Pferdeheilkunde wurde angeblich im 14. Jahrhundert, ein weiteres im 17. Jahrhundert in das Persische und von da aus im 18. Jahrhundert in das Englische übertragen (von EARLES, Calcutta 1788)[5]. Gedruckt sind bis jetzt der Hastyāyurveda von Pālakāpya, der in 4 *sthāna* von den schweren, leichten und chirurgischen Krankheiten und der Therapie der Elephanten handelt[6], und Jayadattas kürzeres Aśvavaidyaka oder Sālihotraśāstra, eine Darstellung der Pferdemedicin in 68 *adhy.*, nebst dem ähnlichen Aśvacikitsita von Nakula[7]. Das Aśvav. ist wohl im späteren Mittelalter entstanden, da das Opium darin vorkommt, andererseits eine Hs. von 1424 existirt; von dem Aśvacik. existirt eine nepalesische Hs. von 1364[8]. Die Nomenclatur und Behandlung der Krankheiten (z. B. *kuṣṭha*) gleicht den anderen medicinischen Werken. In ähnlicher Weise gab es auch einen Vṛkṣāyurveda über die Pflege und Krankheiten der Bäume[9].

[1] Recht und Sitte 111. Vgl. Megasthenes (SCHWANBECK) Fr. 36; SBE. 17, 85. — [2] Megasth. Fr. 36—38. — [3] BÜHLER, ZDMG. 37, 95—102. — [4] Mahāvaṃsa 37, 97—100 (Colombo ed. nach GEIGER). — [5] W. 291; SACHAU, Alberuni, Pref. XXXIV. XL; HAAS, ZDMG. 31, 663 ff.; HUTH l. c. 49, 281; IO. 989. — [6] Ānand. Series Poona 1896, 717 S. — [7] Bibl. Ind. Calcutta 1886, 12, 335, 15, 46, 63 S. — [8] IO. 989; Aśvavaidy., Glossary 2; JRAS. 20, 550 (1888). Vgl. auch die Nachträge. — [9] Oxf. 324 f.

§ 13. Die centralasiatischen Handschriften. — Die berühmte Bowerhs. stammt aus einem buddhistischen Stūpa in Kaschgarien (China), ist aber wahrscheinlich von eingewanderten Hindus geschrieben, in dem indischen Guptaalphabet, und zwar nach den palaeographischen Kriterien um 450 n. Chr.

Das Schreibmaterial ist Birkenbast, aber länglich zugeschnitten wie die süd- und westindischen Palmblatthss. Von den sieben in dieser Hs. enthaltenen Sanskrittexten sind drei rein medicinischen Inhalts. Das erste medicinische Werk enthält zunächst einen Panegyrikus auf den Knoblauch (*laśuna*), dann verschiedene Recepte, besonders für Augenleiden. Das zweite, weit umfangreichere Werk, Navanītaka (d. h. Quintessenz) benannt, handelt in den 14 erhaltenen *adhy.* über Pulver, Butterdecocte, Öle, vermischte Recepte, Klystiere, Elixire, Brühen, Aphrodisiaca, Augensalben, Haarfärbemittel, Terminalia Chebula, Bitumen, Plumbago zeylanica und Kinderpflege. Das dritte Werk enthält 14 Arzneiformeln in nur 72 Versen. Auch der sechste Text, ein Schlangenzauber gegen den Biss einer Cobra, hat einen medicinischen Charakter. Die Sprache dieser Texte ist altertümlicher als bei C. Su. Die ebenso mühsame als vollständig gelungene Entzifferung und Übersetzung und sorgfältige, mit photographischen Facsimiles und erklärenden Anmerkungen ausgestattete Edition der Hs. wird HOERNLE verdankt[1].

HOERNLE hat auch die Bearbeitung der anderen in der gleichen Gegend gefundenen Hss. begonnen, die auch grossenteils indische Recepte oder Zaubersprüche enthalten und teilweise noch älter sind als die Bowerhs. So kommen in der um 350 n. Chr. geschriebenen Macartneyhs., einer leider sehr schlecht erhaltenen Papierhs., die Namen mehrerer bekannten Heilpflanzen wie *arka*, *priyaṅgu* und die Metalle: Gold, Silber, Eisen, Kupfer und Zinn vor[2].

Die grosse Bedeutung der Bowerhs. für die Geschichte der indischen Medicin liegt darin, dass sie das Bestehen derselben schon im 4.—5. Jahrhundert n. Chr. sicher erwiesen und damit auch allen Zweifeln über die Glaubwürdigkeit der arabischen Nachrichten ein Ende gemacht hat. Die Lehre von den drei Grundsäften, von der Verdauung, dem Einfluss der Jahreszeiten, die Formen der Arzneien, die Namen der Krankheiten, treten hier wesentlich ebenso auf, wie in den bisher besprochenen Werken, und manche lange Recepte der Bowerhs. kehren in den medicinischen Saṃhitas fast wörtlich wieder. Quecksilber, Opium, auch die Pocken kommen hier noch nicht vor.

[1] The Bower Manuscript ed. by A. F. R. HOERNLE, Parts I—VII (Calcutta 1893—7, VII, 240 S., 54 Tafeln Fol.). Vgl. auch HOERNLE, Proc. ASB. 1891, April, 54—65; IA. 21, 29—45. 129—45. 349—69; JASB. 60, 1, 2, 79—96; 1, 3, 135—95; BÜHLER, WZKM. 5, 103—10. 302—10; Ac. 40, 138 f.; JRAS. 1891, 689—94; Palaeogr. § 22; JOLLY, ZDMG. 53, 374—80 und Festgruss an ROTH 18 ff.; OLDENBURG, Zap. 12, 8—36. — [2] HOERNLE, Proc. ASB. 1895, 84 f.; The Weber Mss. JASB. 62, 1, 1, 1—40; Three further Collections JASB. 66, 1, 213—60; A Collection of Antiquities from C. Asia, JASB. 68, XXXII, 110 S.; A Note, pres. to the XII. Congress (Oxford 1899); An Epigraphical Note, JASB. 69, 1, 2, 93—134; WEBER Manuscripts Part IX (s. l.).

§ 14. Buddhistische Werke. — Die Bowerhs. rührt von Buddhisten her, wie am klarsten der 6. und 7. Text mit ihren mehrfachen Erwähnungen des Bhagavā, Tathāgata, Buddha u. dgl. zeigen. Bei Vāgbhaṭa (§ 6) haben sich Spuren einer buddhistischen Tendenz erhalten, die auch seine Verpflanzung nach Tibet erklärt, wie überhaupt die vollständige Reception der indischen Medicin in Tibet (§ 16) auf die Existenz einer buddhistischen Medicin in Indien zurückschliessen lässt. Die ausführlichen Angaben des Buddhisten I-tsing (671—695) über den damaligen Zustand der indischen Medicin (Heilkräuter, die drei Grundsäfte, Diagnostik, Fasten u. s. w., vgl. auch § 10) entsprechen nicht nur dem Inhalt unseres C. Su., sowie der Bowerhs., sondern er citirt auch aus einem von Buddha selbst gepredigten Sūtra über Medicin[1]. Der buddhistische König Buddhadāsa von Ceylon (4. Jahrh.) heilt Kranke, stellt Ärzte an (vgl. auch § 12), denen er bestimmte Einkünfte anweist, errichtet Asyle und schreibt das medicinische Werk Sāratthasaṅgaha[2]. Ein C. soll der

Leibarzt des buddhistischen Königs Kaniṣka (c. 100 n. Chr.) gewesen sein (§ 9), und der bekannte Nāgārjuna, der in die gleiche Zeit gesetzt wird, neben anderen medicinischen Werken eine neue Bearbeitung des Su. verfasst haben, wie ihm auch ein auf einer Säule in Pāṭaliputra (Patna) eingeritztes Recept zugeschrieben wird[3]. König Aśoka errichtet Spitäler für Menschen und Tiere (3. Jahrh. v. Chr.), und die altbuddhistische Medicin des Mahāvagga[4] (4. Jahrh. v. Chr.?) kennt schon die drei Grundsäfte, die Augensalben, Nasenmittel, Schröpfhörner, Schwitzmittel, Öle, Butterabkochungen, Lotusstengel, Myrobalanen, Salzarten, Asa foetida, Compressen (*kabalika*), Kopfwürmer, sogar die Laparatomie der späteren Werke, doch anscheinend keine metallischen Präparate.

[1] Takasusu l. c. 126—40. — [2] TURNOURS Mahawanso 243—5; Colombo ed. 37, 62 ff.; GEIGER, Grdr. 1, 10, § 1. — [3] D. zu Su. 1, 1; CORDIER, Nāgārjuna (1896); JOLLY, ZDMG. 53, 378. — [4] 1, 6; 1, 8 (ed. OLDENBERG); SBE. 17, 47 ff.

§ 15. Vedische Medicin. — Diese Vorstufe der Medicin ist schon in BLOOMFIELDS Atharvaveda in diesem Grundriss dargestellt[1], auch hat HILLEBRANDT einen Überblick über die vedischen Krankheitszauber gegeben[2], daher soll hier nur auf einige neuere Arbeiten hingewiesen und das Verhältnis der vedischen zu der späteren Medicin kurz erörtert werden.

CALAND hat durch die Bearbeitung und Erklärung des Kau. Sū. in seinem wichtigen Werke über »Altindisches Zauberritual«[3] dieses ebenso interessante als schwierige Buch dem allgemeinen Verständnis näher gerückt und die indische Volksmedicin auch mit den ähnlichen Vorstellungen und Gebräuchen der nordamerikanischen Indianer, der alten Römer und Deutschen und anderer Völker parallelisirt. Freilich erwecken diese oft überraschenden Parallelen keine hohe Meinung von der vedischen Medicin, vielmehr sieht das Kau. Sū. den Zauberbüchern nordamerikanischer Indianerstämme oft zum Verwechseln ähnlich; die Besprechungen und Beschwörungen der Atharvans sind aber doch als die Grundlage der späteren medicinischen Wissenschaft zu betrachten[4]. Auch WINTERNITZ kommt in einer kurzen, aber übersichtlichen Darstellung der altindischen Volksmedicin zu dem Ergebnis, dass in Indien wie anderwärts der Arzt der directe Nachkomme des Hexenmeisters und Zauberers ist[5]. Schon früher hat ein französischer Arzt, Dr. P. CORDIER, die medicinischen Stellen im RV. und AV. sowohl als in den Upaniṣads, Epen und Gesetzbüchern sorgfältig zusammengestellt und besprochen[6].

In den medicinischen Saṃhitās selbst wird der AV. öfter erwähnt. So bezeichnet Su. 1, 1 die Heilkunde als einen Anhang (*upāṅga*) zum AV., wie sie sonst auch ein *upaveda* genannt wird[7]. Der Hinweis auf die 101 Todesarten der Atharvans Su. 1, 34, 4 scheint ein directes Citat aus AV. 8, 2, 27 zu sein[8]. Nach C. 4, 8, 42 muss ein mit dem AV. vertrauter (*atharvavedavid*) Brahmane in dem Hause der Wöchnerin (*sūtikāgṛha*) dämonische Einwirkungen durch *śānti* abwehren. Bezeichnend ist C. 4, 8, 26, wo bei einer Totgeburt entweder ärztliche Behandlung oder Besprechung und sonstige im AV. angeordnete Methoden empfohlen werden. A. 4, 5, 83 verordnet gegen Schwindsucht am Schluss einer längeren Aufzählung von Mitteln auch *atharvoktam* d. h. Opfer u. dgl. (Ar.). Die Zaubersprüche der Atharvans kommen aber auch als gefürchtete Krankheitserreger vor, so Su. 1, 24, 2; A. 6, 39, 53. Man muss also wohl annehmen, dass schon lange vor der Abfassung der medicinischen Saṃhitās sich ein Gegensatz zwischen den veda- und zauberkundigen Brahmanen und der auch bei Manu auftretenden Kaste der Ärzte (*vaidya*, *bhiṣaj*, *cikitsaka*, *Ambaṣṭha*) ausgebildet hatte.

Auch inhaltlich fehlt es nicht an Beziehungen zwischen vedischer und späterer Medicin, so in der Bezeichnung der Krankheiten[9] mit der allerdings wichtigen Ausnahme des Fiebers (*jvara* = ved. *takman*), in dem Namen der Heilkräuter, die auch im Veda neben den Beschwörungen schon eine grosse Rolle spielen[10], in den physiologischen Anschauungen, die namentlich in den Upaniṣads[11] schon sehr den späteren ähneln. Weitere Übergangsstufen bilden ausser der buddhistischen Medicin, wie z. B. dem ganz an den AV. erinnernden Schlangenzauber der Bowerhs., die Gṛhya- und Dharmasūtras, die namentlich in den *saṃskāra*, der Hygiene, Embryologie, Anatomie und Wiedergeburtslehre oft wörtliche Übereinstimmung mit den medicinischen Werken zeigen, die beiden Epen und einige Purāṇas.

[1] Grdr. II, 1 b, § 50—53. — [2] Grdr. III, 2, § 92. — [3] Amsterdam 1900, XII, 196 S. Gr. 8. Vgl. OLDENBERG, DL. 6. April 1901. — [4] l. c. IX, 67. — [5] Nature vom 7. Juli 1898, 233—5. — [6] Étude sur la Médicine Hindoue (Temps védiques et historiques), Paris 1894, 116, v S. 4. — [7] WEBER, IS. 1, 9. 20. — [8] Vgl. PW. s. v. *atharvan*. — [9] BLOOMFIELD, SBE. 42, Index s. v. diseases. — [10] l. c. s. v. plants and trees; CALAND l. c. 187 f., Pflanzenliste. — [11] CORDIER l. c. 37 ff.

§ 16. Auswärtige Beziehungen. — An der Thatsache eines fortwährenden Austausches mit den Nachbarvölkern auch auf medicinischem Gebiet ist nicht zu zweifeln, aber über die Art und den Umfang dieser Beziehungen lässt sich bisher wenig feststellen.

1. Tibet. H. LAUFERS treffliche »Beiträge zur Kenntnis der Tibetischen Medicin«[1] bieten jetzt eine bequeme Übersicht. Von den im 8. Jahrh. übersetzten »vier Tantra« ab (Sanskritoriginal unbekannt) sind eine ganze Reihe medicinischer Sanskrittexte aus dem Sanskrit in das Tibetische übersetzt worden; daher basirt die tibetische Medicin grösstenteils auf der indischen, ich erwähne z. B. aus der Anatomie die 9 Öffnungen des Körpers und die 900 Nerven, aus der Physiologie und Pathologie die consequent durchgeführte Lehre von den drei Grundsäften, aus der Diätetik die Schädlichkeit der Combination von Milch mit Fischen und der Unterdrückung natürlicher Entleerungen, aus der Pharmakologie die drei Myrobalanen, den blauen Lotus (*utpala*), schwarzen Pfeffer, Knoblauch, Ingwer, Zimmt, die Costuswurzel (*kuṣṭha*), aus der Chirurgie das Schröpfen mit Ochsenhörnern und die Bezeichnung der Instrumente als Hirsekorn, Vogelschnabel, Tiermaul u. dgl., aus der Schwangerschaftsdiagnose die Kennzeichen für das Geschlecht des Fötus. Mehrere tibetische Werke wurden in das Mongolische übersetzt, auch bei den Burjaten, Dsungaren, Tanguten, Wolgakalmüken, sowie bei den Leptscha und anderen tibetischen Völkern des Himalaya herrscht die tibetische Medicin[2].

2. Ceylon. Schon weit früher als nach Tibet hat der Buddhismus die indische Medicin nach Ceylon gebracht, doch scheint dort, abgesehen von dem nur aus der Fortsetzung des Mahāvaṃsa bekannten Sāratthasaṅgaha[3] (§ 14), der Yogārṇava (13. Jahrh.) das älteste medicinische Werk zu sein[4]. Die modernen singhalesischen Drucke[5] und die singhalesischen Hss. des Brit. Museum über Medicin[6] scheinen durchaus auf Sanskrit Vorlagen zu beruhen.

3. Birma. Obwohl der Ruhm Su.s schon um 900 n. Chr. bis nach Kamboja in Hinterindien gedrungen war (§ 8), wurden erst im 18. Jahrh. Su., Dravyaguṇa und andere medicinische Werke direct aus dem Sanskrit in das Birmanische übersetzt. Auch die medicinischen term. techn. im Birmanischen stammen aus dem Sanskrit[7].

4. Persien und Arabien. Sieht man von der arischen Urzeit ab, aus der namentlich die ältesten indisch-persischen Bezeichnungen für Arzt und Arznei (*bhiṣaj* vgl. *biziṣk*, *bheṣajam-baeṣazem*), für Zaubersprüche (*mantra-māthra*), einige Krankheitsnamen und die gewöhnlichsten Benennungen der Körperteile stammen, so tritt bei C. (1, 12, 5; 4, 6, 14 u. a.) der »baktrische Arzt« (*vāhlīkabhiṣaj*)[8] Kāṅkāyana auf, den auch die Bowerhs. kennt (2, 935),

der Siddhayoga erwähnt das persische Heilmittel *pārasīyayavānī* (§ 5), schon früher muss der bei Su. und sonst vorkommende *hiṅgu* (Asa foetida) aus Persien importirt sein, auch wohl die Orange (*nāraṅga*), im Mittelalter (s. § 3) scheint die Calcinirung und ausgedehnte therapeutische Verwendung des Quecksilbers und anderer Metalle, das Opium, die Bertramswurzel, in der Diagnostik die Untersuchung des Pulses aus Arabien oder Persien nach Indien gelangt zu sein. Spätere Importe von Heilmitteln aus Persien dürfen hier unberücksichtigt bleiben. Andererseits sind schon zur Zeit der Abbasiden, ja vielleicht schon der Sassaniden, indische Werke über Medicin in das Persische (nicht erhalten) übersetzt worden. Dann folgten arabische Übersetzungen. Sind auch ausser C. und Su. die Namen der übersetzten indischen Autoren schwer zu identificiren, so zeigen doch die arabischen Berichte über den Inhalt dieser Werke und die Citate daraus bei Rāzī und anderen arabischen Autoren, dass es sich um echt indische Producte handelt[9]. Sehr viel indisches Material findet sich auch in dem erhaltenen persischen Werke des Abu Mansur Muwaffaq über Pharmakologie (10. Jahrh.); der Verfasser hatte selbst eine wissenschaftliche Reise nach Indien gemacht und citirt viel aus allerdings unbekannten indischen Werken[10].

5. Griechische Länder. Leicht zu constatiren sind die indischen Elemente in dem Arzneischatz des Dioskorides und früherer Autoren, wie *πέπερι* — *pippalī*, *πεπερέως ῥίζα* — *pippalīmūla*, Costus — *kuṣṭha*, *ζιγγίβερις* — *śṛṅgavera*, *καρδάμωμος* — *kardama* (*elā*), *κιννάμωμος* — *tvaca*, *ἄκορος* — *vaca*, *βδέλλιον* — *guggulu*, *κύπειρος* — *mustaka*, *σάκχαρον* — *śarkarā*, *σήσαμον* — *tila* u. a.[11] Weit schwieriger ist es, den Ursprung der vielen anderweitigen Analogieen zwischen indischer und griechischer Medicin zu ergründen[12]. Ich nenne z. B. die durchgeführte Humoralpathologie (§ 33), das rohe, reifende und reife Stadium des Fiebers (§ 51), der Geschwülste (§ 69) und anderer Leiden entsprechend der *ἀπεψία*, *πέψις* und Krisis, die Einteilung der Heilmittel in heisse und kalte (§ 23), auch in trockene (*rūkṣa*) und ölige d. h. feuchte (*snigdha*, *picchila*), die Heilung der Krankheiten durch Arzneien von entgegengesetztem Charakter, die echt hippokratische Betonung der Prognostik (§ 21), die Charakterisirung der Ärzte und die an den Eid der Asklepiaden erinnernden Verhaltungsregeln für dieselben, in der Diätetik den Einfluss der Jahreszeiten und die den religiösen Anschauungen der Inder zuwiderlaufende Empfehlung geistiger Getränke, bei den einzelnen Krankheiten das Quotidian-, Tertian- und Quartanfieber, *kṣaya* — Phthisis (§ 61) u. a., in negativer Beziehung das Zurücktreten der Herzleiden (§ 63), von den Symptomen die öfter vorkommende Empfindung des Herumkriechens von Ameisen auf dem Körper, das Essen von Erde bei Bleichsucht (§ 59), in der Entwicklungslehre und Geburtshilfe die gleichzeitige Anlage aller Körperteile, die Entstehung von Zwillingen durch Spaltung der Samenmenge, die Beziehung der rechten Körperseite zu dem männlichen Geschlecht des Fötus, die Lebensfähigkeit des Fötus im 7., das Gegenteil im 8. Monat (§ 41), die Zerstückelung des toten Fötus und seine Herausziehung mit einem in der Augenhöhle befestigten Haken (§ 48), die Schüttelungen zur Beförderung der Nachgeburt (§ 42), in der Chirurgie die Methode des Steinschnittes (§ 57), die Paracentese bei Wassersucht (§ 54), das Brennen, Ätzen und Ausschneiden der Hämorrhoidalknoten (§ 76), die Aderlässe, Blutegel (darunter die aus Griechenland *Yavana* stammenden Su. 1, 13) und Cauterien (§ 29 f.), manche chirurgische Instrumente (§ 28), in der Ophthalmologie das Operiren mit der linken Hand am rechten Auge und umgekehrt und andere Details der Staaroperation (§ 83). Dass in der Zeit des noch starken griechischen Einflusses, aus der sich ausser den mannigfachen in Indien geprägten griechischen Münzen sogar ein in seiner Form

an die Papyrusrollen erinnerndes Handschriftfragment (1. Jahrh. n. Chr.?)[13] erhalten hat, auch nicht näher bestimmbare medicinische Schriften der Griechen Eingang gefunden haben mögen, ist allerdings um so leichter möglich, als auch die griechische Astronomie und Astrologie bekanntlich in Indien recipirt wurde[14]. Doch dürfen die griechischen Elemente auch nicht überschätzt werden, wie z. B. die Humoralpathologie, die in ihrer ausgebildeten Form so sehr an die griechische erinnert, andererseits auch mit der Harmonie der drei *guṇa* in der Sāṃkhyaphilosophie zusammenhängen kann und in ihren Anfängen schon frühe nachweisbar ist (§ 33). Am stärksten mag die griechische Einwirkung auf dem chirurgischen Gebiet gewesen sein. Es ist auch beachtenswert, dass B. C. noch nichts über Chirurgie enthalten, wie dann auch in den späteren Werken die Chirurgie wieder völlig zurücktritt.

[1] 2 Teile, 41, 90 S. (Berlin, Leipzig 1900). — [2] l. c. 15. Vgl. Liétard, Hist. de la Méd. 38 f. — [3] Über ein apokryphes Werk dieses Namens s. Geiger, Grdr. 1, 10, § 1. Vgl. auch Ainslie, Mat. 2, 525 ff. — [4] Geiger § 5. — [5] Haas, ZDMG. 30, 631. — [6] Wickremasinghe, Catal. Sinhal. MSS. Brit. Mus. 1900, 55 ff. (Geiger). — [7] Forchhammer, The Jardine Prize (Rangoon 1885) 21, 104. — [8] Vgl. Weber, Über Bâhli, Bâhlîka (Sitzungsber. 1892). — [9] Vgl. die Litteratur zu § 5, 8 f. — [10] Übersetzung von Achundow in Koberts Histor. Studien 3, 137—481. Zu meiner dort 294 ff. gedruckten Identificirung von 21 indischen Droguen bei Muwaffaq liessen sich manche Nachträge geben, z. B. roter und weisser *sandal* = *raktacandana, candana*. — [11] Vgl. Royle (s. u.), deutsch von Wallach 81 ff. — [12] Vgl. A. Webb, The Historical Relations of Ancient Hindu with Greek Medicine (Calcutta 1850, 34 S.); Roth, ZDMG. 26, 448; Haas, l. c. 31, 659 ff.; Weber, Die Griechen in Indien (Sitzungsber. 1890); Fasbender (§ 39) 62—70; Liétard, La doctrine humorale (Janus II, 1897 f.). — [13] Hoernle, JASB. 69, 1. 2. 126 f. — [14] Vgl. Thibaut, Grdr. III, 9, § 29. 46.

§ 17. Bibliographie. — 1. Medicin. Wilson, On the Medical and Surgical Sciences of the Hindus. [1823.] Works 3, 269—76. 380—93 (London 1864); Royle, An Essay on the Antiquity of Hindoo Medicine (London 1837, deutsch Cassel 1839, 200 S.); Wise, Commentary on the Hindoo System of Medicine (Calcutta 1845, neuer Abdruck London 1860 und 1900, 431 S., ein für seine Zeit ausgezeichnetes Werk); Review of the History of Medicine (London 1867, 2 Bde., 68, 397, 574 S.); Stenzler, Zur Geschichte der ind. Medicin. Janus 1, 441—54 (Breslau 1846); Lassen, IAlt.[1] 2, 511—3 (1849); Weber, ILit. (1. Aufl. 1852, 2. Aufl. 1876, 283—90); Briau, Coup d'oeil sur la médecine des anciens Indiens (Paris 1858, 15 S.); Liétard, Lettres historiques sur l'état de la médecine chez les Indous (Paris 1863, 76 S.); Fragments d'histoire et de bibliographie. Gaz. hebd. de méd. 1883 f.; Résumé de l'histoire de la médecine (Paris 1897, 25—36) u. a.; Daremberg, Recherches sur l'état de la médecine. Un. méd. (Paris 1867, S. A. 24 S.); Mrs. Manning, Ancient and Mediæval India (London 1869, 1, 334—58); Häser, Lehrbuch der Geschichte der Medicin. 3. Aufl. (Jena 1875, 4—38, mit Beiträgen von Stenzler); Hessler, Allgemeine Übersicht der Heilkunde der alten Inder. Sitzungsber. math.-phys. Cl. (München 1887, 1,) 137—49) u. a.; von Schroeder, Indiens Literatur und Cultur (Leipzig 1887, 729—33; R. C. Dutt, Hist. of Civilization in Ancient India (Calcutta 1890, 3, 382—95); Berendes, Die Pharmacie bei den alten Culturvölkern (Halle 1891, 1, 1—30); Jolly, Early Medical Literature of India. Transact. 9. Congr. of Orient. (London 1893, 454—61); Sir Bh. Singh Jee, A Short History (§ 1); Pagel, Geschichte der Medicin (Berlin 1898, 32—7); Macdonell, Hist. of Sanskrit Lit. (London 1900, 426 f. 435 f.); Cordier, Origines, évolution et décadence de la Méd. Indienne. Annales d'Hygiène 1901, 77—89.

2. Pharmakologie. Ainslie, Materia Medica of Hindostan (Madras 1813, 48, 301 S. 4., 2. Aufl. London 1826); Roxburgh, Flora Indica (3 Bde., Calcutta 1832); Watson, Index to the Names of Indian Plants (London 1868, 637 S. Fol.); Waring, Pharmacopoeia of India (das. 1868); Dutt, Materia Medica (§ 1); Garbe, Die indischen Mineralien (Leipzig 1882, 10, 104 S.); Dymock, Vegetable Materia Medica of Western India (Bombay 1883 f.; 2. Aufl. 1886, 1012 S.); Pharmacographia Indica (3 Bde., London 1889—93, 599, 643, 641, 205 S.); Watt, Dictionary of Indian Economic Products (6 vols. in 9, London 1889—93, 5236 S., Index 1896, enthält auch viel Geschichtliches). Vgl. auch § 1. Weitere Litteratur ist zu den betreffenden Abschnitten verzeichnet.

II. DIE ÄRZTE UND DIE THERAPIE.

§ 18. Ausbildung der Ärzte[1]. — Bei der Wahl eines Lehrers soll der künftige Arzt vorsichtig sein und sich nur an einen in der Theorie und Praxis erprobten, geschickten, unbescholtenen Mann wenden, der seine Hand zu regieren weiss, die nötigen Hilfsmittel und ein freundliches Benehmen hat, wie auch der Lehrer als Schüler nur einen jungen Mann aus guter Familie, namentlich aus einer Familie von Ärzten annehmen soll, der verständig, beherzt, geduldig, seinem Lehrer ergeben ist, ein gutes Gedächtnis und andere gute Eigenschaften hat. Dem Beginn des Unterrichts geht eine Einweihungsceremonie (*upanayana*) voraus. Der Unterricht ist an den ziemlich zahlreichen Feiertagen und bei unglücklichen Naturereignissen, ceremonieller Unreinheit u. dgl. zu unterbrechen, dem Lehrer besondere Ehrerbietung und strenger Gehorsam zu erweisen. Diese und ähnliche Vorschriften erinnern an die Bestimmungen des Dharmaśāstra über das Verhalten des Brahmanenschülers (*brahmacārin*)[2] und sind denselben wohl nachgebildet (C. 3, 8; Su. 1, 2; S. 1, 2).

Es ist auch nicht gleichgiltig, welches Lehrbuch (*śāstra*) der Schüler sich erwählt, da mannigfache Lehrbücher von Ärzten cursiren. Nur ein erprobtes, anerkanntes, leichtfassliches, gut geordnetes, vollständiges Lehrbuch ist zum Studium geeignet (C. 3, 8, 2). Das Studium besteht zunächst im Memoriren, indem der Schüler die Lehrsätze (*sūtra*) der Reihe nach durchgeht, sie laut hersagt und öfter wiederholt (C. 3, 8, 5), doch ist es mit blossem Auswendiglernen nicht gethan, sondern der Lehrer soll jedes Wort des Textes öfter erklären und der Schüler seine Erklärungen wiederholen; verständnisloses Memoriren wäre ebenso unnütz, wie wenn ein Esel Sandelholz trägt, wobei er nur die Last spürt, ohne sich an dem Wohlgeruch zu ergötzen (Su. 1, 4, 1 f.). Neben dem Lernen und Lehren erörtert C. auch die Besprechung mit Fachgenossen, die teils in friedlichen Gesprächen, teils in Disputationen besteht und das Wissen, die Einsicht, die Redegewandtheit und das Ansehen fördert. Su. hebt die Notwendigkeit praktischer Ausbildung hervor, da ein noch so gelehrter Arzt ohne praktische Ausbildung zur Ausübung der Praxis unfähig sei. Dabei betont er seinem chirurgischen Standpunkt gemäss die Anleitung zu chirurgischen Operationen. So soll man dem Schüler die tiefen Schnitte, das Aus- und Durchschneiden an verschiedenen Arten von Kürbissen und Gurken und an Wassermelonen zeigen, die oberflächlichen Schnitte an gefüllten Schläuchen, Harnblasen (von Tieren), Taschen, das Scarificiren an gestreckten, noch behaarten Tierfellen, das Aufstechen an den Blutgefässen toter Tiere oder an Lotusstengeln, das Sondiren an Öffnungen in wurmstichigem Holz, Bambus, Rohrschilf, röhrenförmigen Gegenständen überhaupt, oder getrockneten Flaschenkürbissen, das Herausziehen an dem Fleisch gewisser Früchte oder an den Zähnen toter Tiere, das Ausdrücken an einem mit Wachs bestrichenen Brett, das Nähen an den Enden von zwei Stücken von dickem Tuch oder weichem Leder, das Verbinden an den Gliedern einer aus Stoff oder anderem Material angefertigten Puppe, das Ätzen und Brennen an weichen Fleischstückchen u. a. (Su. 1, 9).

[1] Vgl. ROTH, Indische Medicin. Caraka. ZDMG. 26, 441—52; PUSCHMANN, Geschichte des medicinischen Unterrichts (Leipzig 1889) 6—15. — [2] Vgl. HILLEBRANDT, Grdr. 3, 2 § 24—35.

§ 19. Stellung und Thätigkeit der Ärzte. — Nach Vollendung seines Studiums und seiner praktischen Ausbildung soll der angehende Arzt sich die Erlaubnis des Königs zur Ausübung der ärztlichen Praxis erwirken

(Su. 10. 1). Diese Erlaubnis des Königs ist deshalb nötig, weil sonst Pfuscher in seinem Reich ihr Wesen treiben und zu einer Landplage werden könnten (D.). Sehr scharf spricht sich C. über solche Betrüger aus, die im Gewand eines Arztes grosssprecherisch in den Strassen umherziehen, um Praxis zu bekommen. Sobald sie von einem Kranken hören, eilen sie herbei und preisen laut, so dass es ihm zu Ohren kommt, ihre ärztlichen Fähigkeiten. Die Freunde des Kranken suchen sie durch allerhand Aufmerksamkeiten zu gewinnen und heben hervor, dass sie mit geringem Lohn zufrieden sein würden. Wenn sie einen Kranken behandeln und sein Leiden nicht zu heben vermögen, behaupten sie, er habe nicht die nötigen Hilfsmittel, übertrete die ärztlichen Vorschriften und könne seine Gelüste nicht bezwingen. Wenn das Ende gekommen ist, machen sie sich davon. Vor ungebildeten Leuten suchen sie ihre Geschicklichkeit herauszustreichen, während sie dabei nur ihre Unwissenheit verraten. Einer Versammlung von unterrichteten Leuten gehen sie aus dem Wege, wie der Wanderer einer gefährlichen Wildnis. Niemand kennt ihren Lehrer, Schüler oder Mitschüler (C. 1, 29, 5)[1]. Solche Pfuscher besonders mögen den schlechten Ruf der Ärzte verschuldet haben, der sich in dem Verbot des Dharmaśāstra ausdrückt, von einem *cikitsaka* ein Almosen anzunehmen[2]. Doch nehmen die Ambaṣṭha, deren Beschäftigung die Heilkunst (*cikitsita*) bildet, einen ziemlich hohen Rang in der Reihenfolge der Kasten ein, da sie väterlicherseits von Brahmanen abstammen sollen[3]. Auch die modernen Baidya (*vaidya*) in Bengalen, von denen etwa noch ein Drittel ärztliche Praxis ausüben, sind sehr angesehen, im Mittelalter ging aus ihnen die berühmte Senadynastie hervor[4]. Als das höchste Ziel für einen Arzt erscheint es, einen König zu behandeln, der Arzt des Königs zu werden. Solchen Hofärzten fiel namentlich die Aufgabe zu, den König vor Vergiftung zu bewahren und zu diesem Zweck die Hofküche zu inspiciren (§ 95). So erklärt es sich wohl auch, dass Cakradatta, der berühmte medicinische Autor, der Sohn eines Küchenmeisters eines bengalischen Fürsten war[5]. Auch im Kriege soll der Arzt den König besonders gegen Vergiftung schützen, ferner die vom Feinde vergifteten Brunnen, Speisen u. s. w. reinigen und, dicht beim König wohnend, die in seinem Heere vorkommenden Vergiftungen, Wunden und Krankheiten behandeln (Su. 1, 34). Ähnlich versammelt auch Alexander der Grosse die geschicktesten indischen Ärzte in seinem Zelte, um Schlangenbisse und dann auch andere Leiden zu heilen (Arr. Ind. 15). Schon Jīvaka Komārabhacca, ein Zeitgenosse Buddhas, bezog für seine wunderbaren Kuren sehr hohe Honorare[6]. Auch ein im Rigveda erwähnter Arzt hofft durch seine Heilkräuter »Ross, Rind und ein Gewand« zu erlangen[7]. Einem Brahmanen, einem geistlichen Lehrer, einem Armen, einem Freunde, einem Asketen und dergleichen Personen soll der Arzt seine Arzneien umsonst verabreichen, dagegen Jäger, Vogelsteller, aus der Kaste Gestossene und Sünder überhaupt nicht behandeln. Durch ein solches Verfahren erlangt er Freunde, Ruhm, Verdienst, Reichtum und Vergnügen (Su. 1, 2, 5).

Über das äussere Auftreten des Arztes sagt Su. 1, 10, 2, er solle seine Nägel und Haare kurz halten, baden und ein weisses Gewand anziehen, einen Schirm, Stock und Schuhe tragen. So soll er, bescheiden gekleidet und mit freundlicher Rede, von einem zuverlässigen Diener begleitet, auf Praxis gehen. Nach C. 3, 8, 9 soll er alle seine Gedanken auf die Heilung der Kranken richten und ihnen selbst wo sein eigenes Leben auf dem Spiele steht keinen Schaden zufügen, auch nicht einmal in Gedanken dem Weib eines Anderen oder seiner Habe zu nahe treten. Trunksucht, Sünde und schlechte Gesellschaft meide er. Von den Vorgängen im Hause des Kranken darf er anderwärts nicht sprechen, auch darf er, wenn er die Nähe des Todes erkannt hat, nichts davon verlauten lassen, wenn es dem Kranken oder Anderen Schaden bringen könnte. Nach Su. 1, 25, 40 soll der Arzt den Patienten wie seinen eigenen Sohn behandeln. Über die Spitäler s. § 22.

[1] Vgl. Roth, l. c. 452; Avinash Chandra Kaviratnas Übers. 408 f. — [2] Manu 4, 212; Viṣṇu 51, 10. — [3] Manu 10, 8. 47. — [4] Vgl. Risley, The Tribes and Castes of Bengal (Calcutta 1892) 1, 47. — [5] ZDMG. 53, 379, vgl. § 4. — [6] SBE. 17, 173 ff.; Puschmann, l. c. 14. — [7] RV. 10, 97; Roth, ZDMG. 25, 646; Zimmer, Altind. Leben 398.

§ 20. Diagnose. — Bei günstigen Vorzeichen soll der Arzt sich nach dem Hause des Kranken begeben, hineintreten und ihn besehen, berühren und befragen (Su. 1, 10, 2; A. 1, 1, 21). Alle fünf Sinne müssen bei dieser ärztlichen Untersuchung angestrengt werden. So ist mit dem Ohr das geräuschvolle Austreten der Luft mit schaumigem Blut bei einem Abscess wahrzunehmen, ferner Kollern in den Gedärmen, Krachen der Gelenke, Veränderungen in der Stimme u. a.; mit dem Auge die Zu- oder Abnahme des Körpers, Farbe, Gestalt und Umfang desselben, Lebenskraft u. a.; mit dem Geschmack der verschiedene Geschmack des Urins bei Harnruhr und anderen Leiden, ferner der schlechte Geschmack im Körper durch das Herumkriechen von Läusen auf demselben, der süsse Geschmack durch das Herumkriechen von Bienen u. s. w.; mit dem Gefühl Kälte oder Hitze, Glätte oder Rauheit, Weichheit oder Härte und andere Eigenschaften der Haut bei Fieber, Schwindsucht und anderen Krankheiten; mit dem Geruch die von dem Körper, besonders beim Todeskampf, ausgehenden Gerüche. Durch Befragen des Kranken erkunde man seine Heimat, seinen Zustand, seine Kaste, seine Lebensweise und Ernährung, die Entstehung seines Leidens, seine Schmerzen, seine Stärke, seinen Appetit, das Auftreten oder Ausbleiben von Winden, Harnlassen oder Stühlen, die Dauer seiner Krankheit u. dgl. Manches lässt sich auch nur durch Combination (*anumāna*) feststellen (Su. 1, 10, 3 f.; C. 3, 4).

Spätere Werke enthalten Näheres über die ärztlichen Untersuchungen. So sind nach Bh. 1, 2, 162 f. die Augen zu untersuchen nach ihrer Farbe, rot, gelb, weiss, braun u. s. w., ferner ob glanzlos, eingesunken, thränend u. s. w., um daraus zu erkennen, welcher der drei Grundsäfte afficirt ist. Ebenso weist eine rauhe und aufgesprungene Zunge auf Störung des Windes hin, eine rote oder schwärzliche auf Störung der Galle, eine belegte, feuchte und weisse auf Störung des Schleims. Der Urin ist von Wind weisslich, von Galle rot und blau, von Blut nur rot, von Schleim weiss und schaumig. Ausführlich wird das Pulsfühlen (*nāḍīparīkṣā*) beschrieben, hierüber existiren auch eigene Werke unter dem Titel Nāḍīparīkṣā, Nāḍīprakāśa, Nāḍīvijñāna und ähnliche. Nach einem dieser Werke[1] ist bei Frauen der Puls auf der linken, bei Männern auf der rechten Seite zu fühlen, in der Regel am Handgelenk, doch kommt auch der Puls an den Füssen, dem Hals und der Nase in Betracht. Der Arzt fühlt den Puls durch Drücken mit den drei mittleren Fingern der rechten Hand. Von Wind geht der Puls wie eine Schlange oder ein Blutegel, von Galle wie eine Krähe, Wachtel oder ein Frosch, von Schleim wie ein Schwan, Pfau, Tauben verschiedener Art oder ein Hahn. Von den drei Grundsäften bewirkt und unheilbar ist der Zustand, wenn der Puls bald langsam, bald schwach, bald aufgeregt ist, bald aussetzt, bald sich ganz verliert oder kaum bemerkbar ist, stets seinen natürlichen Standort verlässt, dann wieder dort auftritt. Bei Durchfall ist der Puls kühl und langsam. Bei Cholera ist der Puls bald gar nicht bemerkbar, bald bleibt er an seinem Platz. Bei Wurmkrankheit ist der Puls langsam und schwach, manchmal unregelmässig oder weich. Bei Gelbsucht ist er matt, oder bewegt sich, als ob er die Haut sprengen sollte. Bei Blutsturz ist er schwach, steif und weich. Bei Schwindsucht zeigt er die verschiedensten Gangarten. Bei innerlichen Wunden in der Brust springt der Puls in die Höhe und ist schnell, bei Schwindsucht ist er ganz matt, bei Husten zitterig u. s. w. Noch jetzt betrachtet der Kaviraj in Bengalen es als besonders wichtig, den Puls zu fühlen und wird vielen Ärzten die Fähigkeit zugeschrieben, die Natur eines Leidens aus dem Puls zu bestimmen[2]. Vielleicht stammt das Pulsfühlen aus Arabien oder Persien.

[1] Nari Vijnana or An Exposition of the Pulse by Kaviraj Dhurmo Dass Sen Gupta, Calcutta 1893. — [2] Vgl. Risley, The Tribes and Castes of Bengal 1, 364.

§ 21. Prognose. — Auf die Prognose wird besonderer Wert gelegt, da der Arzt (aus Gründen der Klugheit) einen unheilbaren Patienten nicht behandeln soll. Daher werden bei der Beschreibung der Krankheiten gewöhnlich auch die ungünstigen Symptome oder Vorzeichen des Todes aufgezählt, die schlimmen Omina sowie die günstigen Vorzeichen auch ausserdem noch besonders abgehandelt.

Zunächst kommt es auf den Boten (*dūta*) an, der zu dem Arzt gesandt wird, auf sein Aussehen, seine Kaste, seine Kleidung, seine Reden, ferner auf das Verhalten und Aussehen des Arztes, wenn er gerufen wird. So ist ungünstig, wenn der Bote einer höheren Kaste als der Kranke angehört, ein Eunuch oder eine Frau oder selbst krank ist, traurig, furchtsam oder erschreckt ist oder läuft, eine Waffe oder einen Stock in der Hand hält, ein abgetragenes, verblichenes, schmutziges, nasses oder nur ein einziges Gewand trägt, kahl geschoren ist, auf einem Esel, Kamel oder Büffel reitet u. a. Ominös ist auch das Eintreffen des Boten zu gewissen Zeiten, wie Mitternacht, Mittag, Dämmerung, Zeit einer Mondfinsternis u. a., ferner wenn er gewissen Tieren oder Vögeln oder einer Leiche, einem Blinden oder einem Feinde begegnet, mit einem heissen und übelriechenden Gegenwind zu kämpfen hat u. a. Der Bote darf auch nicht zu dem Arzt kommen, wenn derselbe schläft, nackt auf dem Boden liegt, gesalbt ist, das Haar offen trägt, schwitzt, den Manen oder Göttern opfert u. a. Günstig ist es dagegen, wenn der Bote weiss gekleidet, rein, von angenehmem Äusseren, von gleicher Kaste wie der Kranke ist, in einem von Rindern gezogenen Wagen sitzt u. a. (Su. 1, 29; S. 3, 12; A. 3, 6).

Die Beobachtung der Omina erstreckt sich auch auf die Zeit des Aufbruchs und die Ankunft des Arztes und auf seinen Aufenthalt bei dem Patienten. Ferner sind die Träume des Kranken wichtig. So wird, wer davon träumt, dass er mit Totengespenstern Branntwein trinkend von einem Hunde angefallen wird, bald am Fieber sterben. Von schlimmer Vorbedeutung ist es auch, wenn er träumt, dass eine schwarze Frau mit roten Kleidern ihn lachend und tanzend und mit zerrauftem Haar bindet und in südlicher Richtung fortschleppt, oder dass ihn Totengespenster und Bettelmönche umarmen, oder dass er Honig oder Öl trinkt oder in einen Sumpf fällt, oder dass er nackt einen roten Kranz auf dem Kopf trägt, oder dass er von einem Fisch gefressen wird oder von einer Bergspitze herabstürzt oder dass ein Strom ihn fortreisst u. dgl. (l. c.).

Andere *ariṣṭa* beruhen auf abnormen Veränderungen in der körperlichen oder geistigen Beschaffenheit des Patienten, so wenn er Geräusche zu hören glaubt oder verschiedene Geräusche mit einander verwechselt, sich über die Stimme eines Freundes ärgert und über die Stimme eines Feindes freut, die Kälte als Hitze und die Hitze als Kälte empfindet, bei Frostbeulen brennende Hitze fühlt, einen Schlag oder sogar das Abschneiden eines Gliedes nicht spürt, am Tag die Sterne und den Mond, in der Nacht die Sonne zu sehen glaubt, seine Augen auffallend unruhig oder starr sind, braune, rote, blaue oder gelbe Schatten ihn verfolgen, die Zähne braun werden oder plötzlich ausfallen, die Zunge weiss oder braun, trocken, schwer, gefühllos, belegt oder rauh ist, der Mund übel riecht, die Glieder plötzlich schwer oder auffallend leicht werden, auf der Stirne vorher nicht vorhandene Adern hervortreten, das Niesen, Husten u. dgl. anders als gewöhnlich klingt, ohne Anlass starker Schweiss auftritt, der Patient keinen Schlaf finden kann, oder fortwährend schläft, die Füsse und Hände kalt sind, der Atem beschwerlich ist u. a. (C. 5, 1 ff.; Su. 1, 30—32; S. 3, 9 f.; A. 3, 5). Die *arista* sind nicht in allen Fällen die gleichen, sondern wechseln je nach der Natur der Krankheit. So verläuft das Fieber tödlich, wenn es stark, tief sitzend und anhaltend ist, von Phantasieren, Schwindel, Asthma, Geschwulst und Verdauungsschwäche begleitet wird, der Kranke kräftig ist, nur mit Mühe reden kann, rote Augen und Brustschmerzen hat, am Vor- oder Nachmittag von trockenem Husten gequält wird, seine Stärke und sein Fleisch verliert und Schleimhusten hat (S. A.), ferner wenn er betäubt wird und bewusstlos daliegt oder hinfällt, von Frost geschüttelt wird, während er innerlich Hitze empfindet, die Augen rollt u. a. (Su.). Schwindsucht ist tödlich, wenn Seitenschmerzen, Verstopfung, Blutbrechen und Schmerzen in den Schultern auftreten. Harnruhr ist tödlich, wenn die gewöhnlichen Complicationen auftreten, die Harnsecretion sehr stark ist und gefährliche Geschwüre entstehen. Hämorrhoiden führen zum Tode, wenn die Hände, Füsse, der Nabel, After, die Hoden und der Mund geschwollen sind, Brust-, Seiten- und Gliederschmerzen auftreten, der After entzündet, der Ausfluss von Blut sehr stark ist, mit Durst, Appetitlosigkeit, Kolik und Fieber. Stein bringt rasch den Tod, wenn die Hoden geschwollen sind, der Urin angehalten und starker Schmerz vorhanden ist (C. 5, 9; Su. 1, 33; S. 3, 11; A. 3, 5). Weitere *arista* s. u. bei den einzelnen Krankheiten.

Ehe der Arzt die Behandlung (*karman, kriyā*) des Kranken beginnt, muss er auch besonders seine Lebenskraft oder Langlebigkeit (*āyus*) untersuchen, die an gewissen Körpermerkmalen erkannt wird, wie an grossen Dimensionen der Hände, Füsse, Seiten, des Rückens, der Brustwarzen, der Zähne, des Gesichts, der Schultern, der Stirne u. s. w. Solche Patienten soll er behandeln (Su. 1, 35).

§ 22. Arzneimittel. — Körperliche Leiden, sagt C. 1, 1, 29, werden durch Arzneimittel (*auṣadha*) geheilt. Schon in der vedischen Medicin spielen die Heilkräuter neben den Besprechungen eine grosse Rolle. In der Bowerhs. werden sehr viele Medicamente genannt, meist Vegetabilien. Nach Viṣṇu 92, 17 ist es verdienstlich, Heilmittel (*auṣadha*) zu verschenken. Auch unter den Spitälern für Menschen und Tiere (*cikisā, ārogyaśālā*), die in den Inschriften des Königs Aśoka, in den Purāṇas und sonst erwähnt werden, hat man nach der Analogie der modernen Dāvākhānās wohl besonders Anstalten zur Verabreichung von Arzneimitteln zu verstehen[1].

Nach S. 1, 12 geben die *auṣadha* Kraft oder beseitigen die Krankheiten. Erstere *auṣadha* sind Elixire (*rasāyana*) oder Aphrodisiaca (*vājīkaraṇa*); letztere beruhigen die Krankheit oder verhindern ihre Wiederkehr, ferner bestehen sie teils in Stoffen, mineralischen, vegetabilischen und animalischen, teils in Fasten, Abreiben, Besprechungen und anderen Proceduren. Nach C. 1, 1, 36 ff. gibt es animalische, vegetabilische und mineralische Arzneistoffe. Von animalischen nennt er Honig, Milch, Galle, Fett, Mark, Fleisch, Faeces, Urin, Haut, Samen, Knochen, Sehnen, Hörner, Klauen, Haare und den Gallenstein des Rindes, von mineralischen Gold, Schlacken, die fünf Metalle (Silber, Kupfer, Blei, Zinn und Eisen), Sand, Kalk, Realgar, Edelsteine, Salz, roten Ocker und Antimon. Die Pflanzen zerfallen in die vier Arten: fruchttragende Bäume, blühende und fruchttragende Bäume, einjährige Pflanzen und Kräuter oder Sträucher (*vīrudh*), man benutzt von ihnen die Wurzeln, die Rinde, den Saft, das Harz, den Stengel, die Brühe, Zweige, Potasche, Milch, Früchte, Blüten, Asche, Öle, Dornen, Blätter, Knospendecken, Knollen und Schösslinge.

Weiterhin specificirt C. unter den Arzneistoffen 16 Pflanzen, deren Wurzeln, 19, deren Früchte, 3, deren Saft, und 3, deren Rinde gebraucht wird; 4 Arten von Fett (*sneha*), nämlich zerlassene Butter, Öl, Fett und Mark; 5 Arten von Salz, nämlich *sauvarcala*, ein schwärzliches Salz, der Niederschlag einer Lösung von gewöhnlichem Salz in einer Lösung von rohem Soda, *saindhava*, Steinsalz aus dem Indusgebiet, *viṭ*, schwarzes Salz, eine Abkochung von gewöhnlichem Salz mit einem Zusatz von Myrobalanen und Soda[2], *sāmudra* Meersalz, *audbhida* Steppensalz; 8 Arten von Urin, nämlich von Schafen, Ziegen, Kühen, Büffeln, Elephanten, Kamelen, Pferden oder Eseln; 8 Arten von Milch, nämlich von Schafen, Ziegen, Kühen, Büffelstuten, Kamel- und Elephantenweibchen, Stuten und Frauen.

Nach Su. 1, 37 muss man beim Sammeln von Arzneipflanzen zunächst den Boden untersuchen, ob er keine Löcher, Kies, Steine, Ameisenhaufen, Steppensalz u. dgl. enthält, weich, schwarz, weiss oder rot ist u. s. w. Je nach seiner Beschaffenheit hat der Boden die Eigenschaften der fünf Elemente, und so soll man z. B. Abführmittel einem Boden entnehmen, in dem Erde und Wasser vorherrschen, Brechmittel einem Boden, in dem Feuer, Luft und Wind vorherrschen. Durch Kuhhirten, Asketen, Jäger und andere im Wald lebende Leute soll man die Arzneipflanzen kennen lernen. Animalische Substanzen wie Blut, Haare, Nägel, Milch, Harn und Fäces soll man von ausgewachsenen Tieren nach ihrer Verdauung nehmen. Die zur Aufbewahrung der Arzneien dienende Hütte (*bheṣajāgāra*) soll auf einem reinen Platz aufgeführt werden. Weiterhin (1, 38) nennt er über 700 pflanzliche Heilmittel, eingeteilt in 37 *gaṇa* nach den Krankheiten, für die sie gut sein[1] sollen, und benannt nach dem ersten Heilmittel in jeder Gruppe, wie z. B. *arkādigaṇa* nach *arka* (Calotropis gigantea). Mit dieser Classification durchkreuzt sich eine andere (1, 39) nach der Wirkung der Arzneien als Brech- oder Purgirmittel, Niese- oder Beruhigungsmittel. Nach ähnlichen Gesichtspunkten teilt C. 1, 1—4 die Heilmittel ein, namentlich nennt er in 1, 4 50 Gruppen von Abkochungen (*kaṣāya*), nämlich solche die das Leben verlängern, den Körper feist machen, ihn dünn machen, Ausscheidungen bewirken, (Fracturen) zusammenziehen, den Appetit reizen, Stärke verleihen, die Gesichtsfarbe verbessern, Heiserkeit heilen, die Stimmung anregen, Übersättigung, Hämorrhoiden, Hautkrankheiten, Jucken, Würmer und Giftwirkungen beseitigen, Muttermilch erzeugen oder reinigen, Samen erzeugen oder reinigen, Fett-, Schwitz-, Brech- und Abführmittel, Mittel für gewöhnliche und für ölige Klystiere, Niesemittel, Mittel gegen Brechreiz, Durst, Schlucken, Durchfall, zur Veränderung der Farbe der Fäces, zur Verminderung oder Vermehrung des Urins und zur Veränderung seiner Farbe, Mittel gegen Husten, Asthma, Geschwülste, Fieber, Müdigkeit, Hitze- oder Kältegefühl, Nesselsucht, Gliederreissen, Kolik, Blutungen, Schmerzen, Bewusstlosigkeit, Unfruchtbarkeit, Altersschwäche. Jede dieser 50 Gruppen umfasst 10 Pflanzen, sodass hier 500 vegetabilische Arzneistoffe genannt werden. Die ausführlichsten Zusammenstellungen der Arzneimittel, einschliesslich der Speisen und Getränke, mit genauer Angabe ihrer Eigenschaften und Wirkungen, enthalten die medicinischen Glossare, s. § 11.

[1] Vgl. Bühler, ZDMG. 37, 98 ff.; Hemādri 1, 894 ff.; Puschmann, l. c. 14 f. —
[2] Watt, Economic Products of India 6, 2, 415.

§ 23. Eigenschaften der Arzneimittel. — Neben ihren specifischen Wirkungen bei einzelnen Krankheiten werden den Heilmitteln sowie den Nahrungsmitteln auch noch eine Reihe allgemeiner Eigenschaften und Wirkungen zugeschrieben. Besonders wichtig sind die sechs Arten von *rasa* Geschmack: süss, sauer, salzig, scharf, bitter und zusammenziehend. 1. Der süsse Geschmack bewirkt Klebrigkeit im Munde, vermehrt den Schleim, den Chylus, das Blut,

Fleisch u. s. w., stillt den Durst und Hunger, ergötzt und belebt, bewirkt aber, wenn man ihn ausschliesslich bevorzugt, auch manche Leiden, wie Husten, Asthma, Flatulenz, Würmer, Kropf, Elephantiasis u. a. 2. Der sauere Geschmack bewirkt Empfindlichkeit der Zähne und Speichelfluss und Esslust, befördert die Verdauung, ist zumeist angenehm, bewirkt aber bei einseitiger Pflege Eiterung an Wunden und Geschwüren und wegen der erhitzenden Natur sauerer Substanzen Brennen in der Kehle, Brust und im Herzen. 3. Der salzige Geschmack reinigt und regt die Verdauung an, bewirkt aber bei Einseitigkeit Jucken, Geschwulst und andere Leiden. 4. Der scharfe Geschmack befördert den Appetit und die Verdauung, vermindert die Corpulenz, bei Einseitigkeit bewirkt er Nervenschmerzen in den Händen und Füssen u. a. 5. Der bittere Geschmack wirkt auch günstig auf Appetit und Verdauung, bewirkt aber bei Einseitigkeit Convulsionen, Kopfweh u. dgl. 6. Der zusammenziehende Geschmack wirkt heilend auf Wunden und reinigend, bei Einseitigkeit erzeugt er Zuckungen, Krämpfe u. dgl. Alle wichtigeren Arznei- und Nahrungsmittel werden von Su. 1, 42 einer dieser sechs Gruppen zugewiesen. Auch in den medicinischen Glossaren wird bei jedem Stoff sein Geschmack angegeben.

Wenn die Stoffe im Magen mit dem Verdauungsfeuer in Berührung kommen, werden sie durch Verdauung (*vipāka*) verwandelt, wobei süsse und salzige Dinge süss, sauere wieder sauer, scharfe, bittere und zusammenziehende scharf werden (S. 1, 1; A. 1, 9). Doch bestanden hierüber viele Controversen, ja man wollte manchmal den Geschmack überhaupt nur als ein Product der Verdauung gelten lassen (Su. 1, 40).

Jede Arznei besitzt ferner ihre besondere Kraft (*vīrya*), und zwar ist sie entweder heiss (erhitzend) oder kalt (abkühlend). Dies ist die gewöhnliche Lehre, doch erwähnt Su. l. c. auch eine Lehrmeinung, wonach es acht Arten von *vīrya* gibt: heiss, kalt, ölig oder aufweichend, trocken oder austrocknend, klar oder reinigend, schlüpfrig (machend), mild und scharf.

Alle Stoffe haben die Eigenschaften (*guṇa*) der Elemente, aus denen sie bestehen. So haben Abführmittel überwiegend die Eigenschaften der Erde und des Wassers, sind daher schwer und gehen nach unten (Su. 1, 41).

§ 24. Kurmethoden. — Unter dem Namen *pañcakarman* »die fünf Verfahrungsarten« werden die wichtigsten Kurmethoden zusammengefasst, nämlich Brechmittel, Purgirmittel, Klystiere, ölige Klystiere und Niesemittel. Das gewöhnlichste Brechmittel (*vamana*) ist *madana* (Randia dumetorum), eine kleine süssliche Frucht, wie ein kleiner Apfel[1]. Zur Unterstützung der Brechwirkung steckt sich der Kranke einen Ricinusstengel in den Hals, während ein Diener ihm den Kopf und die Seiten hält. Das Gebrochene muss der Arzt untersuchen. Indicirt ist das Vomiren bei Schleimkrankheiten, Vergiftung, Fieber, Schwindsucht, Krankheiten der weiblichen Brust, Durchfall, Harnruhr, Flatulenz, Cholera, Verdauungsschwäche, Indigestion, Übelkeit, Rose, Lepra, Asthma, Husten, Elephantiasis, Herzleiden, Fettsucht, Tollheit, Epilepsie, Schnupfen, Ozäna, geschwollenen Mandeln und anderen Leiden. Unter den Purgirmitteln (*virecana*) sind *trivṛt* (Ipomea Turpethum), noch jetzt bei den Hindus das beliebteste Mittel dieser Art, und von den Ölen das Ricinusöl (*eraṇḍataila*) hervorzuheben[7]. Empfohlen wird das Purgiren bei Fieber, Vergiftung, Appetitlosigkeit, Hämorrhoiden, Leibes- und Milzanschwellung, Abscessen, Lepra, Mastdarmfistel, Frauenleiden, Rose, Cholera, Trommelsucht, Harnruhr, Strangurie, Verletzungen, Brandwunden, Ophthalmie, Star, Hitze im Kopf und anderen Körperteilen, Blutsturz, Gelbsucht, Kolik und anderen Leiden (C. 1, 15f.; Su. 4, 33f.; S. 1, 27; A. 1, 18; Vṛ. 73f.). Ein Klystier heisst *vasti*, *vastikarman*, der Klystierbeutel (*vasti*) soll aus Rinder-, Büffel-, Eber-, Ziegen- oder Schafblasen oder eventuell aus Leder oder dünnem aber festem Gewebe gemacht werden, die Röhre (*netra*) aus Gold, Silber, Kupfer, Eisen, Messing, Elfenbein, Horn, Rohrschilf u. a., spitz zulaufend wie ein Kuhschweif, für über 25jährige Patienten 12 Fingerbreiten lang und am Anfang eine Daumenbreite stark. Klystiere sind indicirt bei Fieber, Durchfall, Star, Katarrh, Kopfweh, Ophthalmie, Convulsionen, Hemiplegie, Flatulenz, Harngries, Kolik, Hodenanschwellung, Verstopfung, Strangurie, Stein, Dystocie und vielen anderen Leiden, sie machen einen Impotenten potent, einen Mageren feist, einen Dicken mager, beseitigen Runzeln und graue Haare. Man unterscheidet zwischen reinigenden Klystieren (*nirūha*, *nairūhika*) und öligen Klystieren (*snaihika*, *anuvāsana*). Wenn durch *nirūha* die Wege im Körper gereinigt sind, lasse man darauf ein öliges Klystier folgen. Die Recepte für Klystiere sind mannigfaltig. Unfälle (*vyāpad*) bei Klystieren scheinen sehr häufig vorgekommen zu sein, da Su. deren 76 aufzählt, an erster Stelle nennt er Verletzungen und Schmerzen am After. Injectionen in die Harnröhre, bei Frauen auch in die Vagina, heissen *uttaravasti* (C. 8, 10—2; Su. 4, 35—8; S. 1, 28; 5, 4—6; A. 1, 19; 5, 4f.; Vṛ. 15f.). Nasen- oder Niesemittel (*nasya*) sind danach benannt, dass dabei eine Arznei oder ein mit Arznei vermischtes Öl in die Nase (*nāsikā*) gebracht wird (Su. 40, 17). Ähnlich wie die Klystiere werden die *nasya* in die zwei Classen der reinigenden, den Kopf purgirenden (*śirovirecana*) und öligen oder stärkenden (*snehana*, *bṛṃhaṇa*) eingeteilt. Weiter heisst *avapīḍa* das Einträufeln scharfer Säfte, *pradhamana* die Einführung von Pulvern mittelst einer Röhre in die Nasenlöcher, *pratimarṣa* das tropfenweise Aufziehen von Ölen in die Nase, doch ohne sie hinunterzuschlucken. Die Nasenmittel sind besonders für Kopf- und Halsleiden geeignet (Su. 4, 40; S. 1, 29; A. 1, 20; Vṛ. 78).

Der Anwendung des *pañcakarman* haben in der Regel Fett- und Schwitzmittel (*sneha*, *sveda*) vorauszugehen, die überhaupt eine grosse Rolle spielen. Unter den animalischen Fetten ist zerlassene Butter, unter den vegetabilischen Sesamöl am besten. Man kann die Fette oder Öle entweder unvermischt oder mit verschiedenen Zusätzen, wie Salz, Fleischbrühe, Fleisch, Milch, Molken, Brei und anderem geniessen oder sie zu Einreibungen, Pflastern, Klystieren, Augensalben, Einspritzungen in die Nase und Ohren u. dgl. verwenden. Bei innerlichem Gebrauch ist die volle Dosis (*uttamā mātrā*) anzuwenden bei starken Patienten mit kräftiger Verdauung, Leibesanschwellung, Schlangenbissen, Rose, Tollheit, Strangurie, Verstopfung, die mittlere Dosis bei Beulen, Bläschen, Krätze, Lepra und anderen Hautkrankheiten, und bei mässigen Essern, die nicht sehr stark und nicht verstopft sind, die kleine Dosis bei Greisen oder Kindern, schwächlichen oder schon purgirten oder mit schwacher Verdauung behafteten oder schon lange an Fieber, Durchfall oder Husten leidenden Personen. Von *sveda* unterscheidet C. 1, 14 13 Arten: 1. *saṃkarasveda*, in einem Tuch erhitzte, zusammengeballte Gegenstände, wie Kuhmist, Sand u. dgl. werden an den erkrankten Korperteil gebracht. 2. *prastarasveda*, »Schwitzen durch eine Streu«, die Gegenstände stecken lose in einem Tuch. 3. *nāḍīsveda*, ein Dampfbad durch Röhren, deren eines Ende dem Körper applicirt wird, während das andere in einem Kochtopf steckt. 4. *pariṣeka*, Begiessung mit erwärmten Arzneistoffen. 5. *avagāha*, Bad in einer Tonne mit warmem Wasser und Arzneien. 6. *jentākasveda*, Schwitzen in einer Schwitzstube, die durch einen Ofen mit vielen Löchern geheizt wird. 7. *aśmaghanasveda*, Schwitzen durch Liegen auf einer erhitzten Steinplatte. 8. *karṣūsveda*, Füllung einer unter dem Bett des Kranken gegrabenen Grube mit glühenden Kohlen. 9. *kuṭīsveda*, Schwitzen in einer dicht verwahrten Hütte, auf einem Bett liegend. 10. *bhūsveda*, Liegen auf ebenem Boden, sonst wie in 7. 11. *kumbhīsveda*, Eingraben eines mit Arzneien und glühend gemachten eisernen

Kugeln oder Steinen gefüllten Kruges unter dem Bett des Patienten. 12. *kūpasveda*, Füllung einer geräumigen Grube mit Mist, der angezündet und über den, wenn das Feuer keinen Rauch mehr gibt, das Bett für den Kranken gestellt wird. 13. *holākasveda*, das Bett wird über einen Haufen von verbranntem Mist gestellt. *sveda* ist geeignet für Schnupfen, Husten, Schlucken, Asthma, Ohren-, Hals- und Kopfschmerzen, Heiserkeit, Halsweh, Schlagfluss, Hemiplegie, Verstopfung, Harnbeschwerden und viele andere Leiden (C. 1, 13f.; Su. 4, 31f.; S. 1, 25f.; A. 1, 16f.; Vṛ. 71f.).

Unter *dhūma* Rauch oder *dhūmapāna* Rauchtrinken sind Inhalationen in die Nase oder den Mund zu verstehen. Nach C. werden die zu verwendenden Arzneistoffe pulverisirt und zu einem Teig zusammengeknetet, der über einen Rohrhalm geklebt wird. Wenn der Teig trocken ist, zieht man den Halm heraus, steckt die so entstandene Teigröhre in ein Rohr von Metall, Holz oder Elfenbein, zündet sie an und steckt das andere Ende des Rohres in den Mund oder die Nase. Nach Su. gibt es 5 Arten von *dhūma*. Nach A. ist *dhūma* bei Kopf- und Halsleiden indicirt, auch um der Entstehung solcher Leiden vorzubeugen, nach C. Su. S. auch bei Schlafsucht, Mattigkeit, Bleichsucht, Vergiftungen, Blutungen, Tollheit u. a. (C. 1, 5, 10ff.; Su. 4, 40; S. 1, 30; A. 1, 21; Vṛ. 77). Locale Anwendung von Rauch durch Röhren bei Geschwüren, Hautkrankheiten u. dgl. heisst *dhūpana* Räucherung.

Flüssigkeiten zum Mundausspülen oder Gurgeln (*kavalagraha*, *gaṇḍūṣadhāraṇa*) werden besonders gegen Erkrankungen des Mundes und der Zähne empfohlen. Man soll die Flüssigkeit so lange im Mund behalten, bis die Augen zu thränen und die Nase zu tropfen beginnt, dann eine neue Portion nehmen (Su. 4, 40; S. 1, 31; A. 1, 22; Vṛ. 78).

Bei Augenleiden sind in erster Linie Einträufelungen (*āścyotana*) indicirt, da sie Rötung, Thränen, Schmerzen, Eiterung und andere Affectionen der Augen beseitigen. Häufig ist auch von den Augensalben (*añjana*), besonders aus Antimon bestehend, die Rede, die mit einer Sonde (*śalākā*) in das Auge eingeführt werden (S. 1, 32; A. 1, 23). Gesichtspflaster heissen *mukhapralepa*, Pflaster im Allgemeinen *pralepa*, erweichende Breiumschläge *pradeha*, Stuhlzäpfchen *varti*, *phalavarti*, Salben *lepa*, *abhyaṅga*, *anulepana*[3]. Eine wichtige Classe von innerlich zu nehmenden Arzneien bilden auch die Elixire (*rasāyana*), die als 7. Hauptteil der Medicin gelten, so heisst es in vielen Recepten, dass man sich durch ihren Gebrauch ein hundertjähriges Leben sichern könne. Über Brennen und Ätzen s. § 29.

[1] DUTT, Mat. Med. 177. — [2] l. c. 202. 231. — [3] Vgl. l. c. 17ff.

§ 25. Form und Quantität der Arzneien. — Von den Mixturen der indischen Ärzte vor c. 1600 Jahren gewähren die zahlreichen Recepte der Bowerhs. eine lebendige Anschauung. Die meisten dieser Recepte bestehen aus einer beträchtlichen Anzahl verschiedener Ingredienzen und sind mit volltönenden Titeln geschmückt wie die »Citronenpillen der beiden Dioskuren« (*āśvinī mātuluṅgaguḍikā*), das »Ambrosia von zerlassener Butter« (*amṛtaprāśaṃ nāma ghṛtam*), die »elixirartige zerlassene Butter« (*rasāyanikaṃ nāma ghṛtam*), die »zehn Arzneistoffe enthaltende zerlassene Butter« (*daśāṅgaṃ nāma ghṛtam*), ein »Öl zur Beseitigung von Runzeln und grauen Haaren« (*valīpalitanāśanaṃ tailam*) u. dgl. Viele dieser Namen sowohl als auch die Recepte selbst kehren in der späteren medicinischen Litteratur wieder.

Auch in der Bereitung der Arzneien hat sich im Laufe der Jahrhunderte nur wenig geändert, ich nenne einige Hauptformen[1], die fast alle schon in B. nachweisbar sind: *ghṛta*, zerlassene Butter, in der Pflanzenstoffe abgekocht sind, mit einem Zusatz von Wasser, Milch u. dgl., meist zu innerlichem Gebrauch. *taila*, ebensolche Abkochungen in Öl, meist äusserlich zu gebrauchen.

kaṣāya, *kvātha*, Säfte, Abkochungen, besonders Decocte von 4—16 Teilen Wasser mit 1 Teil Arznei und Einkochung der Mischung bis auf ein Viertel. *vaṭikā*, *guṭikā*, Pillen, Kugeln. *modaka*, süsse ungekochte Pillen. *puṭapāka*, geröstete vegetabilische Arzneistoffe; man macht aus den Stoffen einen Teig, wickelt ihn in Blätter ein, die man zusammenschnürt und mit einer Lage von Lehm umgibt, worauf das Ganze geröstet, dann die Schale zerbrochen und die geröstete Arznei entweder als Pille oder Pulver oder ein Extract davon als Saft mit Honig u. dgl. verabreicht wird. *cūrṇa*, Pulver, die in einem Mörser gestossen und dann in einem Tuche durchgesiebt werden. *kalka*, Teig, Paste von auf einem Stein zerstampften Pflanzenstoffen. *svarasa*, natürlicher Saft, der durch das Stossen frischer Kräuter in einem Mörser entsteht. *leha*, *lehya*, *avalehya*, Leckmittel, Latwergen, bestehend aus zähen Extracten aus Pflanzenstoffen mit einem Zuckerzusatz. *yavāgū*, Mehlbrühen mit einem Zusatz von Arzneistoffen. *ariṣṭa*, *āsava*, Liqueur, ein gegohrener Trank aus Honig, Sirup und Wasser mit verschiedenen Arzneistoffen; eine Abart hiervon ist *cūrṇāriṣṭa*, Liqueur mit einem Pulver vermischt. *kāñjika*, saurer gegohrener Reisschleim. *-guḍa*, *-lavaṇa*, Mixturen mit Sirup und Salz.

Über die Dosen, in denen die einzelnen Arzneistoffe zu mischen und die Mixturen zu verabreichen sind, lässt sich den medicinischen Werken, schon den Recepten der Bowerhs., Manches entnehmen. Im Allgemeinen stimmen die medicinischen Gewichte mit denjenigen der Rechtslitteratur überein. Das wichtigste kleinere Gewicht ist *guñjā*, die Samenkörner von Abrus precatorius, entsprechend der modernen Ratti der Apotheker und Juweliere. Doch gab es im Einzelnen starke locale Verschiedenheiten[2]. Den Kindern sind kleinere Dosen zu geben.

[1] Vgl. Dutt, Mat. Med. 9—16. — [2] B. p. 13. 78, Anm.; Colebrooke, Essays 2, 528 ff.; Bühler, Anm. zu Manu 8, 134; Dutt, l. c. 7—9. 151; Sachau, Alberuni's India 1, 162 f.

§ 26. Quecksilber und Opium. — Auf die Anwendung und Geschichte der einzelnen Arzneimittel näher einzugehen, hiesse eine Geschichte der indischen Botanik, Mineralogie, Pharmacie und Chemie schreiben, wozu hier der Raum fehlt. Ich darf auf das reiche Material in Watts Economic Products of India, Hoernles B., Garbes Indische Mineralien und anderen in § 17 angeführten Werken verweisen. Im Allgemeinen scheint der Gebrauch von Mineralien als Arzneistoffe stetig zugenommen zu haben, besonders gelangte das Quecksilber (*pārada*) zu dem Ruf eines Universalmittels, das sowohl äusserlich gebraucht wurde, in späterer Zeit besonders für Syphilis, als auch innerlich. Eine ganze Litteraturgattung über *rasa* entstand (§ 3), worin allerdings auch über andere Metalle und Mineralien, wie Schwefel, Gold u. a. gehandelt wird. Daher heisst das Quecksilber *rasendra*, *rasarāja*, *rasanātha* »der König der Metalle«, in dem Rājanighaṇṭu werden ihm 33 verschiedene Namen beigelegt[1]. Auch bei den Asketen war der Genuss eines Quecksilberpräparats (*rasapāna*) zur Verlängerung des Lebens üblich, und die Philosophie entwickelte (spätestens im 14. Jahrh.) ein Quecksilbersystem (*raseśvaradarśana*)[2]. In B. kommt das Quecksilber noch nicht vor, auch bei Su. S. A. wird es als *rasendra*, *pārada* nur einige Male erwähnt, ob C. es kennt, ist zweifelhaft[3]. Jedenfalls finden sich das Reinigen (*śodhana*) durch Erhitzung und darauf folgende Eintauchung in gewisse Flüssigkeiten und das »Töten« (*māraṇa*) d. h. Calciniren oder Pulverisiren des Quecksilbers und andere metallurgische Processe, die es zur pharmaceutischen Verwendung geeignet machen sollen, in diesen alten Werken noch nicht erwähnt.

Watt[4] lässt die Frage offen, ob die Inder vor oder nach den Arabern die medicinischen Wirkungen des Quecksilbers erkannt hätten. Es ist aber doch wohl, da die Calcination des Quecksilbers erst in der mohammedanischen Epoche auftritt, anzunehmen, dass sie aus der arabischen Alchemie stammt, in der das Quecksilber eine so grosse Rolle spielt. Aus Arabien erhielten die indischen Ärzte auch das Opium, das erst seit dem 16. Jahrh. in Indien gebaut wird, vorher aus Arabien importirt wurde[5]. Die Bezeichnung des Opiums als *ahiphena* »Schlangenschaum« ist offenbar nur eine volksetymologische Umgestaltung des älteren *aphena, aphīma, āphīna, āphūka,* und diese Ausdrücke gehen auf eine der arabischen Umgestaltungen (gew. *afyun*) des griechischen ὄπιον zurück, kommen auch erst in späteren Werken wie Madanavinoda, Rājanighaṇṭu, Ś., Rasendrasārasaṃgraha, Yogaratnākara vor, während C. Su. S. A. das Opium noch nicht kennen. Es wird ihm eine verstopfende und narkotische Wirkung zugeschrieben (*grāhin, mohakṛt*), weshalb es besonders für Durchfall (*atisāra, grahaṇī*) empfohlen wird[6].

[1] GARBE, Die ind. Mineralien 60. — [2] COWELL and GOUGH, The Sarva-Darśana-Saṃgraha 137—44. — [3] Vgl. ZDMG. 54, 263; DUTT, Mat. Med. XII, 22 ff. — [4] Economic Products of India 5, 234. — [5] l. c. 6, 24. — [6] Vgl. DUTT, Mat. Med. 111 ff.

§ 27. Chirurgische Operationen[1]. — Die grosse Chirurgie (*śalya*) handelt von der Herausziehung von Fremdkörpern aus dem Körper (§ 81), ferner von den stumpfen und scharfen Instrumenten, von Ätzen und Brennen und von *vraṇa* (Wunden im weitesten Sinn, s. § 78). Die kleine Chirurgie (*śālākya*) umfasst alle Erkrankungen des Kopfes, namentlich die Augenleiden (§ 82). Jede dieser beiden Wissenschaften bildet einen der acht Hauptteile der Medicin (*āyurveda*), und Su. stellt sie an die Spitze derselben, namentlich hebt er die besondere Wichtigkeit des *śalya* hervor (Su. 1, 1, 3 ff.). Die wichtigeren Operationen, wie die Laparotomie, die Steinoperation, die Staroperation u. a. sollen später bei den betreffenden Krankheiten beschrieben werden, daher mögen hier nur einige allgemeinere Vorschriften Platz finden.

Die chirurgischen Operationen zerfallen in acht Arten: Ausschneiden, Einschneiden (Aufschneiden), Scarificiren, Punktiren, Sondiren, Ausziehen, Ausdrücken, Nähen. Der Arzt muss dazu bereit halten: stumpfe und scharfe Instrumente, Ätzmittel und Feuer, spitze Instrumente (*śalākā*), ein Horn (zum Schröpfen), Blutegel, einen hohlen Flaschenkürbis (für Flüssigkeiten), Katheter, Baumwolle, Tuch, Faden, Blätter, Verbandzeug, Honig, zerlassene Butter, Fett, Milch, Öl, Erfrischungsmittel, abgekochte Arzneien, Salben, Teige, Fächer, kaltes und heisses Wasser, Pfannen; auch sollen ihm zuverlässige und kräftige Gehülfen zur Seite stehen. Die Operation soll unter einer glückverheissenden Constellation stattfinden, mit einer religiösen Ceremonie eingeleitet und von einem längeren Gebet des Arztes gefolgt werden. Der Kranke darf vorher nur wenig gegessen haben, setzt sich dem Arzt gegenüber und wird festgebunden. Bei Geschwüren oder Wunden (*vraṇa*) ist das Instrument mit Vermeidung von gefährlichen Stellen, Adern, Knochen u. dgl. einzuführen, bis Eiter zum Vorschein kommt, dann rasch zurückzuziehen, eventuell der Einschnitt zu wiederholen. Je nach dem Körperteil sollen die Schnitte schief, rund oder halbkreisförmig sein. Bei Dystocie, Bauchanschwellung, Hämorrhoiden, Mastdarmfistel, Mundkrankheiten darf der Patient vor der Operation nichts geniessen. Nach derselben soll der Arzt ihn mit kaltem Wasser erfrischen, die Wunde überall mit den Fingern auspressen, zusammendrücken, mit Arznei auswaschen, mit einem Tuch abwischen, hierauf eine mit einem dick aufgetragenen Teig von Sesamsamen, vermischt mit Honig und Butter, beschmierte, mit Arzneien getränkte Einlage machen, über die dann wieder ein Teig kommt, über diesen eine Compresse, worauf das Ganze mit einem Tuch festzubinden ist. Es folgen Räucherungen und Zaubersprüche. Nach drei Tagen ist der Verband zu erneuern. Der Heilungsprocess darf nicht übereilt werden, so lange noch

Eiter vorhanden ist. Der Kranke muss Diät halten (Su. 1, 5). Nach S. 1, 38, A. 1, 29 soll man dem Kranken vor der Operation nach Wunsch zu essen und Branntwein zu trinken geben, damit er nicht ohnmächtig wird und im Rausch das Messer nicht fühlt.

Von den acht obigen Operationen wird das Ausschneiden empfohlen bei Mastdarmfistel, durch Schleim verursachten (unreifen) Knoten, dunkeln Muttermalen, brandigen Wundrändern(?), Tumoren, Hämorrhoiden und ähnlichen Auswüchsen (*carmakīla*), Fremdkörpern in den Knochen oder im Fleisch, haarigen Muttermalen, Fleischauswüchsen (im Gaumen), geschwollenen Mandeln, fauligen Geschwüren an den Sehnen, dem Fleisch oder den Adern, Knötchen am Hals und anderen Körperteilen, Geschwüren am Penis (*śataponaka*), einer roten Geschwulst im Gaumen (*adhruṣa*), Abscessen am Penis, Fleischgeschwulst (in der Vagina?), Geschwulst am Weisheitszahn. Einschnitte eignen sich für tiefliegende Abscesse, Knoten, Rose, Hodengeschwulst, Abscesse an den Hoden oder Achselhöhlen, von Harnruhr entstehende Furunkeln, Geschwülste (*śopha*), Erkrankungen der Mammae, Pusteln am Penis, Cysten an den Augenlidern, Geschwüre auf dem Fuss, Fisteln, die Halsgeschwülste *vṛnda* und *ekavṛnda*, die Penisgeschwüre *puṣparikā* und *alajī*, die meisten »leichteren Krankheiten« (§ 67), Geschwülste (*puppuṭa*) an Gaumen und Zähnen, Abscess an den Mandeln, harte Geschwulst im Schlunde und eiternde oder aus Fett entstehende Geschwülste; dagegen ist die Blase nur bei Stein zu öffnen. Zu scarificiren sind die vier heilbaren Arten von *rohiṇī* (Halsentzündung), weisser Aussatz (*kilāsa*), eine von Fett entstandene Geschwulst an den Zahnwurzeln, Knoten, Geschwüre, Geschwülste an der Zunge, Hämorrhoiden, kreisförmige Flecken, Fleischauswüchse oder -Erhöhungen. Zu punktiren sind die verschiedenen Adern, Hydrocele und Wassersucht. Zu sondiren sind Fisteln, die einen Fremdkörper enthalten, und unregelmässige Wunden. Herauszuziehen sind die drei Arten von Sand oder Gries, Weinstein an den Zähnen, Stein, Fremdkörper, ein toter Fötus und im After angehäufter Kot. Auszudrücken sind Abscesse mit Ausnahme der schwersten Form, lepröse Hautleiden (*kuṣṭha*), locale Schwellungen, Geschwüre am Ohrläppchen, Elephantiasis, Blutvergiftung, Tumoren, Rose, Zahngeschwülste und viele andere Geschwülste und Hautausschläge. Zu nähen sind Geschwülste, die aus Fett entstehen, nachdem man sie aufgeschnitten und gereinigt hat, Wunden und Verletzungen an beweglichen Gelenken. Die Fäden beim Nähen sollen aus Flachs oder Hanf und anderen Pflanzenfasern oder aus Sehnen oder Schweifhaaren von Tieren bestehen. Je nach dem Körperteil sei die Nadel 2—3 Fingerbreiten lang und rund, dreieckig oder krumm. Die wohl zusammengenähten Teile sind mit Baumwolle oder Linnen zu bedecken, mit heilenden Pulvern zu bestreuen und dann zu verbinden (Su. 1, 25).

Über die 14 Verbände bei Su. s. § 78. Nach S. A. gibt es 15 meist nach ihrer Form benannte Verbände (*bandha*). An den Hinterbacken, Achselhöhlen, Weichen, Oberschenkeln und dem Kopf ist ein fester, an den Armen und Beinen, dem Gesicht, den Ohren, dem Hals, Penis, Scrotum, Rücken, den Seiten, dem Bauch und der Brust ein mittelfester, an den Augen und an den Gelenken ein loser Verband anzulegen. Bei leprösen Hautleiden, Brandwunden, Harnruhrfurunkeln, bei durch Ätzmittel oder Gift verursachten Wunden und dergleichen Fällen ist von Verbänden abzusehen (S. 1, 38, A. 1, 29, vgl. Su. 1, 18).

[1] Vgl. Trendelenburg, De vet. Indorum chirurgia. Berl. Diss. 1866; Häser, Übersicht der Geschichte der Chirurgie 3—5 (Breslau 1879).

§ 28. Chirurgische Instrumente. — Beschreibungen chirurgischer Instrumente, und zwar im Wesentlichen übereinstimmend, liegen nur bei Su.

(1, 7 f.) S. (1, 34) A. (1, 25 f.) vor[1]. Von den zwei Arten von Instrumenten, nämlich den stumpfen (*yantra*) und den scharfen (*śastra*) zerfallen die ersteren wieder in 6 Unterarten mit im Ganzen 101 stumpfen Instrumenten, wozu aber nach Su. als wichtigstes aller *yantra* die Hand gehört, da man ohne dieselbe keine Operation ausführen kann[2]. Der Hauptzweck der *yantra* ist die Herausziehung von Fremdkörpern (*śalya*) aus dem Körper, doch heben S. A. hervor, dass sie auch dazu dienen, bei schweren Operationen mit Messer, Feuer oder Ätzmitteln z. B. bei Hämorrhoiden oder Fisteln die gesunden Körperteile zu schützen, und dass auch Klystierbeutel, Schröpfhörner, hohle Flaschenkürbisse und andere Geräte zu den *yantra* zu rechnen sind. 1. *svastikayantra* »kreuzförmige Instrumente« (Zangen) sollen in der Regel aus Eisen verfertigt werden, 18 Fingerbreiten lang, die Enden den Köpfen von Raubtieren und -Vögeln ähnlich, die Arme der Zange durch einen Stift, dessen Kopf die Grösse einer Linse hat, zusammengehalten und da, wo man anfasst, gebogen. Nach Su. gibt es 24 *svastikayantra*, 9 an den Spitzen den Köpfen von Löwen, Tigern, Wölfen und anderen Raubtieren und 15 den Köpfen von Krähen, Reihern, Geiern, Falken und anderen Raubtieren gleichende. S. A. geben keine bestimmte Anzahl an. Sie dienen zur Herausziehung von Fremdkörpern aus den Knochen, und zwar die 9 raubtierköpfigen von solchen Fremdkörpern, deren Ende hervorsteht, also leicht fassbar ist. Die beste, an allen Körperteilen anwendbare Zange ist die reiherköpfige. 2. *saṃdaṃśa* »Zangen«, von zwei Arten, mit oder ohne Arme, 16 Fingerbreiten lang, zum Herausziehen von *śalya* aus der Haut, dem Fleisch, den Adern oder Sehnen. S. A. erwähnen noch zwei *saṃdaṃśa*: eine kleinere Art, 6 Fingerbreiten lang, zum Herausziehen von Haaren in der Nase oder an den Augenlidern, wildem Fleisch an Wunden u. dgl., und die am Griff mit einem Ring versehene Zange *mucuṇḍī*, die zum Herausziehen des Restes von abgeschnittenem Pterygium oder zur Beseitigung von wildem Fleisch bei tiefen Geschwüren dient. 3. *tāla* »Haken«, 12 Fingerbreiten lang, dem Mund eines grossen Fisches gleichend. Es gibt zwei Arten, nämlich ein einfacher und ein Doppelhaken; sie dienen zum Herausziehen von Fremdkörpern aus den Ohren, der Nase oder einer Fistel. 4. *nāḍīyantra* »Röhren«, 20 Arten, mit einer Mündung am einen Ende oder an beiden Enden, von verschiedener Länge und Stärke, je nach dem Organ, in das man sie einführt, zum Herausziehen von Fremdkörpern aus den Canälen, z. B. aus dem Ohr, zur Diagnose, z. B. von Halskrankheiten, zum Aussaugen, z. B. von Gift, und zur Erleichterung von Operationen, z. B. zum Auswaschen von Wunden oder zur Einführung von Arzneistoffen dienend. Diese Röhren finden Anwendung bei Mastdarmfistel, Hämorrhoiden, Tumoren, Geschwüren, Klystieren, Injectionen in die Harnröhre, Hydrocele, Wassersucht, Inhalationen, Stricturen der Harnröhre und des Mastdarms, auch gehören dazu die Flaschenkürbisse und Hörner zum Schröpfen. S. A. beschreiben einige dieser *nāḍīyantra* näher, so eine 10 Fingerbreiten lange und 5 Fingerbreiten starke Röhre zur Untersuchung eines im Hals steckenden *śalya*, eine kurze, aber dicke Röhre zum Untersuchen und Ätzen oder Operiren von Hämorrhoiden, eine 16 Fingerbreiten lange Röhre zur Untersuchung der weiblichen Genitalien u. a. 5. *śalākāyantra* »ahlenartige Instrumente«, 28 an der Zahl, nämlich 7 mit regenwurmartigen Enden zum Sondiren, 2 mit Enden wie ein Pfeilschaft zum Bewegen, 2 mit Enden wie eine Schlangenhaube zum Verschieben, 2 mit hakenförmigen Spitzen zum Herausziehen, 2 mit etwas gebogenen Enden von der Form einer halben Linse zum Herausziehen von *śalya* aus den äusseren Organen, 6 mit turbanartigen, mit Baumwolle umwickelten Spitzen zum Abwischen (von Eiter, Blut, Ätzmitteln u. dgl.), 3 mit löffelartigen Spitzen zur Einführung von Ätzmitteln, 3 mit Spitzen wie Jambufrüchte zum Ätzen und Brennen, 1 mit einer Spitze wie ein halber Fruchtkern zum Herausziehen oder Ausbrennen einer Geschwulst in der Nase, 3 weitere *śalākāyantra* zum Brennen und je 1 zur Einführung von Augensalben und zur Reinigung der Harnröhre. S. A. nennen noch einen Fötushaken (*garbhaśaṅku*) zur Extraction eines stecken gebliebenen (toten) Fötus, ein hakenförmiges Instrument wie eine Schlangenhaube zum Herausziehen von Harnsteinen, ein Instrument mit einer Spitze wie ein Pfeilschaft zum Herausziehen schlechter Zähne, einen Ohrlöffel u. a. 6. Als die 25 *anuyantra* »secundäre *yantra*, Hilfswerkzeuge« gelten ein Magnet (zum Herausziehen von Fremdkörpern), ein Pferdezaumring und Baumzweig (zum gleichen Zweck), Faden, Tücher und Verbandzeug, ein Hammer (zur Lockerung von Fremdkörpern), Ätzmittel, Feuer und Arzneien, die Hand- und Fussflächen, die Zunge, die Zähne, Nägel und der Mund, die Zeit, die Verdauung, die Aufheiterung u. dgl.

Die Messer oder scharfen Instrumente (*śastra*), die ein geschickter Schmied aus Eisen anfertigen soll, zerfallen nach Su. in 20 Arten: 1. *maṇḍalāgra* »mit abgerundeter Spitze«, nach Ḍ. entweder rund oder wie ein Rasiermesser geformt, 6 Fingerbreiten lang, nach S. A. bei Krankheiten der Augenlider zum Scarificiren und Durchschneiden anzuwenden. 2. *karapattra* »Säge«, nach S. A. 10 Fingerbreiten lang und 2 breit, fein gezähnt, zum Durchsägen der Knochen dienend. Nach Su. dienen 1. und 2. zum Durchschneiden und Scarificiren. 3. *vṛddhipattra* »Rasiermesser«, spitz zulaufend oder abgestumpft, je nachdem es für eine hohe oder tiefe Geschwulst gebraucht wird, zu tiefen oder oberflächlichen Schnitten oder zum Durchschneiden dienend (S. A.). 4. *nakhaśastra* »Nagelmesser«, mit gerader oder krummer Klinge, zum Herausziehen von Dornen und anderen kleinen Fremdkörpern und zum Schneiden oder Spalten der Nägel (S. A.). 5. *mudrikā* »Ring«, ein kleines Messer für Halsoperationen (S. A.). 6. *utpalapattra* »Lotusblatt«, dem Blumenblatt des blauen Lotus gleichend. 7. *ardhadhāra* »einschneidig« oder *adhyardhadhāra* »anderthalbschneidig« (S. A.). Nach S. A. hat 6. eine lange, 7. eine kurze Spitze, nach Su. dienen 3—7 für tiefe und oberflächliche Schnitte. 8. *sūcī* »Nadel« zum Nähen, von 3 Arten, je nachdem sie für fleischige Körperteile, für Knochen, Gelenke u. dgl. oder für die gefährlichen Stellen am Magen oder Darm gebraucht wird (S. A.). 9. *kuśapattra* »Kuśablatt« d. h. so geformt, nach S. A. 2 Handbreiten lang. 10. *āṭīmukha* »Āṭīschnabel«, ebenso geformt wie der Schnabel von Turdus ginginianus, auch 2 Handbreiten lang (S.). 11. *śarārīmukha* »Reiherschnabel«, nach Ḍ. eine Art Schere, nach A. ein Trokar. 12. *antarmukha* »mit Spitzen in der Mitte«, nach S. A. sichelförmig, $1^1/_2$ Fingerbreiten lang, nach Su. (Hoernle) eine krumme Schere mit geraden Klingen in der Mitte. 13. *trikūrcaka* Trokar. 8—13 dienen nach Su. zum Reinigen von Abscessen. 14. *kuṭhārikā* »Axt«, mit einer $^1/_2$ Fingerbreite breiten Klinge von der Form eines Kuhzahns. 15. *vrīhimukha* »Reiskornspitze«, die Klinge $1^1/_2$ Handbreiten lang, ein spitzes Instrument zum Abzapfen von Flüssigkeit bei Wassersucht, Abscessen u. dgl. und zum Aderlassen (S. A.). 16. *ārā* »Ahle«, viereckig, aber mit einer runden Spitze versehen, zum Durchbohren des Ohrläppchens und zur Untersuchung von Geschwülsten dienend (S. A.). 17. *vetasapattra* »Rotangblatt« d. h. so geformt, spitz und zum Durchbohren oder Punktiren (*vyadhana*) dienend, was nach Su. überhaupt die Bestimmung von 14—17 ist. 18. *baḍiśa* »Fischhaken«, mit gekrümmter Spitze, um geschwollene Mandeln, Pterygium u. dgl. damit zu fassen (S. A.). 19. *dantaśaṅku* (*dantalekhana*) »Zahnstocher«, viereckig, dient zur Entfernung von Weinstein. 20. *eṣaṇī* »Sonde«, von zwei Arten, nämlich entweder mit regenwurmartiger Spitze zum Sondiren von Wunden, oder nadelartig und mit einem

Ätzfaden umwunden, um Fisteln aufzureissen (S. A.). In S. A. sind es 26 *śastra*, darunter ausser obigen noch eine Schere (*kartarī*) zum Abschneiden von Sehnen, Fäden, Haaren u. dgl., ein spitziges Instrument (*śalākā*) von Kupfer, mit einer Spitze wie ein Getreidekorn, zum Starstechen, ein Rührstock (*khaja*) mit 8 Stacheln zur Bewirkung von Nasenbluten u. a. Nach Su. sind die meisten *śastra* 6 Fingerbreiten lang. Die Schneiden sollen so scharf sein, dass man die Haare am Körper damit zerschneiden kann. Als stellvertretende Instrumente (*anuśastra*) gelten Blutegel, Ätzmittel und Feuer, ferner Glas, Bergkrystall, Rubin, Adular, Baumrinde zum Schneiden, Haare, die Finger oder frische Schösslinge zum Sondiren, die Nägel zum Herausziehen oder Einschneiden u. dgl.

1 Abbildungen auf Grund von Su.s Beschreibungen bei Wise, Comm. 168, in den Su.-Ausgaben von Abinash Chunder Kabiratnya und Jib. Vidy.[3], in Sir Bhagvat Sinh Jees History of Aryan Medical Science 182 u. a. — 2 Vgl. P. Jivanram Vaidya, Forceps used by the Ancients of India (Bombay 1892).

§ 29. Ätzen und Brennen. — Die Ätzmittel (*kṣāra*) sind von allen *śastra* und *anuśastra* das beste und wichtigste, weil sie bei schlimmen Wunden oder Geschwüren, die sich nicht durch Instrumente behandeln lassen, anwendbar sind, die Operationen des tiefen und oberflächlichen Schneidens, Durchschneidens, Scarificirens u. a. besorgen, brennend, auflösend, reinigend, blutstillend, heilend wirken, Störungen der drei Grundsäfte aufheben, insbesondere bei Fettsucht, Vergiftungen, Hämorrhoiden, Hautkrankheiten, Blutungen und anderen Leiden vorteilhaft sind, auch innerlich genommen werden können[1]. Äusserliche Anwendung ist indicirt bei Hautleiden jeder Art, Hämorrhoiden, Mastdarmfistel und anderen Fisteln, Abscessen, Mundkrankheiten, Halsentzündung u. a., innerliche bei langsam wirkenden Giften, Leibesanschwellung, Verdauungsstörungen, Appetitlosigkeit, Steinleiden, innerlichen Abscessen u. a.; ungeeignet ist *kṣāra* bei Fieber, Durchfall, Herz- oder Kopfkrankheiten, Augenentzündung, Schwangeren oder Menstruirenden, Furchtsamen, Schwachen, Kindern, Greisen u. dgl. *Kṣāra* besteht zumeist aus Potasche, und zwar verbrennt man Holz, Blätter, Wurzeln und Früchte von gewissen Bäumen, sammelt die Asche, setzt eine entsprechend grössere (nach Su. die sechsfache) Quantität Wasser und Urin von einer Kuh oder anderen Tieren zu, siebt das Ganze zweimal durch ein Tuch und kocht es in einer grossen Pfanne langsam ab, während man es mit einem Löffel umrührt. Wenn die Flüssigkeit klar, rot, scharf und schleimig geworden ist, siebt man sie durch ein grosses Tuch und siedet sie noch einmal, nebst einem Zusatz von gekochtem Muschelkalk u. s. w. Das Auftragen des Ätzmittels auf die Haut geschieht mit einem spitzen Instrument (*śalākā*), um das Baumwolle oder ein Tuch gewickelt worden ist (S.), während ein Gehilfe den Patienten festhält. Vorher ist die Haut abzureiben und zu scarificiren. Man soll das Ätzmittel nur so lange auf der Haut lassen als man braucht, um 100 Worte oder Silben auszusprechen. Das Mittel hat gewirkt, wenn die Haut schwarz wird; man streiche dann saueren Schleim mit Honig und zerlassener Butter auf die Stelle und lasse weiterhin zur Beförderung der Heilung andere Salben folgen (Su. 1, 11; S. 1, 39; A. 1, 30).

Das Brennen (*agni, agnikarman*) ist noch wirksamer als das Ätzen, insofern als es Leiden heilt, die durch Arzneien, Instrumente und Ätzmittel nicht heilbar sind und die damit geheilten Leiden nicht wiederkehren. Besonders indicirt ist es bei Geschwülsten, Fisteln, Hodenanschwellung, Elephantiasis, geschwollenen Drüsen, Hautmalen, schlimmen Wunden oder Geschwüren, Ophthalmie, Kopfweh, Hämorrhoiden und anderen Leiden. Nicht nur mit Brenneisen von verschiedener Form (*śalākā, sūcī, jāmbavauṣṭha*), sondern auch mit zur Siedhitze gebrachten Flüssigkeiten wie Honig, Sirup, Öl, Fett, Wachs, mit heissem Kuhmist und anderen heissen Gegenständen kann das Brennen bewirkt werden. Der Arzt soll den Kranken so lange brennen, bis die richtige Wirkung eingetreten ist, bestehend in einem Geräusch (Knistern) an der gebrannten Stelle, hässlichem Geruch und Einschrumpfen der Haut. Nachher streicht man Honig und zerlassene Butter darauf, weiterhin andere Salben und Pflaster (Su. 1, 12; S. 1, 40; A. 1, 30).

[1] Noch jetzt werden Abscesse lieber durch Ätzmittel als mit der Lancette geöffnet, s. Dutt, Mat. Med. 21.

§ 30. Blutentziehung. — Das mildeste Mittel zur Blutentziehung (*śoṇitāvasecana*, *śoṇitamokṣaṇa*) ist die Anwendung von Blutegeln (*jalaukas*), die sich daher besonders für Fürsten, reiche Leute, Kinder, Greise, schwache, furchtsame und zarte Personen und Frauen eignen. Unter Vermeidung der giftigen Sorten, deren Bisse Geschwulst, starkes Jucken, Fieber, Delirium und andere schlimme Symptome hervorrufen, wende man nur die 6 ungiftigen Sorten an. Man muss die Blutegel in einem grossen, neuen, mit Schlamm und Wasser aus einem Teich gefüllten Topf halten und ihnen alle drei Tage frisches Wasser und Futter, auch öfter einen anderen Topf geben. Die betreffende Hautstelle des Patienten wird mit einem Pulver von Erde und trockenem Kuhmist trocken gerieben und dann der Blutegel angesetzt, nachdem man ihm (um ihn zu reizen) den Körper mit Senfteig bestrichen und ihn in Wasser gelegt hat. Wenn er nicht anbeisst, bringe man einen Tropfen Milch oder Blut auf die Stelle oder mache kleine Einschnitte. Wenn der Blutegel aus Gier nicht loslässt, muss man ihm Honig oder pulverisirtes Salz in den Mund streichen. Um die Blutegel zu weiterem Gebrauch tauglich zu machen, lasse man sie das eingesogene Blut wieder von sich geben. Wenn das Blut noch nicht gereinigt ist, bringe man die gebissenen Stellen durch Einreibung mit Honig und Sirup zum Bluten. Wenn (genug) Blut geflossen ist, wasche man sofort die Wunde mit kaltem Wasser aus und bedecke sie mit eingefetteter Baumwolle; ferner mache man zusammenziehende, süsse und kalte Breiumschläge. Wenn das schlechte Blut fort ist, wird die Geschwulst weich, das Brennen, die Röte und die Schmerzen vergehen (Su. 1, 13; S. 1, 35; A. 1, 26).

Das Schröpfen ist auch ein mildes Verfahren. Man benützt dazu ein Kuhhorn, an dessen Spitze ein Stückchen Tuch festgebunden wird, oder einen hohlen Flaschenkürbis, in den ein brennender Docht gesetzt wird. Zunächst werden kleine Einschnitte in die Haut gemacht (*pracchāna*), dann setzt man das breite Ende des Horns auf die Haut und saugt an der offenen Spitze des Horns, um die Luft zu verdünnen, worauf man die Spitze mit dem Tuch zudeckt. Bei dem Flaschenkürbis geschieht die Luftverdünnung vor der Ansetzung durch den brennenden Docht (Su. 1, 13; S. A. l. c.). Auch von dem blossen Scarificiren (*lekhana*, *pracchāna*) ohne Sauginstrumente ist häufig die Rede, über die dadurch zu heilenden Leiden s. § 27.

Scarificationen und Aderlässe (*sirāvyadha*) sind die beiden mit scharfen Instrumenten zu bewirkenden, daher härteren Formen der Blutentziehung. Da aus verdorbenem Blut Rose, Abscesse, Milzanschwellung, Fieber, Mund-, Augen-, Kopfleiden und viele andere Krankheiten entstehen, so muss man in solchen Fällen zur Abzapfung des überflüssigen Blutes zur Ader lassen. Doch sind Aderlässe unzweckmässig bei solchen, die eines der fünf Kurmittel (§ 24) gebraucht oder Fett getrunken haben, kein schlechtes Blut haben, noch nicht 16 oder über 70 Jahre alt sind, bei Schwangeren und Wöchnerinnen, bei Asthma und Husten, Durchfall, Erbrechen, Gelbsucht, Geschwulst am ganzen Körper, Schlagfluss, Hemiplegie u.s.w. Als die bei Aderlässen zu verwendenden Instrumente werden die Lancetten *kuṭhārikā* und *vrīhimukha* genannt, vgl. § 28. Vor der Operation salbt man den Patienten, gibt ihm Brühe von

Wildpret und Reis zu essen und lässt ihn dann auf einem weichen Sitz Platz nehmen; von rückwärts legt ihm ein Diener ein Tuch um den Hals und hält ihn damit fest, aber ohne ihn zu würgen. Welche Adern der Arzt öffnet, hängt von dem Sitz des Leidens ab; so öffnet man bei Kopf- und Augenleiden die Stirnadern oder die Adern bei der Nase und am äusseren Augenwinkel, bei Ohrenleiden die Ader am Ohr, bei Nasenleiden eine Ader an der Nasenspitze, bei Tollheit Adern an der Brust, am äusseren Augenwinkel und an der Stirn, bei tiefliegenden Abscessen die an den Seiten und zwischen den Achselgruben und Brustwarzen liegenden Adern. Die Lancette ist rasch einzuführen, weder zu tief noch zu oberflächlich, mitten auf die Ader, ohne eine gefährliche Stelle (*marman*) zu treffen. Wenn das Blut nicht gehörig fliesst, reibe man die Wundstelle mit einem Teig aus Russ, Salz und Öl vermischt mit pulverisirtem Tagara (Tabernaemontana coronaria) ein, dann fliesst es ordentlich. Wenn es gehörig fliesst, benetze man die Stelle mit lauwarmem Öl und Salz. Tritt eine Ohnmacht ein, so bringe man den Kranken durch kaltes Wasser und Fächeln zum Bewusstsein und setze das Aderlassen sofort oder bei wiederholten Ohnmachten ein oder zwei Tage später fort. Das Maximum des abzuzapfenden Bluts beträgt 1 *prastha* (= 16 *pala* oder Handvoll). Nach der Operation lege man ein geöltes Tuch auf die Stelle und verbinde sie (S. A.). Nach Su. ist zur Blutstillung in erster Linie Kälte anzuwenden, wodurch das Blut verdickt wird, eventuell zusammenziehende Decocte, oder Asche zum Trocknen der Wunde, im schlimmsten Fall das Brenneisen, ausserdem nennt er verschiedene Pulver zum Einreiben bei zu starkem Blutfluss (Su. 1, 14; 3, 8; S. 1, 36; A. 1, 27).

§ 31. Ernährung. — Schon B. 1, 51 stellt den Grundsatz auf, dass der einsichtige Arzt stets und bei allen Krankheiten zunächst auf die Regelung der Verdauung Bedacht zu nehmen hat und erst nachher auf die Heilung des Leidens ausgehen soll. Nach C. 1, 25, 14 ist richtige Ernährung die einzige Ursache des Gedeihens eines Menschen, schädliche Nahrung die Ursache der Erkrankung. Daher spielen die Mastkuren und die dazu dienenden Mittel (*bṛṃhaṇa, tarpaṇa*), andrerseits die Fastenkuren und die Mittel zum Magerwerden (*laṅghana, apatarpaṇa*) eine wichtige Rolle, namentlich aber werden alle Nahrungsmittel, feste und flüssige, gruppenweise aufgezählt, mit Angabe ihrer medicinischen Eigenschaften und Wirkungen, ihres Geschmacks und ihrer natürlichen Temperatur (warm oder kalt). Fleisch zu geniessen wird nicht principiell untersagt wie in der religiösen Litteratur, aber ähnlich dem Standpunkt der Smṛtis und der Aśoka-Inschriften (»Recht und Sitte« § 59) nur der Genuss von Wildpret und Wildpretbrühe (*jāṅgalarasa*) empfohlen. Ferner sollen von Vögeln besonders die *viṣkira* »Scharrer« gegessen werden, d. h. Wachteln, Francoline, Sperlinge, Pfauen, Wildhühner, Rebhühner u. dgl., von Fischen der Rohita (Cyprinus Rohita); auch das Fleisch der Sumpftiere (*ānūpa*), in erster Linie der Büffel, wird häufig gerühmt. Dagegen soll man Schweinefleisch, Rindfleisch und die meisten Fische gar nicht oder wenigstens nicht regelmässig geniessen (*na śīlayet* C. 1, 5, 5). Auch gegen den Genuss geistiger Getränke (*madya*), der in den Smṛtis als Todsünde erscheint, nehmen die medicinischen Werke keine ablehnende Stellung ein und warnen nur vor dem Übermass (§ 92). Nach Su. sind alle *madya* sauer von Geschmack, regen den Appetit und die Verdauung an, vermehren die Galle und vermindern Schleim und Wind, führen ab und reinigen die Blase, wirken erheiternd u. s. w. Es werden gegohrene Getränke aus Trauben, Datteln, Sirup, Reis, Gerste und anderen Pflanzenstoffen unterschieden und jedem derselben besondere Wirkungen zugeschrieben. Über die mit Arzneistoffen versetzten Liqueure s. § 25, über die Verwendung des Branntweins zur

Narkose bei Operationen § 27. Als das wichtigste Nahrungsmittel erscheinen die verschiedenen Getreidearten, besonders Reis, von dem eine grosse Menge Varietäten aufgezählt werden; die wichtigsten sind der Winterreis (*śāli*), besonders der rote Reis (*raktaśāli*), dem eine krankheitheilende Wirkung zugeschrieben wird, der »sechzigtägige Reis« (*ṣaṣṭika*), der im Sommer in den Niederungen reift, und *vrīhi*, der Reis der Regenzeit. Nach dem Reis werden Gerste, Weizen, Bohnen, Erbsen, Linsen, Hirse und andere Getreidesorten genannt, die geringeren Arten bezeichnet Su. als schlechtes Getreide (*kudhānya*). Weitere Gruppen (*varga*) bilden die Früchte, die Gemüse, die Knollenfrüchte, die Kräuter (Ingwer, der schon in B. gefeierte Knoblauch u. a.), die Salze, die zubereiteten Speisen (Reisbrühe, gekochter Reis, gerösteter Reis, Schleim, Kuchen, saure Speisen u. a.), ferner die Flüssigkeiten, wie Wasser, Milch, Öl, Melasse, Buttermilch, zerlassene Butter, Honig, Urin (in Arzneien), der schon erwähnte Branntwein u. a. Das beste Wasser ist Regenwasser, das man im Herbst sammeln und das ganze Jahr hindurch geniessen soll; gesundheitsschädlich ist dagegen durch Blätter oder Schlamm verunreinigtes, übelriechendes oder -schmeckendes Wasser. Das Zuckerrohr wird auch roh genossen, namentlich aber werden dem ausgepressten Saft, gekocht oder ungekocht, dem Sirup und dem Zucker medicinische Wirkungen zugeschrieben. Von den Ölen wird namentlich Sesamöl als Nahrungsmittel wie zu Arzneien (äusserlich und innerlich) viel gebraucht. Über Salz, Milch und Urin s. § 22. Eingehend wird auch der Trunk nach der Mahlzeit (*anupāna*) erörtert. So wirkt nach C. bei Erschöpfung durch Fasten, Gehen, Sprechen u. s. w. Milch als *anupāna* wie Ambrosia; magere Leute sollen Branntwein nach der Mahlzeit geniessen, um dick, dicke Honigwasser, um mager zu werden. Ferner werden die *viruddha* d. h. nicht zu einander passenden und daher bei Combination schädlich wirkenden Speisen und Getränke aufgezählt, so besonders Fische mit Milch. Als gewöhnliche Kost empfiehlt C. 1, 5, 6 Reis (*ṣaṣṭika* und *śāli*), die Bohnenart *mudga* (Phaseolus Mungo), Steinsalz, Myrobalanen, Gerste, Regenwasser, Butter, Wildpret und Honig (C. 1, 27; Su. 1, 20; 1, 45 f.; S. 1, 6 f.; 1, 9 f.; A. 1, 5 f.; Bh. 1, 1, 272 ff.; Rājanigh.). Die Quantität der Nahrung ist der Verdauungskraft anzupassen (C. 1, 5 u. a.). Es gibt nur zwei tägliche Mahlzeiten, am Morgen und am Abend.

§ 32. Hygienische Vorschriften. — Die täglichen Pflichten (*dinacaryā*) sind ebenso sehr Sache der Religion als der Medicin, daher stimmen die bez. Angaben in den medicinischen Werken oft wörtlich mit den Vorschriften der Smṛtis und Gṛhyasūtras überein[1]. Nach frühem Aufstehen, schon vor Sonnenaufgang, besteht die erste Tagespflicht in der Fürsorge für den Stuhlgang, wobei der Kopf verhüllt wird; die Reinigung geschieht mit Wasser und Erde. Dann folgt das Reinigen der Zähne mit frischen Zahnstöckchen, die von den Zweigen gewisser Bäume genommen sein müssen, mit zusammenziehendem, scharfem oder bitterem Geschmack; dabei muss man sich hüten, das Zahnfleisch zu verletzen. Nach C. werden die Zähne täglich zweimal gebürstet. Die Zunge wird dann ebenfalls mit einem Zungenschaber (*jihvānirlekhana*) abgeschabt, der Mund mit kaltem Wasser ausgespült und das Gesicht gewaschen. Die Augen sind täglich mit einer Salbe von *sauvīrāñjana* (Schwefelantimon oder Bleiglanz)[2] zu behandeln, die auf die Bindehaut gebracht wird; dadurch werden die Augen schön und scharf. Ausserdem soll alle 5 oder 8 Tage (C.) oder alle 7 Tage (S. A.) eine Augensalbe von *rasañjana*, einem Extract aus Berberis asiatica mit Milch[3], gebraucht werden, um die Augen zum Thränen zu bringen und dadurch von Schleim zu reinigen und die Sehkraft zu befördern. Der ganze Körper soll mit wohlriechenden Ölen eingerieben werden, um übeln Geruch, Schwere und Müdigkeit in den

Gliedern, Jucken, Appetitlosigkeit u.s.w. zu beseitigen. Tägliches Einölen des Kopfes hindert das Ausfallen oder Ergrauen der Haare, vertreibt das Kopfweh und befördert den Schlaf. Einölen der Ohren schützt vor Ohrenleiden, Steifheit des Halses, Mundsperre, Schwerhörigkeit und Taubheit. Einölen der Füsse beseitigt Rauhheit, Trockenheit, Hitze, Müdigkeit und Einschlafen der Füsse, Ischias, Aufspringen der Füsse u. a. Betelblätter, Kampfer, Kardamomen und andere Gewürze soll man im Mund halten (kauen), um die Reinlichkeit, den Wohlgeruch und den Appetit zu befördern. Bewegung oder körperliche Anstrengung (*vyāyāma*) gibt Gewandtheit, Kraft, gute Verdauung und vermindert das Fett; doch ist sie bei Wind- und Gallenkrankheiten, Indigestion u. dgl. zu meiden. Reiben oder Massiren des Körpers (*udvartana*) vertreibt Schleim und Fett, macht die Glieder stark und die Haut stramm. Baden reinigt, befördert den Appetit, die Potenz und die Lebenskraft, verleiht Frische und Stärke und vertreibt Jucken, Müdigkeit, Schweiss, Durst, Hitze u. s. w. Warme Bäder oder Waschungen sind nur für die untere Hälfte des Körpers zuträglich, für die obere schädlich; Bäder überhaupt sind schädlich bei Flatulenz, Schnupfen, Indigestion und nach dem Essen. Wohlgerüche und Kränze zu gebrauchen, frische Kleider, Kleinodien und Schmuck zu tragen, bewirkt Potenz, guten Geruch, Lebenskraft, Beliebtheit u. s. w.; ebenso ratsam ist es, Schuhe, einen Schirm und einen Stock zu tragen. Auch Pflege der Haare, des Bartes und der Nägel wird empfohlen, nach Bh. 1, 1, 93, der auch den Spiegel zu gebrauchen rät, muss man sie alle 5 Tage schneiden. Natürliche Bedürfnisse wie Stuhlgang, Uriniren, Niesen, Schlaf, Husten u. dgl. darf man nicht unterdrücken, aber auch nicht künstlich hervorrufen, nicht am Tage schlafen ausser im Sommer, nicht in die auf- oder untergehende Sonne blicken u. s. w. (C. 1, 5; 1, 4; S. 1, 3; 1, 5; 1, 8; A. 1, 2; 1, 4; Bh. 1, 1, 89 ff.; Vṛ. 81).

Die Modificationen, welche die diätetischen Regeln durch den Wechsel der Jahreszeiten erleiden, heissen *ṛtucaryā*. Neben dem bürgerlichen gibt es nach Su. ein medicinisches Jahr[4], das wie ersteres 6 Jahreszeiten (*ṛtu*) hat, aber erst am 15. Februar beginnt und *śiśira*, die erste Jahreszeit des bürgerlichen Jahres, weglässt, dafür aber als 3. Jahreszeit *prāvṛṣ*, die frühere Regenzeit vom 15. Juni—15. August, einschiebt; doch wird gewöhnlich nach dem bürgerlichen Jahr gerechnet. Nach C. soll man im *hemanta* (15. Nov.—15. Jan.), da die Kälte die Verdauungskraft stärkt und zur Verarbeitung schwerer und reichlicherer Nahrung befähigt, fette, saure und salzige Brühen von dem Fleisch von Wasser- und Sumpftieren und Ziegen und am Spiess gebratene Leguane u. dgl. und Raubtiere oder Raubvögel (*prasaha*) geniessen, ferner Branntwein, Milchspeisen, Süssigkeiten, Fett, Öl, jungen Reis, heisses Wasser; auch empfiehlt er den Gebrauch von Salben, Massage, Einölung des Kopfes, Aufenthalt in einer Schwitzkammer, in der Sonne, oder in einem warmen unterirdischen Raum oder inneren Gemach, Bedeckung der Wagen, Betten und Sitze mit warmen Decken, warme Kleidung und Einreibung des Körpers mit einem dicken Teig von Aloeholz, sowie Schlafen bei einer Frau von vollen Formen. Ähnliche Regeln gelten für *śiśira* (15. Jan.—15. März), nur soll man einen noch besser gegen den Wind geschützten und wärmeren Wohnraum aufsuchen, und scharfe, leichte, kalte u. dgl. Speisen und Getränke vermeiden. In diesen beiden kalten Jahreszeiten ist man am kräftigsten. Im *vasanta* (15. März—15. Mai) ruft der angesammelte Schleim viele Krankheiten hervor, daher sind Brechmittel u. dgl. zu geben, schwere, saure, ölige und süsse Speisen sowie Schlafen am Tage zu vermeiden. Bewegung, Massage, Inhalationen, Gurgelwasser, Salben, Waschungen und Bäder in kühlem Wasser, als Speisen Gerste und Weizen und das Fleisch von Hirschen, Hasen, Antilopen, Wachteln und Francolinen, als Getränke gewisse Arten von Branntwein werden ebenfalls empfohlen. Im Sommer (*grīṣma*, 15. Mai—15. Juli) geniesse man wohlschmeckende, kalte, flüssige und ölige Dinge, kalten Rührtrank von Gerstenmehl mit Milch und Zucker, Wildpret, zerlassene Butter, Milch, Reisspeise, dagegen geistige Getränke nur in kleinen Quantitäten oder gar nicht oder stark mit Wasser vermischt; auch meide man salzige, saure, scharfe und heisse Dinge, sowie körperliche Anstrengung und Beischlaf und schlafe bei Tag in einem kalten Raum, Nachts in einem durch die Strahlen des Mondes abgekühlten Raum, besonders auf dem windigen Dach des Hauses, salbe sich mit (kühlender) Sandelsalbe, lasse sich mit nassen Fächern fächeln, weile in kühlen Wäldern u. s. w. In der Regenzeit (*varṣāḥ*, 15. Juli—15. Sept.) ist die Verdauungskraft geschwächt, daher lebe man diät, meide Tagesschlaf, körperliche Anstrengung, Beischlaf, die Sonnenhitze u. dgl., geniesse Gerste, Weizen und Reis nur alt, mit Wildpret und gekochten Brühen, medicinische Liqueure mit Honig und in kleinen Dosen, oder Waser, das vom Regen herrührt oder vorher abgekocht wurde u.s.w.; Massage, Bäder, Aufenthalt an trockenen Plätzen u. s. w. werden auch angeraten. Im Sommer und in der Regenzeit ist der Mensch am schwächsten. Im Herbst (*śarad*, 15. Sept.—15. Nov.) geniesse man in mässigen Quantitäten süsse, leichte, kalte, bittere, die Galle verringernde Dinge, Wildpret, Reis, Gerste und Weizen, benutze das reine Wasser des Herbstes zum Waschen, Trinken und Baden, meide dagegen bittere Getränke, zerlassene Butter, Abführmittel, Blutentziehung, Fett und Öl, östliche Winde u. s. w. (C. 1, 6; Su. 1, 6; 6, 64; S. 1, 4; A. 1, 3; Vṛ. 81; Bh. 1, 1, 121 ff.).

Auf klimatische Verhältnisse geht die Einteilung der Länder in die drei Arten: *ānūpa* feucht, sumpfig; *jāṅgala* trocken; *sādhāraṇa* die Mitte haltend. Nach Su. heisst *ānūpa* ein wasserreiches Land mit Niederungen und Höhen, Flüssen, reichlichem Regen, Waldesdickicht, milden, kühlenden Winden, und vielen hohen Bergen und Bäumen, dessen Bewohner einen weichen, sehr zarten, fleischigen Körper haben und besonders an Schleim- und Windkrankheiten leiden. *Jāṅgala* heisst ein ebenes Land, mit vereinzelten, wenigen, dornigen Bäumen oder Sträuchern, wenig Regenfall, das sein Wasser hauptsächlich aus Brunnen bezieht, heisse und schlimme Winde und vereinzelte spärliche Hügel hat, dessen Bewohner einen kräftigen, aber mageren Körper haben, und wo Wind- und Gallenkrankheiten vorherrschen. Nach den Rechtsbüchern soll der König in einem solchen Land wohnen; dort definiren die Commentare *jāṅgala* als ein Land mit wenig Wasser und Gras, windig und sonnig, reich an Getreide u. dgl. *Sādhāraṇa* heisst ein Land mit einer Mischung dieser beiderseitigen Eigenschaften, wo Kälte, Regen, Hitze und Winde gemässigt auftreten und die drei Grundsäfte sich das Gleichgewicht halten; die Krankheiten der beiden anderen Klimaten (wie z. B. die Elephantiasis der Sumpfländer, D.) haben dort keine so grosse Kraft. Der Übergang aus einem Klima in ein anderes bringt Gefahr, ausser wenn man sich in der Ernährung, dem Schlaf, dem Arbeiten u. s. w. den Bedingungen des fremden Klimas anpasst (Su. 1, 35; S. 1, 1; A. 1, 1; Bh. 1, 1, 87 f. Die Parallelstelle in C. 3, 3 nach einigen Ausgaben ist unecht).

[1] Viṣṇu 60 ff.; Manu 4, 35 ff. Vgl. Early Medical Literature of India by J. Jolly in Transact. 9. Orient. Congr. 459. — [2] Dutt, Mat. Med. 73 f. — [3] l. c. 107. — [4] Vgl. Hoernles Su. 35 ff.

III. THEORETISCHE ANSCHAUUNGEN.

§ 33. Die drei Grundsäfte. — Wie ein roter Faden zieht sich durch die ganze Medicin die Lehre von den drei Grundsäften (*doṣa*, *dhātu*) des menschlichen Körpers: Wind (*vāyu*, *vāta*, *māruta*, *anila*, *samīraṇa*), Galle (*pitta*) und Schleim (*śleṣman, kapha*). Krankheit oder Kranksein wird als Störung der *doṣa*, Gesundheit als normaler Zustand oder Gleichmässigkeit der *doṣa* definirt (A. 1, 1, 20). Ohne Schleim, Galle und Wind sowie Blut kann der Körper nicht bestehen, sie erhalten ihn stets (Su. 1, 21, 1). Der gewöhnliche Name *doṣa* »Fehler« zeigt, dass es sich dabei eigentlich um gestörte oder im Übermass vorhandene Säfte handelt; der Name *dhātu* charakterisirt sie als Grundstoffe des Körpers. Der Wind ist trocken, kalt, leicht, fein, beweglich, klar und rauh, die Galle fettig, heiss, scharf, flüssig und scharf, der Schleim schwer, kalt, mild, ölig, süss, fest und schleimig; durch Dinge (Arznei- und Nahrungsmittel) mit entgegengesetzten Eigenschaften werden sie vermindert und geheilt (C. 1, 1, 30). Im späteren Lebensalter herrscht der Wind, im mittleren die Galle, in der Kindheit der Schleim vor; das gleiche Verhältnis betreffs des Vorherrschens eines der drei Grundsäfte besteht in Bezug auf Ende, Mitte und Anfang des Tages, der Nacht und der Verdauung (S. 1, 1; A. 1, 1, 8). Die Grundsäfte durchdringen und erfüllen den ganzen Körper, doch hat der Wind seinen Hauptsitz unterhalb des Nabels, die Galle zwischen Herz und Nabel, der Schleim oberhalb des Herzens (l. c.). Von Wind werden gewöhnlich 5 Arten unterschieden: 1. *udāna* im Hals, geht aufwärts und bewirkt das Sprechen, Singen u. dgl. und bei Störung besonders die Krankheiten, die oberhalb des Schlüsselbeins (im Hals und Kopf) ihren Sitz haben. 2. *prāṇa* im Herzen, der aus dem Mund kommende Hauch, der die Speisen hineinbringt und das Atmen bewirkt, bei Störung Schlucken, Asthma und ähnliche Krankheiten. 3. *samāna* im Magen und Darm, bei dem Verdauungsfeuer, kocht die Speisen und zerlegt sie dann in ihre Elemente (Chylus, Excremente, Urin u. dgl.), bei Störung bewirkt er Verdauungsschwäche, Durchfall und Leibesanschwellung. 4. *apāna* im Unterleib, treibt die Fäces, den Urin, Samen, die Menses und den Fötus nach unten und bewirkt bei Störung die gefährlichen Leiden der Blase, des Afters, Samens, sowie Harnruhr. 5. *vyāna* im ganzen Körper, bewirkt die Verteilung der Flüssigkeiten, macht Schweiss und Blut fliessen und bewirkt das Gehen, das Öffnen und Schliessen der Augen u. s. w. Nach S. A. Bh. beruhen auf *vyāna* auch die Körperfunctionen der Bewegung, der Füllung mit Speisen, die Zurückhaltung der Ausscheidungen u. s. w., während nach Su. (D.) diese Functionen sich unter die fünf Arten von *vāyu* verteilen. Durch Störung von *vyāna* entstehen die den ganzen Körper ergreifenden Krankheiten, durch gleichzeitige Störung der 5 *vāyu* geht der Mensch zu Grunde (Bh.). Auch von *pitta* gibt es 5 Arten: 1. *pācaka*, *paktikṛt* zwischen dem Magen und Darm, bewirkt die Verdauung und die Ausscheidung des Chylus und des Harns und Kots; 2. *rañjaka*, *rāgakṛt* in der Leber und Milz oder im Magen, färbt den Chylus und macht ihn zu Blut; 3. *sādhaka* im Herzen, bewirkt Einsicht, Entschlossenheit, Gedächtnis; 4. *ālocaka* in den Augen, bewirkt die Sehkraft; 5. *bhrājaka* in der Haut, gibt der Haut Glanz und saugt Salben auf. Von *śleṣman* gibt es die 5 Arten: 1. *kledana* im Magen, befeuchtet die Speisen und die anderen Sitze des Schleims im Körper; 2. *avalambana* im Herzen, bewirkt Festigkeit der Glieder; 3. *rasana*, *bodhaka* in der Zunge, vermittelt den Geschmack; 4. *snehana*, *tarpaka* im Kopf, ölt und erfrischt alle Sinnesorgane; 5. *śleṣaṇa* in den Gelenken, macht die Gelenke geschmeidig (S. 1, 20; A. 1, 12; Bh. 1, 1, 28 ff.; Su. 1, 15). An gewissen Merkmalen kann man erkennen, welcher der drei Grundsäfte bei Jemand vorherrscht. So sind Menschen mit vorherrschendem Wind zum Wachen geneigt, gefrässig, Gottesläugner, zum Singen und Scherzen, zur Jagd und zum Streit aufgelegt, lüstern nach süssen, sauren, scharfen und heissen Speisen und Getränken, sehr geschwätzig, unbeständig, diebisch, nicht liebebedürftig oder kinderreich, mager, gross, von schwacher, stockender, zitternder oder rauher

Stimme, hässlich u. s. w. Gallige Menschen sind kühn, [stolz, gesittet, rein, einsichtig, klug, unbeliebt bei den Frauen und nicht verliebter Natur, geniessen süsse, zusammenziehende, scharfe und kalte Dinge, träumen von Blitz, Feuer u. dgl., sind zum Schwitzen geneigt, übelriechend, haben braunes Haupthaar und wenig Leibhaare, werden frühzeitig grau u. s. w. Menschen mit einem Übermass von Schleim sind einsichtig, zuverlässig, gläubig, rechtlich, sprechen keinen Schimpf aus, sind geduldig, dankbar, geniessen scharfe, zusammenziehende, heisse, trockene Dinge, aber nur in kleinen Quantitäten, träumen von mit Lotusblumen bedeckten Teichen und von Wolken, haben viel Samen und viele Söhne und Diener, lange Arme, eine volle und breite Brust, hohe Stirn, dichtes und dunkles Haar u. s. w. (Su. 3, 4; S. 3, 8; A. 3, 3). Zu- oder Abnahme der normalen *doṣa* ruft krankhafte Erscheinungen hervor (Su. 1, 15). Sie hängt besonders von der Ernährung ab, so machen saure Nahrungsmittel Galle, süsse Schleim, scharfe Wind (C. 1, 27, 3).

Nach einer andern Lehrmeinung, die schon in B. vorkommt, ist auch das Blut ein *doṣa* und gibt es daher 4 *doṣa*, auch wird das Blut nicht selten unter den Krankheitserregern aufgeführt[1]. Diese Anschauung ist wichtig, weil sie an die griechische Humoralpathologie erinnert. Andrerseits kommt jedoch *vātīkāra*, *vātīkṛta*[2], schon im AV. vor, *vātagulmin* Vi. 46, 27, so dass mindestens der *vāta* schon der vedischen Medicin angehört. Wenn ferner im Kau. Sū. z. B. der in 26, 1 beschriebene Ritus gegen Wind, Galle und Schleim gerichtet ist, so berichtet hierüber zwar nur der Co., muss aber darin doch einer alten Tradition folgen. Auch die altbuddhistische Medicin kennt die drei *doṣa*. Vgl. §§ 14—16.

[1] Vgl. Hoernle zu B. 1, 93; ZDMG. 53, 379. — [2] Vgl. hierzu Bloomfield, SBE. 42, 246, 483, 516 f.

§ 34. Die sieben Grundbestandteile. — Das Blut gehört zu den sieben Grundelementen (*dhātu*) des menschlichen Körpers: *rasa* Chylus, *rakta* Blut, *māṃsa* Fleisch, *medas* Fett, *asthi* Knochen, *majjā* Mark, *śukra* Samen.

1. *rasa* Saft, Chylus hat seinen Sitz im Herzen und entsteht aus gehörig verdauter Nahrung als ein durchsichtiger Extract von äusserster Feinheit. Aus dem Herzen strömt er durch die 24 Röhren (*dhamanī*), 10 aufsteigende, 10 absteigende und 4 wagrechte, speist Tag für Tag den ganzen Körper, macht ihn wachsen, erhält, stützt und belebt ihn durch eine unsichtbare Kraft. In je 5 Tagen verwandelt sich *rasa* successive in die 6 anderen Grundstoffe des Körpers und braucht daher einen Monat, um zu Samen, oder bei Frauen zu Menstrualblut zu werden (Su. 1, 14). *Rasa* gibt guten Mut und nährt das Blut. Wenn *rasa*, durch Schwäche des Verdauungsfeuers verbrannt, scharf oder sauer wird, ruft er viele Leiden hervor (Bh. 1, 1, 37).

2. *rakta* rote Flüssigkeit, Blut entsteht aus *rasa*, indem derselbe in die Leber und Milz gelangt und dort durch die erhitzende Wirkung der Galle rot wird. Normales Blut ist rot wie die Coccinelle, nicht dick oder verfärbt (Su. 1, 14). Seine Farbe wird auch mit der des Rubins, der Lackfarbe, des Guñjāsamens und des geläuterten Goldes verglichen (C. 1, 24). Ob man aus gewissen Ausdrücken, namentlich in Bh., darauf schliessen darf, dass den Indern schon vor Harvey (1619) der Kreislauf des Blutes bekannt war[1], erscheint als sehr zweifelhaft. Wenn das Blut durch die Grundsäfte, einzeln, paarweise oder vereint, verdorben wird, ist es schaumig, schwarz, blau, gelb, grün, langsam oder rasch fliessend, von Ameisen und Fliegen nicht begehrt, ölig, dick oder dünn, übelriechend u. s. w. Man muss dann zur Blutentziehung schreiten. Von verdorbenem Blut rühren die verschiedensten Krankheiten her, wie Entzündungen im Mund, in der Nase und in den Augen, Leibesanschwellung, Rose, Abscesse, Bluthamen, Nesselsucht, Dysmenorrhoe, Tollheit, Lepra, Verdauungsschwäche, Jähzorn u. a. (C. Su. l. c.).

3. *māṃsa* Fleisch ist mit dem natürlichen Feuer gekochtes (verdautes) Blut, das durch den Wind verdickt ist. Als Teile des Fleisches gelten die Muskeln, *peśī* (Bh. 1, 1, 38).

4. *medas* Fett ist durch das natürliche Feuer verdautes Fleisch und hat seinen Hauptsitz im Bauch, weshalb bei fetten Leuten hauptsächlich der Bauch anschwillt (l. c. 40).

5. *asthi* Knochen sind durch das natürliche Feuer verdautes und durch den Wind getrocknetes Fett. Sie bilden den Kern des Körpers und bleiben auch nach dem Verfall der Haut und des Fleisches noch lange bestehen (l. c.). Über die einzelnen Knochen s. § 35.

6. *majjā* Mark ist ein zäher Saft aus den durch das natürliche Feuer verdauten Knochen, der wie Schweiss ausgesondert wird (l. c. 42).

7. *śukra* Samen entsteht aus Mark und hat seinen Hauptsitz nahe bei der Blase, ist aber auch im ganzen Körper verteilt.

Durch Verminderung oder Vermehrung der Grundbestandteile des Körpers entstehen krankhafte Veränderungen in demselben. So entsteht bei Abnahme von *rasa* Herzweh, Zittern, ein Gefühl von Leere und Durst, bei übermässiger Zunahme Übelkeit und Speichelfluss. Bei Abnahme des Samens entstehen Schmerzen im Penis und in den Hoden, Impotenz oder Langsamkeit in der Emission des Samens, auch ist dem Samen etwas Blut beigemischt; bei übermässiger Zunahme entsteht Samenstein und übermässiger Samenerguss (Su. 1, 15).

Die Quintessenz aller sieben Elemente heisst *ojas* Lebenskraft oder *bala* Kraft und bewirkt, dass die äusseren und inneren Organe ihre Functionen erfüllen. *Ojas* ist ölig, weiss, kalt, zart u. s. w., durch den ganzen Körper verbreitet. Durch Verletzungen, Kummer, Erschöpfung, Hunger u. dgl. wird *ojas* zerstört. Es werden drei Grade der Störung von *ojas* unterschieden, die schlimmste Form führt zum Tode (Su. 1, 15).

[1] Sir Bhagvat Sinh Jee, Aryan Med. Science 93 ff. Hoernle (Su. p. 89) betrachtet die Substitution der Lesart *anudhāvato* »durchläuft« für älteres *anusarato* »durchdringt« Su. 1, 14, 1 als eine Wirkung des Eindringens der Kenntnis des Blutkreislaufs in Indien. Doch soll damit offenbar nicht gesagt sein, dass von einer rückläufigen Bewegung des Blutes bei den indischen Autoren die Rede ist.

§ 35. Anatomie. — Die Grundzüge der Anatomie des menschlichen Körpers haben anscheinend einen locus communis der Sanskritlitteratur gebildet[1], so ist die Osteologie in C. einerseits und den Rechtsbüchern des Viṣṇu (96, 55 ff.) und Yājñavalkya (3, 84 ff.) andrerseits nahezu identisch, wie nachstehende Übersicht zeigt.

Benennung oder Sitz der Knochen.	Anzahl der Knochen. C. 4, 7	Anzahl der Knochen. Vi. Y.
Zähne	32	32
Zahnwurzeln	32	32
Nägel	20	20
Hände und Füsse	20	20
Finger und Zehen	60	60
Fersen	2	2
unterhalb der Ballen	2	
Handgelenke	4 (v.l.2)	
Fussknöchel	4	4
Ellbogen	4	4
Unterschenkel	4	4
Kniee	2	2
Kniekehlen (Becken?)	2	2
Oberschenkel	2	2
Arme und Schultern	2	2
unterhalb der Schläfe	2	2
Gaumen	2	2
Hüften	2	2
Schambein	1	1
Kreuzbein	1	
Steissbein	1	
Rücken	35 (v.l.45)	45
Hals	15	15
Schlüsselbein	2	2
Kinn	1	1
Unterkieferknochen	2	2
Stirn	2	2
Augen	2	2
Wangen	2	2
Nasenknorpel		1
Nasenknochen	3	
Rippen und Rückgrat	72	72
Schläfe	2	2
Kopf	4	4
Brust	17	17
	360	360

Auch S. 3, 5, A. 3, 3 unterscheiden 360 Knochen; bei Su. 3, 5 sind es nur 300, doch ist ihm die Ziffer 360 gleichfalls bekannt.

Der ganze Körper zerfällt ferner in die 6 Hauptglieder (*aṅga*): Arme, Beine, Rumpf und Kopf. Als Nebenglieder (*pratyaṅga*) werden der Schädel, Bauch, Rücken, Nabel, die Stirn, Nase, Ohren, Augen, Finger u. a. genannt, nach C. sind es 56. Es gibt 6 (oder 7) Hautschichten, in denen die verschiedenen, mehr oder minder tief sitzenden Hautkrankheiten wie Rose, Beulen, Abscesse, Lepra u. a. entstehen. Den 5 Sinnesthätigkeiten: Gefühl, Geschmack, Geruch, Gesicht, Gehör entsprechen ebenso viele Sinneswerkzeuge, nämlich die Haut, die Zunge, die Nase, die Augen und die Ohren; hiezu kommen noch die 5 Werkzeuge der That: Hände, Füsse, After, Genitalien und Zunge. Es giebt 7 Behälter (*āśaya, ādhāra*) oder hohle Eingeweide, in denen Luft, Galle, Schleim, Blut, unverdaute Speisen, verdaute Speisen und Urin enthalten sind; die Frauen haben ausserdem noch einen 8. für den Fötus, daher *garbhāśaya* genannt. In diesen Behältern befinden sich auch die inneren Organe (*koṣṭhāṅga*), deren es nach C. (und Vi. Y.) 15 gibt, nämlich Herz, Lunge, Leber, Milz, Blase, Magen, Mastdarm u. a. Die 7 Grundstoffe (§ 34) werden von einander durch die 7 *kalā* getrennt, die aus einem flüssigen Extract aus den Grundstoffen (*dhātusāra*) bestehen, der mit dem Saft des Holzes verglichen wird; ihren Namen nach enthalten oder umschliessen sie Fleisch, Blut, Fett, Schleim, Fäces, Galle und Samen. Die zweite *kalā*, die das Blut enthält, befindet sich nach S. im Fleisch, besonders in den Adern, in der Milz und Leber, weshalb bei Verletzung des Fleisches Blut ausströmt, wie Milchsaft aus einem Baum, der solchen Saft enthält. Die 9 Öffnungen (*srotas, kha, chidra*) sind der Mund, die beiden Nasenlöcher, die Ohren, die Augen, der After und die Harnröhre, wozu bei Frauen noch die Brüste und die Vagina kommen. Als die 10 Hauptsitze des Lebens (*prāṇāyatana, jīvitadhāman*) werden Kopf, Hals, Herz, Nabel, After, Blase, Lebenskraft, Samen, Blut und Fleisch bezeichnet (C.); andere Aufzählungen nennen auch das Blut, die Schläfe und die Zunge (S. A. Vi. Y.). Die Quantitäten der flüssigen Bestandteile werden in *añjali* »Handvoll« angegeben, so enthält der Körper 10 *añjali* Wasser, 5 *añjali* Galle. Die 7 Grundstoffe (*dhātu*) erzeugen 7 Unreinigkeiten oder Ausscheidungen (*mala*), nämlich Schleim, Galle, die Secretionen der Ohren, Nase u. s. w., Schweiss, Nägel und Haare, Augenbutter und Fettigkeit der Haut. Doch hat *mala* auch noch eine allgemeinere Bedeutung; so unterscheidet Manu 5,135 die 12 *mala*: fettiges Secret der Haut, Samen, Blut, Mark (Gehirn), Urin, Fäces, Nasenschleim, Ohrenschmalz, Schleim, Thränen, Augenbutter und Schweiss; nach Bh. sind die *mala* ebenso wie die Haare und Poren unzählig (C. 4, 7; Su. 3, 4f.; S. 3, 5; A. 3, 3; Bh. 1, 1, 55ff.).

Eingehend werden die Gelenke (*saṃdhi*) besprochen, deren es nach Su. 210 giebt: 68 in den Extremitäten, 59 am Rumpf, 83 über dem Hals. Die Gelenke an den Extremitäten, an den Kinnladen und an der Hüfte sind beweglich, die übrigen unbeweglich. Zu diesen Gelenken an den Knochen kommen noch unzählige an den Muskeln, Sehnen, Nerven und Adern hinzu. Die Anzahl der *snāyu* (Sehnen und Nerven, eig. Bänder) beträgt 900: 600 an den Extremitäten, 230 am Rumpf, 70 oberhalb des Halses. Muskeln (*peśī*) giebt es 500: 400 an den Extremitäten, 66 am Rumpf, 34 oberhalb des Halses; die Frauen haben noch 20 weitere, nämlich 10, die sich aber erst mit der Pubertät entwickeln, in den Brüsten, 4 in der Vagina und je 3 im Uterus und zur Fortbildung des Samens und Blutes. Die 700 Adern (*sirā*) befeuchten den Körper, wie ein Garten durch Wassergräben bewässert wird, mit dem Nabel als Ausgangspunkt. Es ist auch von 10 Grundadern (*mūlasirā*) am Herzen die Rede, welche die Lebenskraft durch den ganzen Körper leiten (S.), oder von 72000 Röhren (*nāḍī*), die von dem Herzen ausgehen (Y.). 175 Adern enthalten Luft, je eben so viele Galle, Schleim und Blut. Die Luftadern sind rötlich und füllen sich mit Luft, die Gallenadern sind weiss und blau, die Schleimadern kalt, weisslich und unbeweglich, die Blutadern rot und lauwarm. Beim Aderlassen muss man gewisse Adern vermeiden. Die 24 (nach C. V. Y. 200) Röhren (*dhamanī* d. h. Gefässe und Nerven) gehen ebenfalls vom Nabel aus, doch wird es als ein Irrtum bezeichnet, sie nur für eine Abart der *sirā* zu halten. Es giebt 10 nach oben gehende *dhamanī*, welche die fünf Sinnesthätigkeiten, das Ein- und Ausatmen, Gähnen, Niesen, Lachen, Sprechen u. s. w. bewirken, 10 abwärts gehende, welche die Winde, Harn und Kot, Samen und Menstrualblut nach unten leiten, und 4 quer durch den Körper laufende, mit unzähligen Verzweigungen im ganzen Körper, welche den Schweiss hinausleiten u. s. w. Bei C. V. Y. sind es 3956000 (2900956) *sirā* und *dhamanī*. Eine andere Art von Kanälen sind die *srotas*, deren es je 2 für den Atem, die Speisen, das Wasser, den Chylus, das Blut, Fleisch, Fett, den Harn, Kot, Samen und das Menstrualblut gibt. Wichtig für die ärztliche Praxis sind die 107 *marman* d. h. gefährliche Stellen im Fleisch, in den Adern, Sehnen, Knochen und Gelenken, deren Sitze genau beschrieben werden. Sie werden auch nach dem Gesichtspunkt eingeteilt, ob Verletzungen sofort tödlich sind, oder erst nach einiger Zeit den Tod herbeiführen, oder nach dem Herausziehen des Pfeils oder sonstigen Fremdkörpers, oder ob sie nur Lahmheit, oder nur Schmerz bewirken. Zu der ersten Klasse der *marman* gehört das Herz, der Sitz der drei *guṇa* und der geistigen Thätigkeit (Su. 3, 6, 30; A. 3, 4, 13; Ar.). Ich erwähne noch die 16 Sehnen (*kaṇḍarā*), aus denen auch die Nägel hervorgehen, die 16 »Netze« (*jāla*), die 6 »Ballen« (*kūrca*) an den Händen und Füssen und am Hals, die 4 »Stricke« (*rajju*) am Rückgrat, die 7 »Nähte« (*sevanī*, 5 am Kopf, je eine an der Zunge und am Penis), die man bei Operationen vermeiden muss, und die 14 »Knochengruppen« mit den entsprechenden »Scheidelinien« (*sīmanta*, C. 4, 7; Su. 3, 5—9; S. 3, 5—7; A. 3, 3f.; Bh. l. c.).

Das Auge besteht zu einem Drittel aus dem Schwarzen im Auge (*kṛṣṇamaṇḍala*), das Sehorgan (*dṛṣṭi*, die Pupille oder Linse) nimmt ein Siebentel des Schwarzen ein. Das Auge enthält 5 Kreise, nämlich die Augenwimpern, Augenlider, das Weisse (*śveta*), das Schwarze und die *dṛṣṭi*. Es gibt 6 Verbindungsstellen (*saṃdhi*), nämlich zwischen den Augenwimpern und Augenlidern, zwischen den Augenlidern und dem Weissen, zwischen dem Weissen und Schwarzen, zwischen dem Schwarzen und der *dṛṣṭi*, am Augenstern (*kanīnaka*) und am äusseren Augenwinkel. Es gibt ferner 2 Membranen (*paṭala*) an den Augenlidern und 4 weitere am Auge, und zwar die erste am Glaskörper (*tejojala*), an denen die furchtbare Krankheit *timira* (Star) entsteht; ihr Durchmesser beträgt insgesamt ein Fünftel der *dṛṣṭi* (Su. 6, 1; S. 3, 5).

[1] Auch ein musiktheoretisches Werk, der mittelalterliche Saṃgītaratnākara, enthält eine eingehende Darstellung der Embryologie und Anatomie, die genau zu Su. und C. stimmt (R. Simon). Vgl. Saṃgīt. (Ānand. Series 1897) I, p. 14ff. Über den Amarakośa s. Weber, ILit.[2] 286, über die Upaniṣads § 14.

§ 36. Sectionen. — Eine Art von Leichenöffnung scheint nur bei Su. 3, 5 vorzukommen. Ein Chirurg, der sich eine sichere Kenntnis des menschlichen Körpers zu verschaffen wünscht, soll eine Leiche gehörig reinigen, um daraus die Lage der Organe kennen zu lernen. Die hiezu auszuwählende Leiche muss die eines Mannes mit vollkommenen Gliedmassen sein, der nicht an Vergiftung oder einer chronischen Krankheit gestorben ist (wegen der damit verbundenen krankhaften Veränderungen des Körpers, Ḍ.) oder überalt war. Nach Herausnahme des Unrats aus den Eingeweiden lege er die Leiche in einem Käfig festgebunden (damit sie nicht von dem Strom weggeschwemmt wird, Ḍ.) in einen nicht reissenden Fluss, nachdem er sie mit Schilfgras, Bast, Kuśagras oder Hanf umgeben hat (damit sie nicht von Fischen u. a. Wassertieren angefressen werden kann, Ḍ.), an einer gedeckten Stelle (wo sie vor den Angriffen der Raubvögel sicher ist, Ḍ.). Dort lasse er die Leiche verwesen. Wenn sie gehörig verwest ist, nach sieben Tagen, nehme man sie wieder heraus und reibe sie mit einem Pinsel von Khuskhuswurzeln (*uśīra*), Haaren oder Bambus ganz allmählich ab und untersuche die (dadurch sichtbar werdenden) sämtlichen äusseren und inneren Körperteile, von der Haut anfangend, mit dem Auge. Nur die Seele kann man mit dem körperlichen Auge nicht erkennen, sondern nur mit dem Auge des Wissens und der Busse. Da dieses Verfahren nur den Chirurgen empfohlen wird, so darf man wohl annehmen, dass die damit zu erlangenden anatomischen Kenntnisse für die Behandlung anderer als chirurgischer Fälle nicht als notwendig erachtet wurden.

§ 37. Psychologie und Kosmologie. — Die Philosophie der medicinischen Autoren ist im Wesentlichen die des Sāṃkhyasystems,[1] wie es auch bezeichnend ist, dass Punarvasu C. 1, 13, 1 von Anhängern dieser Philosophie (*sāṃkhya*) umgeben seine Belehrungen spendet. So bezeichnet Su. 3, 1 das »Unentfaltete« (*avyakta*), das aus den 3 *guṇa*: *sattva*, *rajas* und *tamas* besteht, als die Entstehungsursache der ganzen Welt. Aus dem *avyakta* entsteht der »Grosse« (*mahān*), aus diesem der »Bewirker des Ich« (*ahaṃkāra*) in den drei Formen *vaikārika*, *taijasa* und *bhūtādi*. Aus der ersten Form des *ahaṃkāra* entstehen die 11 Sinne (*indriya*), nämlich 1. die 5 Wahrnehmungssinne: Gehör, Gefühl, Gesicht, Geschmack, Geruch; 2. die 5 Thatsinne: Reden, Greifen, Zeugen, Entleeren, Gehen, resp. die Organe für diese Sinne; 3. der innere Sinn (*manas*). Aus der dritten Form des *ahaṃkāra* entstehen die 5 *tanmātra* (»nur dieses«), d. h. die Grundstoffe des Tons, des Gefühls, der Farbe, des Geschmacks und des Geruchs, aus diesen die groben Elemente (*bhūta*) Luft oder leerer Raum[2], Wind, Feuer, Wasser und Erde. Hiermit sind die 24 Principien (*tattva*) erklärt. Hiervon sind *avyakta*, *mahān*, *ahaṃkāra* und die 5 *tanmātra* die 8 Grundformen (*prakṛti*), die übrigen 16 sind die Produkte (*vikāra*). Im Gegensatz zu den 24 vernunftlosen *tattva* ist das 25. mit Vernunft begabt (*cetayitā*), es ist die Seele (*puruṣa*). Wie der Grundstoff oder die Materie (*prakṛti*), so ist auch die Seele ohne Anfang und Ende, ewig und allgegenwärtig; während aber die Materie einheitlich, vernunftlos ist, aus 3 *guṇa* besteht, sich fortpflanzt und nicht neutral bleibt, giebt es eine Vielheit von Seelen, die alle mit Vernunft begabt, immateriell (*aguṇa*), unproduktiv und neutral sind. C. 4, 1 spricht von der Seele als dem *cetanādhātu*, der *puruṣa* genannt wird und aus den 24 obigen Elementen besteht. Der *puruṣa* ist anfangslos und ewig, auch die Bezeichnungen *ātman*, *kṣetrajña*, *vibhu*, *sākṣin* u. a. werden ihm beigelegt. Wenn es keinen *puruṣa* gäbe, gäbe es auch weder Licht noch Finsternis, weder Wahrheit noch Unwahrheit, keinen Veda, keine guten oder bösen Thaten, weder Freude noch Schmerz, weder Geburt noch Tod, weder Gebundensein noch Erlösung. Bei der Auflösung der Welt (*pralaya*) tritt auch bei dem *puruṣa* eine Rückbildung ein, der unentfaltete wird zum entfalteten und umgekehrt. Nach dem Tode hören die Äusserungen der Seelenthätigkeit wie Freude und Schmerz, Begreifen und Sicherinnern u. a. auf, der Körper ist nach dem Auszug der Seele gleichsam ein leeres Haus und vernunftlos. Über *avyakta*, *buddhi* (= *mahān*), *ahaṃkāra*, die 5 *tanmātra*, die 5 Wahrnehmungs- und

5 Thatsinne, das *manas*, die 5 groben Elemente (*khādīni*) und die 16 *vikāra* äussert sich C. ähnlich wie Su. In 4, 5 bespricht C. die Erlösung und die Mittel dazu. Nach C. 4, 6 ist der Körper ein Produkt der 5 groben Elemente (*mahābhūta* s. o.), unter der Leitung der Seele. Wenn das Gleichgewicht der Elemente gestört wird, leidet der Körper oder stirbt ab; Ab- oder Zunahme der einzelnen Elemente tritt ein durch nicht entsprechende oder entsprechende Ernährung u. dgl. In 1, 8 wird eingehend das Verhältnis der Sinne zum Geist oder inneren Sinn, *manas*, auch *sattva* oder *cetas* genannt, erörtert. Nur unter Führung des Geistes können die Sinne die ihnen zugänglichen Objecte erfassen. Wie der Geist oder Charakter sich bei jedem einzelnen Menschen gestaltet, hängt davon ab, welcher der drei *guṇa* (*sattva*, *rajas*, *tamas*) in ihm vorherrscht. Vgl. auch § 41.

Ausführlich wird die Lehre von den drei *guṇa*, von der *prakṛti* und von den 25 *tattva* überhaupt auch in Bh. 1, 1, 9ff. dargestellt.

Die häufig erwähnte Einteilung der organischen Welt in die vier Classen: *svedaja* (*ūṣmaja*) »aus Hitze entstanden« (Insekten), *aṇḍaja* »aus einem Ei entstanden« (Vögel, Schlangen u. a.), *udbhijja* »aus einem Schössling entstanden« (Pflanzen), *jarāyuja* »aus einem Mutterleib entstanden« (Menschen u. s. w.) braucht nicht notwendig aus der Sāṃkhyaphilosophie zu stammen.[3]

[1] Vgl. Garbe, Die Sâṃkhya-Philosophie (Leipzig 1894); Sāṃkhya und Yoga (Strassburg 1896, Grdr. III, 4). Den dort (44ff. und § 10—15) gegebenen eingehenden Nachweisen über die von diesem System in grösserem Umfang beeinflussten Werke können auch die medicinischen Lehrbücher beigefügt werden. — [2] Vgl. Böhtlingk, Die fünf Elemente der Inder und Griechen (Ber. d. Sächs. Ges. d. Wiss. 1900). — [3] Vgl. z. B. Deussen, System des Vedānta 259.

§ 38. Pathologie. — Da das Kranksein auf Störungen der drei Grundsäfte beruht (§ 33), so lag es nahe, die sämtlichen Krankheiten, die nach Su. 6, 66, 5 die Zahl 1120 erreichen, nach C. 3, 6, 4 unzählig sind, nach diesem Gesichtspunkt einzuteilen. So zählt C. 1, 20 80 von Wind, 40 von Galle und 20 von Schleim herrührende Krankheiten auf, mit dem Zusatz, dass diese Leiden eigentlich unzählbar sind. Hierzu kommen allerdings noch als eine vierte Gruppe die zufälligen oder auf äusseren Ursachen beruhenden (*āgantu*) Krankheiten, die durch Kratzen, Beissen, Stürzen, Thätlichkeiten, Besessensein, Behexung, Verfluchung, Schläge, Fesselung, Stiche, Würgen, Drücken, Stricke, Brandwunden, Waffen, Blitzschlag oder dämonische Einwirkung entstehen. Als allgemeine Kennzeichen der Windkrankheiten nennt C. Verrenkungen, Zittern, Unruhe, Gliederschmerzen, Rötung der Haut, zusammenziehenden Geschmack im Munde, Taubheit und Verkrümmung der Glieder, Lähmungen u. a., als Symptome einer Gallenkrankheit Brennen, Hitze, Entzündung, Schweiss, Feuchtigkeit, faulende Geschwüre, Röte, üblen Geruch und Geschmack, Verfärbung, als Symptome einer Schleimkrankheit weisse Färbung der Haut, Kälte, Jucken, Steifheit, Geschwulst, Schwere, Unempfindlichkeit, Feuchtigkeit, süssen Geschmack, Langsamkeit u. a. Doch erfahren diese allgemeinen Symptome bei den einzelnen Krankheiten entsprechende Modificationen, wie aus den Beschreibungen derselben erhellen wird. Auch können nach C. 3, 6 zwei Grundsäfte in verschiedenen Combinationen oder alle drei Grundsäfte an der Entstehung einer Krankheit beteiligt sein (*saṃsarga* und *saṃnipāta*), was dann auch bei der Beschreibung der Krankheiten hervortritt; die schlimmsten Formen der Krankheiten werden daher gewöhnlich auf *saṃnipāta* zurückgeführt. Die auf den Grundsäften beruhenden Krankheiten fasst C. 1, 11 als die natürlichen (*nija*) zusammen und nennt als zweite Gruppe die *āgantu*, d. h. die von Dämonen, Gift, Wind, Feuer, Schlägen u. dgl. herrührenden (vgl. o.), als dritte Gruppe die *mānasa* d. h. Geisteskrankheiten oder gemütliche Störungen. Ähnlich sind die vier Gruppen bei Su. 1, 1: *āgantu* d. h. von Verletzungen herrührend; *śārīra* »körperlich« d. h. von Speise oder Trank herrührende abnorme Zu- oder Abnahme von Wind, Galle, Schleim oder Blut; *mānasa* d. h. Zorn, Kummer, Angst, Freude u. a. Gemütsbewegungen; *svābhāvika* »natürlich« d. h. Hunger, Durst, Alter, Tod, Schlaf. Unter den *svābhāvika*, die hiernach (ebenso wie die *mānasa*) eigentlich gar keine Krankheiten wären, werden anderswo auch angeborene (*sahaja*) Krankheiten verstanden, wie angeborene Blindheit (Bh. 1, 1, 125). Logischer ist die Classification in S. 1, 1, A. 1, 1, wo nur die zwei Gruppen der *nija* und *āgantu* unterschieden werden, aber mit dem Beifügen, dass sie entweder im Körper oder im Geist ihren Sitz haben. Ar. bemerkt hierzu, dass bei den *nija* zuerst die Störung der *doṣa*, dann das Kranksein auftritt, während bei den *āgantu* die Störung der *doṣa* das Secundäre ist, und dass unter Erkrankungen des Geistes Ohnmacht, Apoplexie, Tollheit, Besessenheit, Epilepsie u. dgl. Zustände zu verstehen sind.

Die Störung des Gleichgewichts der *doṣa* wird hauptsächlich durch unzweckmässige Ernährung hervorgerufen, doch wirken auch andere Umstände darauf ein. So wird der Wind auch gestört durch Kämpfen mit starken Leuten, Übermass in Bewegung, sexuellem Verkehr oder Studium, einen Sturz, Laufen, Druck, Verletzungen, Fasten, Baden, Schwimmen, Nachtwachen, Lastentragen, Reiten auf einem Elephanten oder Pferd, Fahren oder Gehen, Unterdrückung der natürlichen Bedürfnisse. Die Galle wird auch gestört durch Zorn, Kummer, Angst, Anstrengung, Fasten, Indigestion, sexuelle Ausschweifungen. Der Schleim wird auch gestört durch Schlafen am Tage, Mangel an Bewegung und Trägheit. Ausserdem wirken die Jahres- und Tageszeiten und die verschiedenen Stadien der Verdauung auf die Grundsäfte ein, indem z. B. der Schleim besonders im Winter und Frühjahr, am Morgen und Abend und sogleich nach dem Essen Störungen erfährt. Die Störung der *doṣa* wird mit dem Gährungsprocess verglichen. Der Wind gibt den Anstoss und treibt die *doṣa* im Körper umher, wo sie dann je nach der Stelle ihres Auftretens verschiedene Leiden und Beschwerden hervorrufen (Su. 1, 21). Die Therapie hat auf die Beruhigung oder Niederschlagung (*praśamana*) des allein oder hauptsächlich gestörten *doṣa* auszugehen.

Die nämliche pathologische Wirkung wie den Grundsäften wird oft auch dem Blut zugeschrieben, vgl. § 33. Nach Su. 1, 21 entstehen Störungen des Blutes durch Störung der Galle und durch öfteren Genuss von flüssigen, öligen, schweren Nahrungsmitteln, Schlafen am Tage, Zorn, Feuer, Sonnenhitze, Ermüdung, Verletzungen, Indigestion, unharmonische oder im Übermass genossene Speisen u. dgl.; ähnlich C. 1, 24. Aus den Störungen der drei Grundsäfte und des Bluts, einzeln oder in verschiedenen Combinationen vereinigt, ergeben sich nach Su. l. c. 15 Arten solcher Störungen. Nach C. 1, 24, 4 sind alle diejenigen an und für sich heilbaren Krankheiten, welche der Anwendung von kalten und heissen, öligen und trockenen u. dgl. Mitteln widerstehen, durch das Blut verursacht (*raktaja*). Auch Störungen der anderen sechs *dhātu* (§ 34) rufen analoge Wirkungen hervor. So bewirken verdorbener *rasa* Appetitlosigkeit, Gliederreissen, Fieber, Impotenz, Abmagerung u. a. krankhafte Zustände, verdorbenes Fleisch Anschwellung des Zahnfleisches, Geschwülste, Kropf u. a., verdorbenes Fett auffallende Grösse oder Kleinheit, Fülle oder Magerkeit u. a., verdorbene Knochen Überbein, Knochenfrass, verschiedene Erkrankungen der Zähne u. a., verdorbenes Mark Ohnmacht, Schwindel, Schmerzen in den Gelenken u. a., verdorbener Samen Impotenz oder Schwächlichkeit der Kinder oder Abortus u. a. (C. 1, 28; Su. 1, 24). So werden auch die verschiedenen Erscheinungsformen mancher Krankheiten,

z. B. von *kuṣṭha* (§ 68), darauf zurückgeführt, dass sie in verschiedenen *dhātu* ihren Sitz haben.

Neben seiner obigen Vierteilung erwähnt Su. 1, 24 auch eine Einteilung der Krankheiten in 7 Klassen: 1. *ādibala-pravṛtta*, durch Zeugung d. h. durch krankhaften Samen und Menstrualblut entstanden, also von dem Vater oder der Mutter ererbt, wie Hautkrankheiten, Hämorrhoiden u. dgl. 2. *janmabalapravṛtta*, durch die Geburt d. h. im Mutterleib durch fehlerhaftes Verhalten der Schwangeren entstanden, wie Lahmheit, angeborene Blindheit, Taubheit, Stummheit, näselndes Sprechen, Zwerghaftigkeit u. dgl. 3. *doṣabalapravṛtta*, von den Grundsäften herrührend, und zwar entweder im Darm oder im Magen entstanden, entweder körperlich oder geistig. 4. *saṃghātabalapravṛtta*, durch Verletzungen, und zwar entweder durch Waffen oder durch reissende Tiere bewirkt. 5. *kālabalapravṛtta*, durch die Jahreszeiten entstanden, d. h. durch Kälte, Hitze, Wind, Regen u. dgl. bewirkt. 6. *daivabalapravṛtta*, durch göttliches Walten entstanden, d. h. wegen Beschimpfung eines göttlichen Wesens verhängt, durch Verfluchung, Zaubersprüche aus dem Atharvaveda, oder durch ansteckende Berührung bewirkt (D.); auch die Wirkungen des Blitzes werden hierzu gerechnet. 7. *svabhāvabalapravṛtta*, natürlich, d. h. Hunger, Durst u. dgl. (s. o.). Su. fügt jedoch dieser Aufzählung ausdrücklich die Bemerkung bei, dass Luft, Galle und Schleim die Wurzel aller Krankheiten bilden.

Nach dem Grad ihrer Gefährlichkeit zerfallen die Krankheiten in heilbare (*sādhya*), nur zu lindernde (*yāpya*) und unheilbare (*pratyākhyeya*, *anupakrama*, *asādhya*); auf diese Einteilung wird bei der Beschreibung der Krankheiten oft Bezug genommen. Unter *yāpya* werden chronische Leiden verstanden, die sich durch geeignete Arzneien u. a. Mittel zeitweilig zurückdämmen lassen, aber nicht geheilt werden können. Bei C. bilden sie daher eine Abart der unheilbaren Leiden, so wie andrerseits die heilbaren bei ihm in leicht und schwer heilbare zerfallen (Su. 1, 35, 15; C. 1, 10, 4—6; A. 1, 1, 32). Zu den schweren Leiden gehören die chirurgischen Fälle (*śastrādisādhana* A. 1, 1, 31). Daher bemerkt Su. 1, 24, 1, bei den chirurgischen Fällen sei die Anwendung von Fettmitteln u. dgl. harmlosen Mitteln nicht unstatthaft, dagegen dürfe bei den durch die letztere Kategorie von Mitteln heilbaren Krankheiten keine Operation stattfinden.

Vom Standpunkt der Wiedergeburtslehre aus werden diejenigen Krankheiten, für die keine ersichtliche Entstehungsursache vorliegt und die den üblichen Kurmethoden widerstehen, als *karmaja* d. h. auf Verfehlungen in einer früheren Geburt beruhend betrachtet. Man muss sie durch Bussen (*prāyaścitta*) zu heilen suchen. Wo aus geringfügigen Anlässen schwere Leiden entstehen, da liegt ein Zusammenwirken der *doṣa* und früherer Verfehlungen vor (A. 1, 12, 56f.; Bh. 1, 1, 126).

Die Vorzeichen oder Anfangsstadien einer Krankheit heissen *prāgrūpa*, *pūrvalakṣaṇa*, die charakteristischen Symptome *lakṣaṇa*, Complicationen *upadrava*, Folgekrankheiten *upasarga*, *aupasargika*.

Seuchen (*maraka*, *janapadoddhvaṃsa*) entstehen besonders durch anhaltende Dürre, übermässige Regengüsse u. dgl., Plagen, die als Strafe für Sünden von den Göttern verhängt werden, oder durch die Ausdünstungen giftiger Pflanzen, den Einfluss der Gestirne u. dgl. Man muss dann die inficirte Gegend verlassen oder die Epidemie durch Sühneceremonien u. dgl. bekämpfen (C. 3, 3; Su. 1, 6).

Als die natürlichste und einfachste Classification ist wohl diejenige zu betrachten, die sich auf den Sitz der Krankheit im Körper (*rogamārga*) gründet. So werden äussere Krankheiten (*bāhyaroga*) d. h. Hautkrankheiten,

Hämorrhoiden, Geschwülste u. dgl., Krankheiten der inneren Organe wie Erbrechen, Durchfall, Husten, Fieber u. dgl. und mittlere wie Schwindsucht, Hemiplegie, Kopfleiden u. dgl. unterschieden (C. 1, 11, 27f.; A. 1, 12, 44ff.). So bezieht sich auch von den acht Teilen der Medicin (Su. 1, 1) der zweite auf Erkrankungen der Ohren, Augen u. a. Körperteile oberhalb des Schlüsselbeins, der dritte auf Krankheiten des ganzen Körpers wie Fieber, Durchfall, Tollheit u. dgl.; sonst treten in dieser Einteilung besonders die Besessenheit, die Kinderkrankheiten und die Vergiftungen hervor.

IV. ENTWICKELUNGSLEHRE UND GYNÄKOLOGIE.

§ 39. Menstruation und Fortpflanzung[1]. — Die Menstruation beginnt im Alter von 12, die Menopause tritt im Alter von 50 Jahren ein (Su. 3, 3, 8; S. 2, 1, 196; A. 2, 1, 7; Bh. 1, 1, 16). Beim männlichen Geschlecht bildet das Alter von 16 Jahren die früheste Grenze für den Eintritt der Pubertät, die sich spätestens bis zum 70. Lebensjahr erstreckt (S.). Doch wird den jungen Männern empfohlen, im Alter von 21 Jahren ein zwölfjähriges Mädchen zu heiraten[2] und im Alter von 25 Jahren (volle 20 Jahre, A.) mit einer sechzehnjährigen Frau einen Sohn zu erzeugen, weil sie dann im kräftigsten Alter stehen und kräftige Nachkommenschaft erzeugen. War bei der Zeugung der Vater weniger als 25, die Mutter weniger als 16 Jahre alt, so stirbt der Fötus im Mutterleib, oder wenn er geboren wird, lebt er nicht lange oder bleibt verkrüppelt, schwächlich oder kränklich (S. 2, 1, 195; A. 2, 1, 8; Su. 3, 10, 47f.). Bei der Wahl einer Gattin ist auch darauf zu sehen, dass in ihrer Familie keine ansteckenden oder erblichen Krankheiten vorkommen (*asaṃcārirogakula* S.). Manu 3, 7 nennt speziell Familien, in denen Hämorrhoiden, Schwindsucht, schlechte Verdauung, Epilepsie, weisser und schwarzer Aussatz herrschen.

Die Fortpflanzung beruht auf dem Zusammentreffen von Samen und Menstrualblut. Es ist zwar auch von dem Samen der Frauen die Rede, doch wird ausdrücklich hervorgehoben, dass derselbe auf die Bildung des Fötus keinen Einfluss hat (S. 2, 1). Samen ist der Saft (Chylus, *rasa*), der aus richtig verdauter und in das Mark gelangter Speise entsteht. Wie in der Milch die Butter oder in dem Saft des Zuckerrohrs der Zucker enthalten ist, so der Same in dem samenhaltigen Substrat (*kalā*), das den ganzen Körper durchdringt und besonders in dem Mark, den Hoden und den Brustwarzen seinen Sitz hat. Auch das Menstrualblut entsteht Monat für Monat aus dem Chylus, der Wind treibt das während des Monats angesammelte Blut aus den beiden Gefässen des Mutterleibs schwärzlich und geruchlos aus dem Scheideneingang hinaus (Su. 1, 14, 1ff.; 3, 4, 17ff.; 3, 2, 7; S. 2, 1, 195, 198; A. 2, 1, 7). Um einen normalen Fötus hervorzubringen, müssen der Samen und das Menstrualblut rein, d. h. von normaler Beschaffenheit sein. Nicht zeugungskräftig ist der Samen, wenn er durch die *doṣa* oder Blut gestört ist, wodurch er dünn, schaumig, braun, spärlich, schmerzend, langsam ausfliessend, gelb, allzu reichlich wird, im Wasser nicht untersinkt u. s. w. Auch auf den Geruch kommt es an, so ist unheilbare Impotenz zu diagnosticiren, wenn der Samen nach Harn oder Kot riecht. Auch die Rechtsbücher schreiben vor der Hochzeit eine Prüfung der Potenz vor, bei der es u. a. darauf ankommt, dass der Samen im Wasser untersinkt (Nār. 12, 10). Das Menstrualblut kann die gleichen Fehler wie der männliche Samen haben. Als Kur werden besonders Fett- und Schwitzmittel, eine bestimmte Diät und Einspritzungen empfohlen, bei Frauen auch Pasten und Tücher oder Baumwolle (*picu*), die in die Scheide eingeführt werden, und Ausspülungen mit Wasser. Zeugungskräftiger Samen ist flüssig, schleimig, klebrig, schwer, reichlich, süss, weisslich, nach Geruch und Farbe dem Honig gleichend, oder von gleicher Farbe wie Butter und Öl. Das Menstrualblut ist rein, wenn es wie Hasenblut oder Lackfarbe aussieht und in gewaschenen Kleidern keine Flecken zurücklässt (Su. 3, 2, 1—14; S. 2, 1, 196f.; A. 2, 1, 10—19). Übermässiger Blutfluss während oder ausserhalb der Menses heisst *asṛgdara*, *pradara* (§ 49).

In der zur Empfängnis geeigneten Periode (*ṛtu*) ist das Gesicht der Frau voll (mager, S. A.) und klar, ihr Körper, Mund und Zahnfleisch feucht, sie ist mannsüchtig, freundlich, ihr Leib und ihre Augen sind eingesunken, ihr Haar fliegt umher, ihre Arme, Brüste, Hüften, Nabel, Schenkel, Genitalien, Hinterbacken sind in zuckender Bewegung, und sie trägt starkes Verlangen nach Liebesgenuss (Su. 3, 3, 4f.; S. 2, 1, 198; A. 3, 1, 21f.). Die zwölf Nächte nach dem Eintritt der Menses, ausschliesslich der drei ersten, bilden die für die Empfängnis geeignete Zeit, und zwar wird das Kind männlichen Geschlechts sein, wenn die Empfängnis an einem geraden Tage, also am 4., 6., 8., 10. oder 12. Tage, weiblichen Geschlechts, wenn sie an einem ungeraden Tage, also am 5., 7., 9. oder 11. Tage stattfindet (Su. 3, 2, 24—26; 3, 3, 3; S. 199; A. 3, 1, 27f.). Nach einer strengeren Auffassung ist auch die 11. Nacht verpönt (S. A.), ja man soll nach dem Ablauf der Menses noch 4 Tage lang warten, um treffliche Söhne zu erzielen (S.). Andrerseits ist aber auch von einer 16 tägigen Periode die Rede (S.; Bh. 1, 16; Ḍ. zu Su. 3, 3, 3), was den Angaben der Gesetzbücher (M. 3, 46; Y. 1, 79) entspricht und wohl das Ursprüngliche ist. Von den 16 Tagen konnte man durch Abrechnung der 4 Menstruationstage leicht zu 12 Tagen gelangen, von denen dann aber wieder ebenso die drei ersten abgerechnet wurden. Der während der Blutung in den Mutterschoss gelangte Samen wird mit einem in fliessendes Wasser geworfenen Gegenstand verglichen, der von dem Strom weggeschwemmt wird. Sollte doch an einem der drei ersten Tage Conception erfolgen, so stirbt das Kind bei oder gleich nach der Geburt oder ist wenigstens krüppelhaft oder kurzlebig (Su. 3, 2, 27). Nach dem Ablauf des *ṛtu* lässt der Mutterschoss keinen Samen mehr eindringen, gerade wie die Lotusblume am Schluss des Tages sich schliesst (Su. 3, 3, 6; S. 2, 1, 198). An den drei ersten Tagen der Menses soll die Frau keusch bleiben, sich weder baden noch schmücken, auf einem niedrigen Lager von Darbhagras liegen, nichts als etwas Milchmus geniessen, wobei sie ihre flache Hand, ein irdenes Gefäss oder ein Blatt als Teller gebrauchen muss und andere Kasteiungen üben (C. 4, 8, 2; Su. 3, 2, 29; S. 2, 1, 198; A. 2, 1, 24—26). Jede Verletzung der ihr auferlegten Disciplin würde ihre Nachkommenschaft schädigen. So wird ihr Kind schlafsüchtig, wenn sie bei Tag schläft, blind, wenn sie Augensalbe gebraucht, augenleidend, wenn sie weint, aussätzig, wenn sie sich den Körper mit Öl einreibt, verrückt, wenn sie übermässig viel spricht, taub, wenn sie ein lautes Getöse hört (Su. l. c.; Bh. 1, 1, 17). Hat sie nach Ablauf der drei Tage das übliche Reinigungsbad genommen, frische Kleider und Schmuck angelegt, so ist es wichtig, dass sie sogleich ihren Gatten zu sehen bekommt, da ihr Sohn dem ersten Mann gleichen wird, den sie nach dem Reinigungsbad erblickt. Der ehelichen Beiwohnung geht eine die Erzielung männlicher Nachkommenschaft bezweckende Ceremonie (*putrīya vidhi*) voraus, die dem *garbhādhāna* der Smṛtis und Gṛhyasūtras entspricht. So wird dabei wie dort (vgl. Speijer, Jātakarma p. 18) der Mantra RV. 10, 184, 1 gesprochen. Ein Priester (*ṛtvij*) steckt in ihre Vagina eine Spende für Prajāpati (C. 4, 8, 6—9; Su. 3, 2, 23; S. l. c.; A. 2, 1, 28ff.). Das eheliche Lager soll der Mann zuerst mit dem rechten, die Frau mit dem linken Fuss besteigen. Bei der Zeugung wird das Menstrualblut (durch die erzeugte Wärme) aufgelöst, wie Butter im Feuer schmilzt (Su. 2, 2, 32). Der Samen ist von wässriger, das Menstrualblut von feuriger Beschaffenheit, doch sind auch die anderen Elemente (Erde, Luft und Wind) darin enthalten. Bei der Vereinigung von Mann und Weib treibt der Wind die (durch die Berührung ihrer Organe erzeugte) Hitze aus dem Körper heraus, dann tritt durch die Verbindung von Hitze und Wind in Folge der freudigen Erregung (*harṣa*) der Samen aus, gelangt in den Mutterschoss und verbindet sich mit dem Menstrualblut. So entsteht, indem als 6. Element der von seinen Handlungen in einer früheren Geburt (*karman*) angetriebene, windschnelle Geist (*jīva*, *cetanādhātu*) dazukommt, der Fötus. Wenn der Samen überwiegt, entsteht ein männliches, wenn das Menstrualblut überwiegt, ein weibliches Kind, wenn beide in gleicher Quantität vorhanden sind, ein zeugungsunfähiges Geschöpf (*napuṃsaka*, *klība*). Hierauf beruht auch die Entstehung weiblicher Nachkommenschaft an den ungeraden Tagen, indem an diesen Tagen das Menstrualblut an Quantität zunimmt (Su. 3, 3, 1—3; C. 4, 2, 21, 30ff.; 4, 4, 3f.; S. 2, 2; 201; 2, 1, 199; A. 2, 1, 5). Zwillinge, die für eine Abnormität gelten, so dass bei ihrer Geburt eine Busse vollzogen werden muss (D.), ferner Drillinge, Vierlinge u. s. w. entstehen, wenn der Samen oder Samen und Menstrualblut innen durch die Luft zerteilt werden und dadurch auch mehr als eine Seele in den Mutterleib gelangt. Verschiedene Schwächlinge und sexuelle Abnormitäten entstehen durch Mangel an Samen oder fehlerhafte Beschaffenheit des Samens oder Mutterleibs oder widernatürliche Wollust der Eltern und andere Irregularitäten (Su. 3, 2, 33ff.; C. 4, 2, 11ff.; S. 2, 2, 203—5). Im Allgemeinen können angeborene Gebrechen jeder Art auch durch Sünden in einer früheren Geburt oder Sünden der Eltern entstehen (Su. 3, 2, 48, 54 u. a., vgl. § 3).

[1] Vgl., auch zu den folgenden Paragraphen, VULLERS, Altindische Geburtshilfe (Janus 1, 226—56, Breslau 1846); FASBENDER, Entwickelungslehre, Geburtshülfe und Gynäkologie (Stuttgart 1897, 300 S.). — [2] Ähnlich Manu 9, 94. Über die Kinderehen s. Recht und Sitte § 17.

§ 40. Schwangerschaft. — Folgende Symptome treten sofort nach erfolgter Conception auf: Müdigkeit, Abgespanntheit, Schlaffheit der Glieder, besonders der Schenkel, ein Gefühl von Schwere, Herzklopfen, Speichelfluss, Übelkeit, Durst, Gänsehaut, Zucken in der Vulva, Zurückbleiben des Samens und Menstrualbluts. Die Schwangerschaft erkennt man an folgenden Zeichen: Ausbleiben der Menses, starke Speichelabsonderung, Mangel an Appetit, Erbrechen, Ekel, Verlangen nach saueren Speisen, Abneigung gegen Wohlgerüche, Schwere in den Gliedern, Zufallen der Augenlider (durch Müdigkeit), Schlafsucht, Gähnen, Ohnmachten, schwarze Färbung der Haut um die Brustwarzen und der Lippen, Anschwellen der Füsse, Entstehung von Brustmilch und Anschwellung der Brüste, Hervortreten der Leibhaare, abnorme Gelüste u. a. (C. 2, 22; 4, 9; Su. 3, 9—11; S. 2, 2, 202; A. 2, 1, 35f.; 50—52; Bh. 1, 1, 23). Die Menses hören auf, weil die das Menstrualblut leitenden Kanäle durch den Fötus verstopft sind, so dass dasselbe teils nach unten in die Placenta (*aparā*), teils nach oben in die Brüste tritt, die deshalb voll und erhaben werden (Su. 3, 4, 21; S. 2, 2, 202). Dass die Schwangere einen Knaben gebären wird, erkennt man daran, dass sich zuerst in ihrer rechten Brust Milch zeigt, dass ihr rechtes Auge grösser wird, dass sie zuerst mit dem rechten Schenkel ausschreitet, ihre Schwangerschaftsgelüste zumeist auf Speisen, Getränke und andere Dinge (mit Bezeichnungen) männlichen Geschlechts richtet, von blauen oder weissen Lotusblumen, Mangos und anderen Masculina träumt, den Fötus auf der rechten Seite trägt, nicht mannsüchtig ist u. a. Aus den gegenteiligen Symptomen kann man auf einen weiblichen Fötus schliessen, auch liebt die Schwangere in solchem Fall Tanz, Musik, Gesang,

Wohlgerüche und Blumenkränze (A.). Wenn der Leib der Schwangeren in der Mitte nach vorwärts gewölbt ist, während zugleich eine Mischung der beiden vorgenannten Reihen von Symptomen vorliegt, gebiert sie einen Impotenten oder Zwitter (*napuṃsaka, klība*). Wenn beide Seiten des Leibes erhaben sind, die Mitte vertieft, so dass der Leib die Gestalt eines in der Mitte vertieften Wassertrogs (*droṇī*) hat, gebiert sie Zwillinge (C. 4, 2, 23f.; Su. 3, 3, 30; S. 2, 2, 204; A. 2, 1, 69—72). Um einen Sohn zu erzielen, findet nach Feststellung der Schwangerschaft, wie nach den Gṛhyasūtras,[1] unter dem Sternbild Puṣya die Ceremonie *puṃsavana* (»Manneszeugung«) statt, wobei drei bis vier Tropfen von Milch, vermischt mit einem Extract von Ficus indica und anderen Gewächsen, als Nasenmittel in das rechte Nasenloch der Schwangeren geträufelt werden, sie darf die Flüssigkeit nicht ausspucken. Wenn der Mann sich eine Tochter wünscht, bringt er die Flüssigkeit in das linke Nasenloch der Schwangeren (C. 4, 8, 13f.; Su. 3, 2, 28; S. 2, 1, 200; A. 2, 1, 37—42). Hieran schliessen sich, auch wie nach den Gṛhyasūtras,[2] Gebräuche, welche die Verhinderung einer befürchteten Fehlgeburt bezwecken (*garbhasthāpana*), besonders wenn nach Eintritt der Schwangerschaft die Menses vom 4. Monat ab sich wiederholen oder stechende Schmerzen in der Blase, den Seiten, der Hüfte und dem Scheideneingang auftreten. Man lege die Wöchnerin auf ein weiches und kühles Bett, mit etwas gesenktem Kopf, stecke ihr mit gewissen Substanzen eingeriebene feuchte Tücher in die Scheide und Harnröhre, bestreiche ihr den Unterleib zwischen dem Nabel und den Genitalien mit gewissen Flüssigkeiten und lasse sie in sehr kaltem Wasser untertauchen; auch lasse man sie Kleider anziehen, die mit dem Saft von milchreichen Bäumen getränkt sind, auf dem Kopf und in der rechten Hand »grosse Kräuter« tragen, damit zubereitete Milch oder Butter geniessen und überhaupt »belebende Kräuter« äusserlich und innerlich gebrauchen (C. 4, 8, 19f.; S. 2, 1, 2, 200; A. 2, 1, 41f.). Gefahren drohen dem Fötus auch, wenn den besonderen Wünschen der Schwangeren keine Rechnung getragen wird. Gleichzeitig mit der Entwicklung der Organe (*indriya*) im 3. oder 4. Monat stellt sich nämlich auch die Empfindung beim Fötus ein, er beginnt zu zucken und Verlangen zu tragen nach allem, was er (nach dem Seelenwanderungsglauben) in einer früheren Existenz je an sich erfahren hat. Dieser Zustand heisst *dvaihṛdayya* (Zweiherzigkeit) oder *dohada*[3] mit Bezug auf die zwei Herzen der Mutter und des Fötus, die durch die die Ernährung des Fötus vermittelnden Kanäle mit einander in Verbindung stehen, wodurch in beiden Herzen die gleichen Regungen und Wünsche entstehen. Daher darf man einer Schwangeren die Erfüllung ihrer Wünsche nicht versagen, da sonst der gestörte Wind in den Körper hineinfahren und der Fötus dadurch absterben oder als ein buckliges, lahmes, zwerghaftes, blödsinniges oder sonst abnormes Kind auf die Welt kommen würde, während sie nach Befriedigung ihrer Wünsche einen kräftigen und langlebigen Sohn gebiert (C. 4, 4, 8; Su. 3, 3, 14; S. 2, 2, 202f.; A. 2, 1, 52—54).

Im Allgemeinen muss aber die Schwangere sehr vorsichtig leben. Sie meide körperliche Anstrengung, sexuellen Verkehr, Fasten und allzu starke Abmagerung, Schlafen bei Tag und Wachen bei Nacht, Kummer, Besteigung eines Wagens, Angst, Hocken (auf dem Boden), unzeitige Blutentziehung, Unterdrückung der natürlichen Ausleerungen u. dgl. An den nämlichen Körperteilen wie die Schwangere selbst leidet mit ihr auch ihr Fötus Schaden (Su. 3, 3, 12f.). Vom ersten Tage ihrer Schwangerschaft ab bis zur Entbindung sei die Frau stets in heiterer Stimmung und rein am Körper, trage Schmuck und weisse Kleider, verrichte sühnende und glückbringende Gebräuche, ehre Götter, Brahmanen und Respectspersonen, berühre nichts

Schmutziges oder Missgestaltetes, meide was übel riecht oder aussieht, höre keine aufregenden Reden an, geniesse keine trockenen, abgestandenen, stinkenden oder nassen Speisen, gehe nicht aus, begebe sich nicht in ein leeres (verlassenes) Haus, einen Tempel, einen Bestattungsplatz oder unter einen Baum, hüte sich vor Zorn, Schrecken und Fleischeslust, trage keine schweren Lasten, spreche nicht übermässig laut und meide (überhaupt) alles, was dem Fötus schaden könnte. Auch darf sie sich nicht öfter salben oder einreiben oder körperlich ermüden, muss dieselben Vorschriften wie eine Menstruirende (§ 39) beobachten, ihr Sitz oder Bett sei weich, nicht zu hoch, mit einer Lehne versehen, nicht zu eng, ihre Nahrung anregend, flüssig, vorherrschend süss, in appetitreizender Weise zubereitet (Su. 3, 10, 1). Ähnliche Listen der Schädigungen des Fötus (*garbhopaghātakara*) bei C. 4, 4, 10 und 4, 8, 16; S. 2, 3, 206. Wenn die Schwangere zänkisch ist, wird ihr Kind an Epilepsie leiden, wenn sie eine Trinkerin ist, wird es durstig, gedächtnisschwach oder unbeständig sein, wenn sie gerne Büffelfleisch isst, wird es kriegerisch, rotäugig und haarig, wenn sie gerne Süsses isst, leidet es an Harnruhr (Diabetes), wird stumm oder unförmlich dick, wenn sie gern Scharfes isst, schwach, arm an Samen oder kinderlos u. dgl. (C. l. c.; S. 2, 3, 206 f.; Su. 3, 3, 17—25). Solche Schwangerschaftsgelüste (s. o.) können aber auch günstig auf den Fötus wirken. So wird das Kind reich und vornehm, wenn sie das Gelüste hat, einen König zu sehen, tugendhaft und heilig, wenn es sie nach einer Einsiedelei gelüstet (Su. l. c.). Erkrankungen der Schwangeren behandle man nur mit gelinden, süssen, kühlenden und angenehmen Mitteln, Brechmittel, Abführmittel, Blutentziehung u. dgl. (scharfe) Mittel sind zu vermeiden; denn eine Schwangere gleicht einem vollen Ölgefäss, das man nicht ins Schwanken bringen darf (C. 4, 8, 18). Für jeden Schwangerschaftsmonat wird eine besondere Diät verordnet, deren Hauptbestandteil Milch nebst zerlassener Butter, saurer Milch und Sahne bildet. Im 8. oder 9. Monat muss die Schwangere ein öliges Klystier nehmen, um alte Excremente aus dem Körper zu entfernen und einen günstigen Geburtswind herbeizuführen. Hierauf führe man mit Öl getränkte Baumwolle in die Vagina ein, um den Zugang zu der Gebärmutter geschmeidig zu machen (C. 4, 8, 29—31; Su. 3, 10, 2; S. 2, 3, 208; A. 2, 1, 59—68). Im 9., 10., 11. oder 12. Monat erfolgt die Geburt (Su. 3, 3, 26), genauer in der Zeit vom 1. Tag des 9. (Mond-) Monats bis zum Ende des Jahres (C. 4, 4, 11; S. 2, 2, 203; A. 2, 1, 66).

1 Hillebrandt, Rituallitteratur § 9. — 2 l. c. § 10, vgl. auch Kau. Sū. 35, 12 ff. — 3 Lüders, Sanskrit *dohada* Gött. Nachr. 1898, 2—5; Aufrecht, *dohada* ZDMG. 52, 763; Jolly, Sanskrit *dohada*, *dvaihṛdayya* IF. 10, 213—5. Böhtlingk erklärt *dohada* aus *dohā* + *da* = Milchsecretion bewirkend d. h. »Verlangen nach dem was Milch erzeugt« (ZDMG. 55, 98).

§ 41. Embryologie. — Zu der in § 39 dargelegten Theorie der Zeugung ist nachzutragen, dass den Lehren der Philosophie gemäss die in den Mutterleib eintretende Seele eine Emanation der Weltseele ist (vgl. § 37). Wie beim Untergang und der Neuschöpfung der Welt der Schöpfer, die Weltseele (*brahmā*), der alles wirkende, allgestaltige Urgeist, der unvergängliche, ewige Urquell, das höchste, unentfaltete Wesen zuerst den Luftraum schafft, dann der Reihe nach die vier anderen Elemente, den Wind und die übrigen (Feuer, Wasser und Erde), deren Eigenschaften (*guṇa*) stärker entwickelt sind, so verfährt er auch bei dem Eintritt in den Menschenkörper, indem er zuerst den (leeren) Luftraum in sich aufnimmt, dann den Wind und die übrigen Elemente mit stärker entwickelten Eigenschaften. Dieser ganze Process der Annahme von Eigenschaften verläuft aber in unendlich kurzer Zeit (C. 4, 4, 4; vgl. Y. 3, 67—74; Vi. 96, 51). Im ersten Monat ist der Fötus eine zusammengeballte, von den fünf Elementen verdeckte schleimige Masse. Im zweiten Monat wird er ein fester Ball, ein (längliches) Fleischgewächs oder eine rundliche (»halbkugelförmige« D., »knospenartige« Bhoja) Masse (*arbuda*), indem Kälte, Hitze und Wind ihn zur Entwicklung bringen; weiterhin wird dann daraus je nachdem ein Knabe, ein Mädchen oder ein Zwitter (*napuṃsaka*). Im dritten Monat entwickelt sich der Körper nach fünf Richtungen hin (S.), d. h. es entstehen die Beine, die Arme und der Kopf, zugleich überhaupt die Ansätze zu allen Körperteilen, mit Ausnahme der erst nach der Geburt zur Entwickelung kommenden, wie Zähne und Pubertätsmerkmale, und alle Sinne. Aus dem Luftraum entstehen die Stimme, das Gehör, die Beweglichkeit, die Feinheit (der Wahrnehmung) und das Unterscheidungsvermögen, aus dem Wind das Gefühl, der Gefühlssinn, die Rauheit, das Handeln, die Entfaltung der Elemente (des Körpers) und die Bewegungen, aus dem Feuer die Farbe, das Gesicht, das Licht, die Verdauung und die Wärme, aus dem Wasser der Geschmack, der Geschmackssinn, die Kühle, die Weichheit, die Glätte und die Feuchtigkeit, aus der Erde der Geruch, der Geruchssinn, die Schwere, die Festigkeit und die Gestalt. Die gleichen Erscheinungsformen wie in der Welt treten auch am Menschen auf (C. 4, 4, 5—7; vgl. Y. 3, 75—78). Mit der Entstehung der Sinne fällt auch die Entwickelung des Vorstellungsvermögens, das erste Auftreten der Kindesbewegungen und der Schwangerschaftsgelüste zusammen, s. o. § 40; nach Su. 3, 3, 14 fällt dies erst in den nächsten Monat. Im vierten Monat gelangen alle Körperteile und das Herz zur deutlichen Ausbildung, und der Fötus wird fest. Im fünften Monat nehmen Fleisch und Blut zu, nach C. mehr als in den anderen Monaten, woraus sich die besondere Abmagerung der Schwangeren in diesem Monat erklärt, zugleich wird der Geist lebhafter. Im sechsten Monat kommen die Haare am Kopf und am Körper, die Nägel, die Knochen, Sehnen, Adern u. s. w. zur Ausbildung, auch die Kraft und Farbe nimmt zu, weshalb nach C. in diesem Monat bei der Schwangeren die Kraft und Farbe besonders abnimmt. Im siebenten Monat ist er mit allen Gliedern versehen und mit allen Existenzbedingungen ausgestattet (so dass ein in diesem Monat geborenes Kind lebensfähig ist, wenn es auch der Frühgeburt wegen nicht lange lebt, Ar. zu A. 2, 1, 58); die Schwangere ist deshalb in diesem Monat besonders angegriffen. Im achten Monat wird durch die den Chylus führenden Kanäle die Lebenskraft (*ojas*) bald aus der Mutter in das Kind, bald aus dem Kind in die Mutter geleitet; wegen dieses Hin- und Hergehens der Lebenskraft ist ein in diesem Monat geborenes Kind nicht lebensfähig, auch ist die Mutter wie auch der Fötus bald heiter, bald niedergeschlagen, ja auch die Mutter ist in Lebensgefahr. Um eine Niederkunft in diesem Monat zu verhindern, bringt man eine Spende von Fleisch und Reis an den Dämon Nairṛta dar. Über den Geburtstermin s. § 40 (C. 4, 4. 5—11; Su. 3, 14—26; S. 2, 2, 202f.; A. 2, 49—66; vgl. Y. und Vi. l. c.). Die vorstehende Entwickelungstheorie, wenn auch die herrschende (vgl. auch Garbha-Upanishad bei Deussen, Sechzig Upanishad's 608), ist doch nicht die einzige. So erwähnt Su. 3, 3, 28 die Ansichten älterer Lehrer, wonach der Kopf zuerst entsteht, weil in ihm die Sinnesorgane wurzeln; oder das Herz, weil es der Sitz der Intelligenz und des Geistes ist; oder der Nabel, weil von ihm aus der Körper des Menschen sich entwickelt; oder die Hände und Füsse, weil von ihnen die Bewegungen des Fötus ausgehen; oder die Mitte des Körpers, weil auf ihr die Entstehung aller Glieder beruht. Diese verschiedenen Anschauungen werden aber von Su. nicht gebilligt, indem vielmehr alle Körperteile im Keim von Anfang an vorhanden seien und nur ihrer Feinheit wegen an dem unentwickelten Fötus noch nicht wahrgenommen würden. Es sei damit ebenso wie mit den Fasern, dem Fleisch, Kern und

Mark einer Mango, die erst an der reifen Frucht sichtbar würden, oder mit einem Bambusbaum im Verhältnis zu einem Bambusschössling. Ähnlich C. 4, 6, 14.

Während der Schwangerschaft befindet sich der Fötus in der Gebärmutter, dem Rücken der Mutter zugekehrt, den Kopf nach oben, die Hände über der Stirn gefaltet, mit zusammengekrümmtem Körper, auf der rechten Seite (der Mutter) liegend, wenn er männlichen, auf der linken, wenn er weiblichen Geschlechts ist, in der Mitte, wenn er ein Impotenter ist. Wenn die Mutter schläft, schläft er, wenn sie erwacht, erwacht er, denn der Fötus ist nicht selbständig. Von der Empfängnis ab geschieht die Ernährung und Belebung des Fötus durch die den Chylus (*rasa*) leitenden, den ganzen Körper der Mutter durchziehenden Gefässe, indem von der zu Chylus gewordenen Nahrung der Schwangeren ein Teil ihren eignen Körper nährt, ein Teil ihre Brustmilch bildet und ein Teil den Fötus nährt und wachsen macht. Wenn der Körper des Fötus ausgebildet ist, hängt an seinem Nabel ein Gefäss, an diesem Gefäss die Placenta (*aparā*) und an dieser das Herz der Mutter. Dann strömt aus dem Herzen der Mutter der Speisesaft durch die Adern in die Placenta, von dort aus in den Nabel (des Fötus), und dann im Unterleib des Fötus durch das (Verdauungs-)Feuer desselben gekocht bringt er die Elemente und andere Bestandteile desselben zur Reife (C. 4, 6, 15; S. 2, 2, 203f.; Su. 3, 3, 27; 3, 5, 42; Bhoja bei Ḍ. l. c.). Der Fötus entlässt keine Winde, Harn oder Kot, weil er noch keine Nahrung zu sich nimmt ausser dem Chylus, der von Unreinigkeit frei ist, und weil er im Unterleib keinen Wind hat. Er weint auch nicht, weil ihm durch die Placenta der Mund verstopft, die Kehle mit Schleim gefüllt und dem Wind der Durchgang versperrt ist. Ein- und Ausatmen, Bewegungen und Schlaf treten mit den entsprechenden Verrichtungen der Mutter ein (Su. 3, 2, 49—51; S. 2, 2, 204).

Von der Mutter stammen Blut, Fleisch, Fett, Mark, Nabel, Herz, Leber, Milz, Nieren, Blase, Mastdarm, Bauch, After, Eingeweide, Lunge, Netzhaut, überhaupt die weichen Körperteile. Vom Vater stammen Haare und Bart, Nägel, Zähne, Knochen, Adern, Sehnen, Gefässe und Samen, überhaupt die harten Körperteile. Von der Seele, die sich beim Eintritt in den Mutterleib mit Samen und Menstrualblut vereinigt, stammen das Leben, die Erkenntnis der Allseele (*ātman*), der Geist, die Sinne, Freude und Schmerz, Liebe und Hass, Einsicht und Erinnerung und andere geistige Potenzen (C. 4, 3, 3—21; Su. 3, 3, 29; S. 2, 5, 220; A. 2, 3, 4—8). Aus dem Blute entstehen Leber und Milz, nach S., indem es von der durch den Hauch in den Gedärmen (*samāna*) angefachten Körperhitze gekocht wird. Die Lunge entsteht aus dem Schaum, der Magen (*uṇḍuka*) aus dem Secret des Bluts. Aus einem Extract (*prasāda*) von Blut und Fett entstehen die Nieren, aus einem Extract von Fleisch, Blut, Schleim und Fett die Hoden. Die Eingeweide entstehen nach S. aus einem Extract von Blut und Fleisch, nach Su. wird ein Extract von Blut und Schleim durch die Galle gekocht, worauf auch der Wind hinzutritt, so entstehen dann durch Kochen im Unterleib die Eingeweide, der After und die Blase. Der Wind, von Hitze begleitet, bahnt sich Kanäle, durchdringt das Fleisch und bringt überall Muskeln hervor, auch bildet er die Adern und Sehnen, nachdem er aus dem Fett fettige Stoffe aufgenommen hat. Das Herz entsteht aus einem Extract von Schleim und Blut. Es gleicht einem umgekehrten Lotuskelch, der sich öffnet, wenn der Mensch wacht, und schliesst, wenn er schläft. Es ist vorzugsweise der Sitz der geistigen Thätigkeit (Su. 3, 4, 22—29; S. 2, 5, 222f.).

§ 42. Geburtshilfe und Pflege der Wöchnerin. — Bei der Geburt dreht sich durch den Geburtswind der Fötus herum und tritt mit dem Kopf nach unten aus der Scheide aus, nach ihm die Nachgeburt, nachdem sie sich von dem Herzen der Mutter losgerissen hat (C. 4,6,15; Su. 3, 5,42; S. 2, 2, 204). Die Regeln über die Behandlung der Gebärenden werden eingeleitet durch Bestimmungen über die Erbauung des »Hauses der Wöchnerin« (*sūtikāgṛha*, *sūtikāgāra*). Man hat darunter eine Hütte zu verstehen, 8 *hasta* (à 1½ engl. Fuss) lang und 4 *hasta* breit. Dieselbe soll je nach der Kaste der Frau aus verschiedenen Holzarten aufgeführt werden, das Ruhebett der Wöchnerin soll aus dem nämlichen Material bestehen, die Wand soll bestrichen sein, die Thür nach Osten oder Süden (Norden) gelegen, das Hausgeräte reichlich und passend verteilt (Su. 3, 10, 2; S. 2, 3, 209; A. 2, 1, 73f.). Auch Feuer, Wasser, ein Mörser, eine Abortgrube, ein Baderaum und eine Küche (oder Küchengeräte) sollen sich darin befinden, Butter, Öl, Honig, verschiedene Salze und Arzneien, scharfe eiserne Messer (wohl zu Operationen) u. a., sowie auch viele ehrenwerte, geschickte Frauen, die schon öfter geboren haben, und Brahmanen, die den AV. kennen (C. 4, 8, 32). Das Feuer entspricht wohl dem Wöchnerinfeuer (*sūtikāgni*) der Gṛhyasūtras, das besonders zur Verscheuchung der bösen Geister dient[1]. In diese Hütte[2] bringe man die Schwangere im 9. Monat, oder schon vor Beginn desselben, an einem glückverheissenden Tag unter Opferspenden an Brahmanen und Kühe und anderen Feierlichkeiten. Dort erwarte sie bei passender Diät ihre Entbindung. Bei der geringsten Harn- oder Kotanhaltung gebrauche sie Stuhlzäpfchen (C. 4, 8, 33; S. l. c.).

Das Herannahen des Geburtsactes kündigt sich durch folgende Symptome an: Abgeschlagenheit der Glieder, Müdigkeit im Gesicht und in den Augen, Schlaffheit und gleichsam Lockerwerden der Bänder der Brust, Herabsinken des Bauchs und ein Gefühl von Schwere im Unterleib, Stechen in der Brust, Blase, Hüfte, den Seiten, dem Rücken, Schmerzen und Zucken in der Schamgegend, Appetitlosigkeit, Auswurf, Ausleerungen und Urinlassen, schleimiger Ausfluss aus der Vagina. Hierauf beginnen die Wehen und der Ausfluss des Fruchtwassers. Sobald die Wehen beginnen, binde man ihr ein Amulet um (S. A.), spreche Segenswünsche über sie aus, gebe ihr Früchte mit Namen männlichen Geschlechts in die Hand, lasse ringsum Knaben sich aufstellen, salbe und bade sie in warmem Wasser und gebe ihr reichlich Reisschleim mit Butter zu trinken. Sie soll mit gebogenen Schenkeln und gekrümmtem Rücken, das Gesicht nach oben gekehrt, auf einem niedrigen, weichen Lager liegen, das mit Kissen und einem roten Stierfell (S.) bedeckt ist, umgeben von vier erfahrenen, mutigen Frauen reifen Alters, in reinen Kleidern, vor denen sie keine Scheu hat, die sich die Nägel geschnitten haben und die Wöchnerin mit freundlichen Reden aufheitern. Dann lasse man sie wiederholt an Riechpulver riechen, räuchere sie und reibe sie mit lauwarmem Öl ein, besonders an den Genitalien, wodurch das Hinausfallen des Fötus mit dem Kopf nach unten befördert wird; dass die Umdrehung des Fötus erfolgt ist, erkennt man daran, dass er, von dem Herzen der Mutter losgelöst, in den Bauch tritt und den Blasenhals erreicht, wobei die Wehen häufiger werden (C. S. A.). Nach C. S. A. soll man sie nun auf ihr Bett legen. Sie muss dann suchen, den Fötus hinauszupressen, wobei eine der Frauen ihr zuredet. Darüber, ob sie, wenn nach den Wehen die Geburt nicht erfolgt, aufstehen und mit einem Stössel Getreide in einem Mörser stossen soll, offenbar um durch diese kräftige Bewegung die Wehen zu verstärken, sind die Ansichten geteilt. C. S. erklären sich dagegen, weil die Schwangere zu jeder Zeit starke körperliche Anstrengungen vermeiden müsse und bei dem Geburtsact besonders empfindlich und in Lebensgefahr sei, dagegen empfehlen C. S. A. Umhergehen und Gähnen. Auch unzeitiges Pressen ohne vorhergängige Wehen ist vom Übel und schadet der Mutter wie dem Kind, das dadurch verkrüppelt oder kränklich auf die Welt kommt. Zuerst presse sie nur allmählich, dann immer stärker, zuletzt, wenn der Fötus heraustritt, sehr kräftig, bis die Geburt erfolgt ist. Während sie presst, sollen ihr, um sie zu erfreuen, die Frauen zurufen: Geboren, geboren, einen reichen, reichen Sohn. Wenn der Fötus stecken bleibt (Su. S. A.), räuchere man die Vagina mit der Haut schwarzer Schlangen oder mit der Piṇḍītapflanze, oder binde eine Hiraṇyapuṣpīwurzel um ihre Hände und Füsse, oder sie halte gewisse Pflanzen in der Hand (C. 4, 8; Su. 3, 10; S. 2, 3; A. 2, 1). Ein ähnliches Verfahren findet statt, wenn die Nachgeburt nicht herauskommt[3]. Zunächst soll eine Frau die Wöchnerin untersuchen, um festzustellen, ob die Nachgeburt herausgekommen ist oder nicht (C.). Wenn nicht, soll eine der Frauen sie mit der rechten Hand oberhalb des Nabels kräftig drücken, mit der linken Hand sie am Rücken anfassen und tüchtig schütteln. Dann soll sie ihr mit der Ferse auf die Hüfte treten, ihre Hinterbacken umfassen und dieselben mit aller Kraft zusammendrücken, hierauf mit einer Haarflechte oder mit einem mit Haar umflochtenen Finger ihr in den Hals fahren[4]; der hierdurch zu bewirkende Brechreiz kann auch durch die Verabreichung gewisser Brechmittel und ekelerregender Substanzen, wie Urin, erzielt werden. Auch Räucherungen der Vagina und Einspritzungen in dieselbe, Einreibung der Genitalien mit scharfen Substanzen, Ölklystiere, Bestreichung der Stirn mit Wolfsmilch, oder der Fersen und Handflächen mit Lāṅgalīwurzel, Genuss gewisser Arzneien wie z. B. eines Decocts von verschiedenen Pflanzen, in die man das abgerissene rechte Ohr eines lebendigen männlichen Esels eingetaucht hat, Herausziehen der Nachgeburt mit der Hand, jedoch nach Einölung derselben und Beschneidung der Nägel, und andere Mittel werden empfohlen (C. 4, 8, 34—39; Su. 3, 10, 3—8. 17; S. 2, 3, 209—12; A. 2, 1, 74—91).

Die Wöchnerin salbe man nach Su. mit Balā-Öl und reibe sie mit einem Absud von den Wind beseitigenden Kräutern ein. Wenn bei ihr noch ein Rest von den Krankheitsstoffen (*doṣa*) geblieben ist, gebe man ihr am nämlichen Tag Pfeffer (*pippalī*), Pfefferwurzel und andere scharfe Stoffe, pulverisirt und vermischt mit Zuckerwasser, zu trinken. Hiermit fahre man 2 oder 3 Tage lang fort, bis das verdorbene Blut beseitigt ist. Wenn das Blut gereinigt ist, gebe man ihr 3 Tage lang mit Vidārīgandha zubereitetes Öl- oder Milchmus zu trinken. Dann gebe man ihr, je nach dem Zustand ihrer Kräfte und ihrer Verdauungskraft, Reis mit einer mit Gerste u. s. w. versetzten Wildpretbrühe. Wenn sie anderthalb Monate lang diese Diät beobachtet hat, hören die Beschränkungen in Bezug auf ihre Diät und Lebensweise auf, und sie wird nicht mehr als Wöchnerin (*sūtikā*) bezeichnet. Nach Einigen ist dies erst dann der Fall, wenn die Menses wieder eintreten (Su. 3, 10, 13). Auch soll ihr Leib gesalbt und mit einem grossen Stück Zeug umwunden werden, damit der Wind nicht in den Leib treten und denselben beschädigen kann. Neben stärkenden Speisen und Getränken werden der Wöchnerin überhaupt Salbung des Körpers, Einreibungen, Bäder und Übergiessungen u. s. w. empfohlen. Solche Pflege der Wöchnerinnen ist notwendig, da ihnen sonst schwere oder sogar unheilbare Leiden drohen (C. 2, 8, 43f.; S. 2, 3, 212f.; A. 2, 1, 94—100f.).

[1] Hillebrandt, Rituallitteratur § 13, vgl. Oldenberg, Die Religion des Veda 337f. — [2] Ähnlich noch jetzt, vgl. z. B. Bose, The Hindoos as they are 22. — [3] Vgl. Hillebrandt l. c. § 13. — [4] So noch heutzutage, vgl. Chevers, A Manual of Judicial Jurisprudence for India 769.

§ 43. Pflege des Neugeborenen. — Gleich nach der Geburt reinige man das Kind von der Eihaut und gebe ihm Steinsalz und Butter in den Mund. Hierauf folgen Handlungen, welche die Wiederbelebung des durch den Geburtsact angegriffenen, hilflos zappelnden Kindes zum Zweck haben, entsprechend der »Belebung« (*āyuṣya*) der Gṛhyasūtras[1]. So werden an den Ohren des Neugeborenen zwei Steine aneinander gerieben, die Ohrwurzel mit kaltem oder warmem Wasser benetzt, Balā-Öl auf das Kind ausgegossen, ein mit Butter getränktes Tuch auf seinen Kopf gelegt, an seiner rechten Ohrwurzel ein Spruch ausgesprochen, der den Wunsch enthält, dass es hundert Jahre lang leben möge (C. 4, 8, 39; Su. 3, 10, 9; S. 6, 1, 170; A. 6, 1, 1—4). Nach C. (l. c. 40) findet die Reinigung des Kindes erst nach der Wiederbelebung statt, und die Verabreichung von Salz und Butter dient als Brechmittel (*pracchardana*). Wenn das Kind sich ermuntert hat, umschnüre man die Nabelschnur acht (vier, S. A.) *aṅgula* (Fingerbreiten) weit vom Nabel mit einem leinenen Faden und schneide sie mit einem scharfen Messer ab; dann hänge man (um Ausfluss zu verhindern, D.) das Ende des Fadens dem Kinde locker um den Hals (C. 4, 8, 40; Su.; S. l. c.; A. 6, 1, 5). Wenn der Nabel des Kindes schmerzt, reibe man ihn ein und besprenge ihn mit einem Pulver. Wird die Nabelschnur nicht richtig behandelt, so können schmerzhafte Krümmungen des Körpers, Schnappen nach Luft und andere Leiden (Tetanus? s. u.) entstehen. Daher ist der Neugeborene mit milden, den Wind und die Galle beruhigenden Salben, Einreibungen, Besprengungen und Butter zu behandeln. Hierauf ist die Ceremonie des *jātakarman*[2] zu vollziehen, dann gebe man dem Kind in vorschriftsmässiger Weise Honig und Butter zu essen, hierauf in gleicher Weise zuerst die rechte Brust zu trinken, dann stelle man einen mit Mantras besprochenen Krug nahe an seinen Kopf hin. So nach C. 4, 8, 41. Nach Su. 3, 10, 10—12 soll man den Neugeborenen mit kaltem Wasser aufmuntern, dann das *jātakarman* vollziehen lassen und ihn an einer Mischung von Honig, Butter, Anantā(-Wurzel), Brāhmī-Saft und (pulverisirtem) Gold lecken lassen, die man ihm mit dem Ringfinger in den Mund steckt. Hierauf salbe man ihn mit Balā-Öl und wasche ihn mit einem Absud von Bäumen, die Milchsaft geben, oder mit wohlriechendem Wasser, oder mit Wasser, das durch heisses Gold oder Silber erwärmt ist, oder mit einem lauwarmen Absud. Da die Muttermilch bei den Frauen erst nach drei oder vier Tagen auftritt, gebe man am ersten Tag dreimal mit Sprüchen eingesegneten Honig und Butter, vermischt mit Anantā, dem Kind zu trinken, am zweiten und dritten Tag mit Lakṣmaṇā zubereitete Butter, dann (am vierten Tag) Muttermilch mit Honig und Butter, soviel als auf die flache Hand geht, zweimal am Tag. Von da ab soll das Kind nach S. A. so viel Muttermilch trinken dürfen, als es wünscht. Aus S. 6, 1, 170f. und A. 6, 1, 6ff. ist noch zu entnehmen, dass man nach der Waschung oder Übergiessung des Kindes auch seine Lippen, Zunge und Kehle mit dem mit einem Baumwolltuch bedeckten Zeigefinger der rechten Hand abwischen soll, worauf die Speisung des Kindes mit einer ganz kleinen Quantität (*hareṇumātra*) von Honig und Butter vermischt mit einem Teig aus gewissen Pflanzen erfolgt, um dem Kind Verstand, langes Leben und Stärke zu verleihen, entsprechend dem *medhājanana* der Gṛhyasūtras[3]. Die Bekleidung und das Lager des Kindes sei weich, leicht, rein und wohlriechend (C. 4, 8; S. 6, 1; A. 6, 1, 25).

Eine Reihe weiterer Handlungen hat die Beschützung des Kindes und der Wöchnerin gegen Dämonen zum Zweck[4]. So soll der Arzt die Hütte der Wöchnerin ringsum mit Zweigen umgeben, auch soll man dem Kind damit fächeln, überall in der Hütte Senf und andere Körner streuen, räuchern, täglich zweimal ein Feueropfer darbringen, vor der Namengebung (s. u.) eine Mörserkeule quer vor die Thür legen, ein Bündel von gewissen Zweigen und von Kräutern, welche *rakṣoghna* (Dämonen tötend) heissen, an der oberen Thürschwelle und an dem Kind aufhängen, das (früher erwähnte Wöchnerin-) Feuer unterhalten, ein Brahmane soll zehn Tage lang Sühngebräuche und

Gebete verrichten, die erwähnten Frauen sowie Freunde und Verwandte sollen zehn oder zwölf Tage lang wachen, und die Hütte soll mit Gesang und Musik, Speisen und Getränken u. s. w. und frohen Menschen erfüllt sein (C. 4, 8, 42; S. l. c.; Su. 3, 10, 19). Besonders in der sechsten Nacht sollen diese Gebräuche stattfinden (A. 6, 1, 21; S. 172), was dem noch jetzt bestehenden Cultus der Ṣaṣṭhī »Göttin der Sechsten« entspricht, der auf dem an diesem Tag oder etwas später in Folge ungeschickter Trennung der Nabelschnur häufig auftretenden Starrkrampf der Kinder beruht.[5]

Am 10. Tag, oder am Tag nach der 10. Nacht, oder am 12. Tag findet das Aufstehen der Wöchnerin und die Ceremonie der Namengebung (*nāmakaraṇa*) statt, die ähnlich wie in den Gṛhyasūtras[6] beschrieben wird. Neben einem beliebigen Rufnamen erhält das Kind noch einen zweiten Namen, der von der Constellation zur Zeit seiner Geburt hergenommen ist, oder nur den letzteren Namen (C. 4, 8, 45; Su. 3, 10, 20; S. 6, 1, 172; A. 6, 1, 22 f.). Im 4. Monat wird, entsprechend dem ersten Ausgang (*niṣkramaṇa*, *niṣkramaṇikā*) der Smṛtis und Gṛhyasūtras[7], das Kind aus der Hütte schön geschmückt hinausgetragen, um die Götter zu ehren. Im 5. Monat wird es auf die Erde niedergesetzt, unter Hersagung eines Spruchs, in dem die Erde aufgefordert wird, es wie eine Mutter zu schützen. Im 6. Monat folgt wie nach den Gṛhyasūtras[8] die erste Fütterung des Kindes mit Reis (*annaprāśana*), hiermit beginnt die Abgewöhnung des Kindes. Im 6.—8. Monat soll ein Arzt ihm die Ohren durchstechen, bei einem Knaben zuerst das rechte, bei einem Mädchen zuerst das linke, worauf an goldenen Reifen befestigte Kleinodien an das Ohr gehängt werden. Wenn dem Kind die Zähne gewachsen sind, soll man es allmählich abgewöhnen und ihm Milch (von Ziegen und anderen Tieren) und leichte, nahrhafte Speisen geben, auch Süssigkeiten u. s. w. (S. 6, 1, 173—5; A. 6, 1, 28—40). Su. 3, 10, 46 (vgl. S. l. c. 175) spricht auch von dem Unterricht, der den Knaben je nach ihrem Stande erteilt wird, sobald sie das erforderliche Alter erreicht haben, und von ihrer Verheiratung, s. § 39.

Die Spielsachen des kleinen Knaben sollen bunt, Geräusch machend und unterhaltend sein, sie dürfen nicht schwer sein, eine scharfe Spitze haben, in den Mund des Kindes dringen, sein Leben gefährden oder es erschrecken (C. 4, 8, 56). Überhaupt muss man sich hüten, ein Kind zu erschrecken, oder ihm mit Dämonen zu drohen, auch wenn es ungehorsam ist, weint oder nicht essen will, weil sich sonst die *graha*, die gefürchteten Krankheitsdämonen des Kindes (§ 50), seiner bemächtigen würden. So darf man ein Kind auch nicht plötzlich wecken oder es heftig bewegen, um nicht die Grundsäfte des Körpers zu stören und die natürlichen Ausscheidungen zu hemmen, muss es vielmehr in hundertfacher Weise zu erfreuen suchen. Um einer Verkrümmung des Rückens vorzubeugen, lasse man es nicht immer auf dem Boden sitzen. Man hüte es auch vor Wind, Sonne, Blitz, Regen, dem Schatten eines Hauses, bösen Planeten, Dämonen und anderen Fährlichkeiten und lasse es Amulette tragen. Kinderkrankheiten (§ 50) bekämpfe man mit milden Mitteln, Laxirmittel sind ausser in den schwersten Fällen ganz zu meiden (C. 4, 8, 55—57; Su. 3, 10, 41—5; S. l. c. 173—6; A. 6, 1, 42—50). C. 4, 8, 53 (vgl. S. 173) spricht auch von der Erbauung einer besonderen Hütte für das Kind (*kumārāgāra*) durch einen kundigen Baumeister; sie soll gegen den Wind geschützt, aber nach einer Seite hin windfrei sein, wohl ausgestattet mit Geräten, Wasser, einem Kochplatz, reinlich, frei von Ungeziefer, hell, schön etc.

[1] HILLEBRANDT l. c. § 14. — [2] Nach M. 2, 29 und den Gṛhyasūtras findet dagegen das *jātakarman* vor der Abnabelung statt, s. SPEIJER, Jātakarma 47; HILLEBRANDT l. c. Nach WARD bei CHEVERS l. c. 769 pflegen noch jetzt die nach der

Geburt, doch vor der Abnabelung stattfindenden Ceremonien zwei Stunden zu dauern. — 3 Hillebrandt l. c. — 4 Vgl. Hillebrandt l. c. — 5 Crooke, Folk-Lore of Northern India (London 1896), 1, 131. — 6 Hillebrandt §§ 15, 17. — 7 l. c. § 19. — 8 l. c. § 20.

§ 44. Die Amme. — Die Muttermilch wird als die beste Nahrung empfohlen, um das Wachstum und Gedeihen der Kinder zu befördern. Wenn sie nicht gut ist, muss man eine Amme nehmen (A. 6, 1, 15). Die Amme (*dhātrī*) sei vom gleichen Stande wie das Kind, von Mittelgrösse und mittlerem Alter, nicht zu mager oder zu dick, gesund, von gutem Betragen, frei von tadelnswerten Neigungen und von Habsucht, nicht verkrüppelt oder verwachsen oder (sonst) von abschreckendem Äusseren, reinlich, liebevoll, aus guter Familie, nicht gemein oder eine die gemeine Geschäfte verrichtet, bescheiden, von dunkler Hautfarbe (die für schön gilt), keusch, eine deren Kind lebt, männlichen Geschlechts und gesund ist, und die viele und klare Milch hat. Ihre Brüste sollen nicht zu hoch sein, aber auch nicht schlaff herabhängen, nicht zu mager oder zu voll sein, mit guten Brustwarzen versehen, aus denen das Kind ohne Mühe trinken kann. Eine Hochbusige würde bewirken, dass das Kind den Mund aufsperrt (Maulsperre, Starrkrampf?), eine mit schlaffen Brüsten seine Nase und seinen Mund bedecken, so dass es ersticken muss. Kennzeichen guter Milch sind, dass sie, in ein Wassergefäss entleert, sich mit dem Wasser mischt, kalt, rein, dünn, (weiss) wie eine Muschel ist, (im Wasser) keine Blasen oder Fäden zieht, nicht an der Oberfläche schwimmt oder untersinkt. Bei solcher Milch wächst und gedeiht das Kind, wird gesund und kräftig (C. 4, 8, 47f.; Su. 3, 10, 21, 26; S. 6, 1, 172). Schlechte Milch schwimmt im Wasser oben, ist dunkelrot, trocken, schaumig, leicht, nicht sättigend, Windkrankheiten bewirkend, von herbem Nachgeschmack, verstopfend u. s. w., wenn sie durch Wind verdorben ist; sie hinterlässt im Wasser gelbe Streifen, ist schwarz, blau oder kupferrot, Gallenleiden bewirkend, sehr warm, bitter, sauer und scharf von Nachgeschmack u. s. w., wenn sie durch Galle verdorben ist; sie sinkt im Wasser unter, ist ganz weiss, süss, von salzigem Nachgeschmack, klebrig, Schleimkrankheiten bewirkend u. s. w., wenn sie durch Schleim verdorben ist (C. 4, 8, 49; Su. 2, 10, 21f.; S. 6, 2, 177; A. 6, 2, 2—4). Als Hauptursache solcher Störungen der Säfte wird eine fehlerhafte Ernährung der Mutter oder Amme betrachtet (Su. 3, 10, 27f.; S. l. c.). Die Milch ist ein süsser Extract aus (verdauter Nahrung, der sich aus dem ganzen Körper in die Brüste zieht Su. 2, 10, 16). Durch heftige Gemütsbewegungen wie Zorn, Kummer, sinnliche Liebe, auch durch ungesunde Speisen und Getränke kann die Muttermilch völlig versiegen. Um Milch zu bekommen, muss die Frau Gerste, Weizen, Reis, Fleisch von Sumpftieren, sauren Gerstenschleim, Knoblauch, Fische, Gemüse, geistige Getränke mit Ausnahme von Rum, Milch, Fleischbrühe u. dgl. geniessen; auch Vermeidung von Anstrengungen und Aufheiterung wird empfohlen (Su. 3, 10, 25f.; S. 6, 1, 172; C. 4, 8, 51).

Durch schlechte Milch entstehen verschiedene Säuglingskrankheiten, die ein geschickter Arzt an den Symptomen erkennt. Wenn das Kind an irgend einem Körperteil Schmerz empfindet, berührt es denselben immer wieder und weint, wenn andere ihn berühren. Bei Kopfleiden schliesst es die Augen und kann den Kopf nicht aufrecht halten. Bei Herzleiden beisst es sich auf Zunge und Lippen, atmet schwer, ballt die Fäuste und blickt nach oben. Wenn die Eingeweide krank sind, entsteht Harn- und Stuhlverhaltung, Erbrechen, Flatulenz, Kollern im Leib, das Kind wird blass, beisst die Mutterbrust, verkrümmt seinen Rücken und bläht den Bauch auf. Bei Blasenleiden ist der Harn angehalten, mit Schmerzen, Durst, Angst, Verdrehen der Augen und Bewusstlosigkeit. Wenn der ganze Körper krank ist, weint das Kind unnatürlich (Su. 3, 10, 29—32; S. 6, 2, 277; A. 6, 2, 5—8). Husten, Atembeschwerden, Fieber und Erbrechen entstehen, wenn der Säugling aus einer zu vollen Brust, aus der noch keine Milch abgelaufen ist, übermässig dicke Milch trinkt; darum soll man solche Milch meiden (Su. 3, 10, 24; S. 6, 1, 172). Die schlechte Milch der Mutter oder Amme muss durch verschiedene Arzneien »gereinigt« werden, insbesondere werden Brech- und Abführmittel empfohlen, auch muss die Patientin eine bestimmte Diät beobachten (C. 4, 8, 49f.). Dabei kommt es darauf an, ob das Kind nur mit Muttermilch, oder nur mit Reis, oder mit Muttermilch und Reis genährt wird: im ersten und dritten Fall wird die Arznei der Amme und dem Kind, im zweiten Fall nur dem Kind verabreicht. Der Säugling nimmt die Arznei ein, mit Butter oder Zucker vermischt, oder sie wird als Teig auf der Mutterbrust verrieben, worauf das Kind daran saugt, oder die Lippe des Säuglings (*kṣīrapa*) wird damit bestrichen. Bei Fieber darf man nicht dem Säugling zur Stillung seines Durstes die Brust reichen, auch Abführmittel, Klystiere und Brechmittel sind unzulässig, ausser bei Lebensgefahr. Für gewisse Fälle werden Fett- und Schwitzmittel, Einreibungen, kalte Abgiessungen u. s. w. verordnet; so soll eine schmerzhafte Anschwellung des Nabels, als *tuṇḍi* (»Schmeerbauch«) bezeichnet, mit heissen Umschlägen, eine Entzündung des Afters mit Salben und Arzneien von *rasāñjana* behandelt werden (Su. 3, 10, 33—40; S. 6, 2, 177; A. 6, 2, 9—19). Für besonders schlimm gilt die Krankheit *kṣīrālasaka* (»Milchtrommelsucht«): das Kind bekommt wasserartigen, übelriechenden, schaumigen Durchfall, lässt weissgelben, zähen Urin, leidet an Fieber, Ekel, Durst, Erbrechen, Aufstossen u. s. w. Die Behandlung besteht hauptsächlich darin, dass man sowohl der Amme als dem Kind sofort ein Brechmittel giebt (S. 6, 2, 178f.; A. 6, 2, 20—4).

Das erste Anlegen des Kindes an die Brust geschieht in feierlicher Weise. Wenn die Amme oder Mutter süsse, reichliche und reine Milch hat, soll sie sich an einem glückverheissenden Tage des Mondmonats baden und salben, ein weisses, reines Gewand anziehen, gewisse stärkende Kräuter sich auf den Kopf legen, ihr Gesicht nach Osten kehren und das Kind mit nach Norden gewendetem Gesicht an ihrer zuvor gewaschenen rechten Brust trinken lassen, nachdem zuerst etwas Milch aus derselben abgelaufen ist. Dabei ist ein Spruch herzusagen, der den Wunsch ausdrückt, dass das Kind nach dem Genuss der in den beiden Brüsten enthaltenen Milch ein langes Leben erlangen möge, wie die Götter nach dem Genuss von Ambrosia (C. 4, 8, 52; Su. 3, 10, 21—3; S. 6, 1, 172). Nach A. 6, 1, 15f. bekommt das Kind nicht eine, sondern zwei Ammen.

Wenn Brustmilch nicht zu haben ist, gebe man dem Kinde Ziegenmilch oder Kuhmilch, aber nicht viel auf einmal, nach S. mit einer Zuthat von gewissen Wurzeln. Nach 6 Monaten beginnt dann die Reisdiät, s. o. § 43 (Su. 3, 10, 43f.; S. 6, 1, 173).

§ 45. Abortus. — Frühgeburten werden herbeigeführt durch allzu schwere, warme oder scharfe Speisen oder Getränke, insbesondere Fleisch und berauschende Getränke, ungenügende Nahrung, Fasten, Unverdaulichkeit, ungewohnte körperliche Anstrengung, geschlechtlichen Verkehr, heftige Bewegungen, Fahren in einem stark stossenden Wagen, Laufen, Straucheln, Stürzen, Fallen in eine Grube oder einen Brunnen, unbequemes Sitzen, Nachtwandeln, Unterdrückung der natürlichen Ausleerungen, Zorn, Kummer, Angst, Schrecken, unangenehme Gehör- und Gesichtseindrücke, Durchfall, Brech- und Purgirmittel, fruchtabtreibende Mittel und andere Schädlichkeiten (C. 4, 4, 10; 4, 8, 16; Su. 2, 8, 1; S. 2, 3, 106; A. 2, 1, 44—7; 2, 2, 22). Der Fötus geht entweder als unreife Frucht ab, oder vertrocknet oder stirbt im

Mutterleib (A. l. c.). Wie eine Frucht, die von Würmern angefressen ist oder durch den Wind herabgeschüttelt wird, vor der Zeit abfällt, ebenso geht der Fötus vor der Zeit ab, wenn er sich von seiner Verbindung (mit der Mutter) in Folge irgendwelcher Schädlichkeiten losgelöst hat, während bei einer normalen Geburt der Fötus sich nach Ablauf seiner Zeit von der Placenta löst, wie eine reife Frucht sich von selbst von ihrem Stiele löst. Abortus im Beginn der Schwangerschaft heisst *garbhavicyuti*, *garbhavidrava*. Wenn die Schwangere wegen fehlerhaften Verhaltens in den ersten zwei bis drei Monaten wieder menstruirt, so erkennt man daraus, dass der Fötus nicht bleiben wird, denn in dieser Periode ist der Fötus noch nicht fest geworden (C. 4, 8, 19; Su. 2, 8, 1. 4—6; S. 2, 4, 214; M. 456). Auch bei der Erkrankung der weiblichen Genitalien, welche den Namen *putraghnī* »den Sohn tötend« führt (§ 49), wird der Blutfluss (*raktasaṃsrāva*) als die Todesursache des Fötus hervorgehoben (Su. 6, 38, 11). Nach Su. und M. reichen solche Frühgeburten bis zum 4. Monat inclusive, dagegen wird ein Abortus im 5. oder 6. Monat, wenn der Körper des Fötus schon fest geworden ist, als *garbhapāta* bezeichnet (Su. 4, 8, 7; M. 418). Andere lassen die Periode des *garbhapāta* schon mit dem 4. Monat beginnen (C. l. c.; Bhoja in Citaten). Der Hergang beim Abortus ist nach Su. S. so zu denken, dass die losgelöste Frucht aus der Gebärmutter hinaustritt und die Eingeweide beunruhigt. Durch die Beunruhigung des Unterleibs in Verwirrung gebracht, bewirkt der eingezogene Wind heftige Schmerzen im Blasenhals, Abdomen, den Seiten und der Scheide, Verstopfung und Harnverhaltung, tötet den Fötus, wenn er noch jung ist, und treibt ihn hinaus (Su. 2, 8, 1; S. 2, 4, 216).

Wenn dagegen der Fötus schon entwickelt ist und stirbt ab, so erscheint der Unterleib gespannt, prall und kalt, als ob ein Stein darin steckte. Der Schmerz wird sehr heftig, der Fötus bewegt sich nicht, es treten keine Wehen auf, auch kein Ausfluss aus der Scheide, dagegen Schwindel, Durst, Atembeschwerden und Erschöpfung, die Augen sind eingesunken, die Wöchnerin fühlt sich sehr unbehaglich, schwankt umher, verfällt in Zuckungen, ist ausser sich und abgemattet, weint, kann vor Schweratmigkeit Tag und Nacht nicht schlafen, schnauft, empfindet Schmerzen beim Atemholen und magert ab: an diesen Zeichen erkennt man das Absterben des Fötus (C. 4, 8, 25; S. 2, 4, 216; A. 2, 2, 22—4). Su. 2, 8, 9 nennt als Symptome das Aufhören der Kindsbewegungen und Wehen, eine schwärzlich bleiche Gesichtsfarbe, stinkenden Atem und stechende Schmerzen.

Ähnliche Symptome treten auf, wenn durch Erkrankung der Placenta und dadurch bewirkte ungenügende Ernährung der Fötus nicht zunimmt. *Upaviṣṭaka* (sitzen geblieben) heisst er in diesem Fall, wenn er weder zu- noch abnimmt, *upaśuṣkaka* (vertrocknet) oder *nāgodara*, wenn er abnimmt und der Unterleib der Mutter kleiner wird, *līna* (festsitzend), wenn er eingeschlafen ist und sich nicht bewegt (S. 2, 4, 214f.; A. 2, 2, 14—8; C. 4, 8, 21—3). Während es sich hier anscheinend um Bauchschwangerschaft handelt, scheint der Fall, wo die Leute sagen, das Kind sei von Naigameṣa (§ 50) fortgetragen worden, auf eine nur vermeinte Schwangerschaft zu gehen (Su. 3, 10, 51; S. 216; Bh. 2, 4, 184).

§ 46. Behandlung des Abortus. — Die Behandlung des Abortus, abgesehen von den schon in § 40 erwähnten *garbhasthāpana*, wechselt nach den Symptomen und dem Schwangerschaftsmonat. Su. 3, 10, 52ff. schreibt für jeden einzelnen Monat der Schwangerschaft, vom 1.—10., besondere Wurzeln und Kräuter vor, die der Schwangeren mit Milch und Butter verabreicht werden sollen, um dadurch den Fötus zu nähren und die Schmerzen der Schwangeren zu besänftigen, vgl. C. 4, 8, 29ff. Nach Su. 3, 10, 50 sind, wenn aus den früher erwähnten Gründen der Fötus abzugehen droht und Schmerzen in den Genitalien, Hüften, Leisten, der Blase und Blutfluss eintreten, kalte Übergiessungen u. s. w. anzuwenden. Wenn der Fötus sich immer wieder bewegt, gebe man der Schwangeren, um ihn festzuhalten, mit Lotusfasern und anderen (Pflanzen) zubereitete Milch zu trinken. Wenn der Fötus herausdrängt und seine Lage verändert, während zugleich Hitze, Schmerzen in den Seiten und dem Rücken, Blutfluss, Verstopfung und Unruhe im Unterleib eintritt, gebe man ölige und kalte Mittel. Bei starken Schmerzen lasse man sie ein Gemisch von Milch, Zucker und Honig mit verschiedenen Arzneien trinken, bei Harnverhaltung Milch mit Darbhagras u. s. w., bei Verstopfung Milch mit künstlichem Salz, Knoblauch u. s. w., bei sehr starkem Blutfluss gewisse Arzneien mit Honig u. s. w. Wenn man in dieser Weise rasch Mittel anwendet, lassen die Schmerzen nach und der Fötus gedeiht. Wenn der Fötus (als Abortus) abgegangen ist, gebe man ihr dünne Brühen, die mit die Verdauung befördernden Mitteln zubereitet wird, so viele Tage lang als Monate seit dem Beginn der Schwangerschaft verflossen sind. Nach S. 2, 4, 214; A. 2, 2, 6f. soll man, wenn die Schwangere noch im dritten Monat steht, zunächst abwarten, da in dieser Periode der Fötus leicht abgeht, dann gebe man trockene und kalte Mittel. Bei Abortus soll die Wöchnerin geistige Getränke in grossen Quantitäten geniessen, hierauf Reisschleim. Reisschleim mit verschiedenen Zuthaten gebe man ihr auch, wenn sie die geistigen Getränke verschmäht.

Wenn man an den in § 45 erwähnten Symptomen das Absterben des Fötus erkannt hat, so sind nach C. 4, 8, 26—8 drei Verfahrungsarten möglich: man wende entweder die nämliche Methode an wie bei der Herausbeförderung der Nachgeburt (§ 42), oder ein Verfahren mit Besprechungen u. dgl. nach den Vorschriften des AV., oder man lasse durch einen erprobten Chirurgen (*śalyahartṛ*) den Fötus herausziehen. Nach Entfernung des Fötus lasse man zuerst die Wöchnerin von irgendwelchen Spirituosen eine möglichst grosse Quantität geniessen, um dadurch den Uterus zu reinigen, sie ihre Schmerzen vergessen zu machen und sie zu erheitern. Dann gebe man ihr mit Fett zubereiteten Reisschleim und andere nährende und kräftige Speisen, wenn der Fötus noch unentwickelt war, weiterhin Klystiere u. s. w. War der Fötus schon entwickelt, so gebe man ihr noch am nämlichen Tage Fettmittel. In der Parallelstelle S. 2, 4, 217 werden die drei Verfahrungsarten speciell auf den Fall des *mūḍhagarbha* (§ 47) bezogen, und so handelt auch Su. 4, 15 hauptsächlich über operative Beseitigung eines *mūḍhagarbha*, doch rät er auch allgemein zu schleunigster Beseitigung eines toten Fötus, da derselbe sonst schnell die Mutter töten würde. Der Einschnitt ist mit einem abgerundeten chirurgischen Messer (*maṇḍalāgra*) zu machen, da eine spitze Lanzette (*vṛddhipattra*) die Mutter verwunden würde. Wenn die Nachgeburt nicht herauskommt, befördere der Arzt sie in der vorher angegebenen Weise heraus, oder ziehe sie mit der Hand heraus, indem er nach Einölung der Genitalien die Schwangere auf beiden Seiten presst und sie wiederholt schüttelt. Nach der Entbindung besprenge er sie mit lauwarmem Wasser, salbe sie und giesse ihr Öl in die Vagina, damit dieselbe weich und der Schmerz gelindert wird. Als Getränk gebe man ihr eine Mischung von Öl mit verschiedenen Pulvern, Abends lasse man sie Spirituosen trinken. Wenn die Frau geheilt ist und vier Monate seit der Entbindung vorüber sind, darf sie diese Diät wieder aufgeben (Su. 4, 15, 11—23). Nach A. 2, 2, 24ff. soll man, wenn die Symptome des Absterbens der Frucht vorliegen, die Schwangere mit lauwarmem Wasser besprengen und ihre Vagina mit gestossenem Zucker, Gährungsstoff und Salz einreiben; hierauf fülle man dieselbe mit Butter und Harz und sage dabei auf den Abgang der Frucht bezügliche Sprüche her.

Gegen *upaviṣṭaka* und *nāgodara* verordnet C. 4, 8, 22—4 Butterabkochungen, gegen *nāgodara* auch Milch, unreif abgegangene Embryonen und Stoffe, die das Wachstum des Fötus bewirken, ferner öfteres Fahren. Gegen *līna* empfiehlt er den Genuss von Brühen von dem Fleisch von Falken, Fischen, Bos gavaeus, Rebhühnern, Hähnen oder Pfauen mit Butter u. s. w., ferner Salbung des Körpers mit lauwarmem Öl. Ähnliche Verordnungen geben S. 2, 4, 215f. und A. 2, 2, 17—22. Die Embryonen sollen nach Ar. so zubereitet sein, dass sie beim Genuss keinen Ekel verursachen; das Fahren soll zur Erschütterung der Körpers dienen. Nach Su. 3, 10, 51 kann die Erschütterung des Körpers bei einem über die Zeit hinaus im Mutterleib gebliebenen Fötus auch durch Stossen mit dem Mörserkolben in einem mit Getreide angefüllten Mörser (vgl. § 42) oder durch unbequemes Sitzen bewirkt werden. Bei einem durch dämonischen Einfluss verschwundenen Fötus ist ebenso wie bei *līna* und *nāgodara* zu verfahren.

§ 47. Schwergeburt.[1] — Die Bezeichnung der abnormen Lagen des Kindes als *mūḍhagarbha* »verirrter (verwirrter) oder aus der Richtung gekommener Fötus« beruht darauf, dass als Ursache desselben ein verkehrter Wind angesehen wird. In S. 2, 4, 217 heisst es nach Aufzählung der in § 45 erwähnten Symptome des Absterbens der Frucht im Mutterleibe: Einen solchen Fötus, der irgendeinmal nicht auf die richtige Weise in verschiedenen Stellungen, durch einen verkehrten Wind bedrängt und verwirrt, in die *yoni* gelangt ist, nennt man *mūḍhagarbha*. Die Stellungen sind unzählig, da die Bedrängungen durch verkehrten Wind mannigfacher Art sind. Doch giebt es drei Hauptrichtungen: aufwärts gerichtet, in die Quere und umgestülpt; ferner giebt es acht Lagen, die später beschrieben werden sollen. A. 2, 2, 36 hebt nur kurz die Mannigfaltigkeit der durch verkehrten Wind bewirkten Lagen hervor, die den Arzt zwingt, je nach den Umständen zu verfahren. Die Ausdrücke *mūḍhagarbha* »verirrter Fötus« und *mṛtagarbha* »toter Fötus« werden übrigens mehrfach vertauscht, was auf dem meist ungünstigen Ausgang der Schwergeburten beruht. C. erwähnt nur den *mṛtagarbha* und nimmt keinen Bezug auf die abnormen Lagen. Die Commentare erklären *mūḍha* auch mit *ruddhagati* »an der Fortbewegung gehindert«.

Su. 2, 8, 3 giebt folgende Beschreibung der acht Lagen: 1) das Kind gelangt mit beiden Beinen (*sakthi*, eig. Oberschenkel) in den Muttermund; 2) nur mit einem, während das andere eingebogen ist; 3) mit eingebogenen Beinen und Oberkörper, mit der Steissgegend, in Querlage; 4) es bedeckt mit der Brust (v. l. mit dem Bauch) oder der Seite oder dem Rücken den Muttermund; 5) der Kopf ist nach der Seite geneigt, ein Arm vorgestreckt; 6) der Kopf ist gesenkt, während beide Arme vorgestreckt sind; 7) die Mitte des Körpers ist eingebogen, während die Hände, Füsse und der Kopf vorgestreckt sind; 8) das eine Bein gelangt in die Scheide, das andere nach dem After zu. Eine andere Version bietet M. 419: 1) mit dem Kopf den Eingang versperrend; 2) mit dem Bauch; 3) buckelig durch Umdrehung des Körpers; 4) mit einem Arm; 5) mit beiden Armen; 6) in Querlage; 7) den Kopf nach unten; 8) auf die Seite geneigt. Eine andere alte Classification unterscheidet nur vier Fälle, mit charakteristischen Namen: 1) *kīla* (Keil), wenn das Kind wie ein Keil mit emporgerichteten Armen, Kopf und Füssen den Muttermund versperrt; 2) *pratikhura* (hufartig), wenn die Hände, Füsse und der Kopf hervorragen und der Rumpf stecken bleibt; 3) *bījaka*, wenn das Kind mit dem Kopf und einem Arm herauskommt; 4) *parigha* (Riegel), wenn es sich wie ein Riegel vor die

Öffnung (den Muttermund) legt. So nach Su. 2, 8, 2, der diese Classification aber missbilligt, sie findet sich jedoch auch in M. 419 und bei Bhoja (nach Citaten), der nur den *pratikhura* etwas anders definirt, nämlich als einen abwärts oder seitwärts oder zusammengekrümmt hinausgehenden Fötus.

Neben den acht abnormen Lagen erwähnt Su. 4, 15, 2 noch drei natürliche Stockungen (*saṅga*), von fehlerhafter Beschaffenheit des Kopfes, der Schultern, oder des Hinterteils.[2] Einfacher sagt S. 2, 4, 217 in Bezug auf die Stockungen bei einem lebenden Fötus, den er der Schwangeren (durch Pressen?) auszutreiben rät: »Es gibt aber dreierlei Stockungen (Steckenbleiben), am Kopf, an der Schulter und am Hinterteil.« V. 869 spricht vom Kreuzbein (*trika*) anstatt vom Hinterteil und scheint das »natürlich« auf die Natur des Windes im Körper der Schwangeren (*vātagatisvabhāvāt*) zu beziehen. Auch Su. l. c. hat zunächst den lebenden Fötus im Auge, die Mutter soll sich bemühen, ihn hinauszubringen.

Wenn eine Frau nach sechsjähriger Unfruchtbarkeit wieder einen Knaben zur Welt bringt, so wird er nicht lange leben (Su. 3, 10, 60).

[1] Vgl. hierzu die Bemerkungen von KIELHORN und OLDENBERG bei FASBENDER l. c. — [2] Die von HÄSER und anderen Gelehrten auf diese Stelle begründete Anschauung, dass die altindische Geburtshilfe das enge Becken der Mutter als Geburtshindernis gekannt habe, ist von FASBENDER l. c. widerlegt worden und beruht nur auf einer falschen Übersetzung von VULLERS, bezw. auch von WISE. Der Ausdruck *saṅga* wird immer nur mit Bezug auf das Steckenbleiben eines Körperteils des Kindes bei der Geburt gebraucht, daher kann nicht das Hinterteil oder Becken der Mutter gemeint sein, wie auch D. zeigt.

§ 48. Behandlung der Schwergeburt. — Zunächst wird der Fall des noch lebenden Fötus in Betracht gezogen. So sagt Bh. 2, 4, 189: »Wenn der Fötus lebendig, aber verirrt (*mūḍha*) ist, soll sie (die Hebamme) ihn mit Anstrengung herausziehen, mit ihrer Hand, die sie mit zerlassener Butter gesalbt in die Scheide einführt.« Nach Su. 4, 15, 2—6 sind bei einer schweren Entbindung entsprechende Mantras zu recitiren, in denen der Wunsch nach einer leichten Niederkunft ausgedrückt wird, auch Arzneien zu geben. H. 728f., 370f. empfiehlt Bestreichung des Unterleibs mit einer Paste, Genuss von siebenmal eingesegneter Milch und Vorhalten eines Diagramms mit gewissen Buchstaben. Ähnlich V. 872. Allgemein wird vor der Zerstückelung eines etwa noch lebendigen Fötus gewarnt, weil derselbe auch die Mutter töten würde, nach S. durch seine heftigen Bewegungen, richtiger wohl des angenommenen engen Zusammenhangs zwischen Mutter und Kind wegen (Su. 4, 15, 7; S. 2, 4; A. 2, 2, 37; V. 869).

Auf den Kaiserschnitt an einer Toten geht die Vorschrift, der Arzt solle, wenn eine Schwangere zur Zeit der Niederkunft (im 9. Monat oder später, D.) gestorben ist, wie ein Bock verendet (d. h. plötzlich durch Erwürgen, D.), und ihr Unterleib noch zuckt, denselben sofort aufschneiden und den Fötus herausziehen. Nach der Lesart in S. 2, 4, 219 (*bastidvāre* f. *bastamāram*) wäre nicht von plötzlichem Tod, sondern nur von Zuckungen an der Harnröhre die Rede, nach der Lesart in V. 868 dagegen bestimmt von Tötung (*abhighātāt*). Ein geschickter Arzt kann sich durch solche Operationen Reichtum und Ruhm erwerben.

Nach Su. 4, 15, 6 (vgl. S. 2, 4, 217f; A. 2, 2, 26—8; V. 869) soll bei Totgeburten (und schweren Entbindungen, D.) die Schwangere mit gebogenen Beinen auf dem Rücken liegen, die Hüften durch ein untergelegtes Tuch erhöht, der Arzt mit eingefetteter Hand den Fötus herausziehen. Dabei soll er einen mit den beiden Beinen herausgekommenen ausstrecken (und so herausziehen), einem mit dem einen Bein herausgekommenen das andere ausstrecken und ihn so herausziehen, einem in Steisslage herausgekommenen die

Steissgegend in die Höhe drücken, die beiden Beine ausstrecken und ihn so herausziehen, bei der Querlage die untere Hälfte hinaufdrücken und die obere nach der Vagina zu in die rechte Richtung bringen und herausziehen, bei seitlicher Neigung des Kopfes die Schulter zurückdrängen und den Kopf herausziehen, bei Vorfall der beiden Arme ebenfalls die Schultern emporDrücken und den Kopf herausziehen. Von diesen Lagen (vgl. § 47) gelten die zwei letzten als unheilbar, ein solcher Fötus wird auch als *viṣkambha* (»Riegel«) bezeichnet und muss mit dem Messer (*śastra*) zerstückelt werden. Der Arzt soll der Frau Mut machen und mit einem abgerundeten oder fingerförmigen Messer (*maṇḍalāgra, aṅguliśastra*) den Kopf des Fötus zerstückeln und die Schädelknochen herausziehen, dann (den Rumpf) an der Brust oder Achselhöhle mit einem Haken anfassen und herausziehen, oder ohne Zerstückelung des Kopfes in den Augenhöhlen oder Wangen (den Haken befestigen). Bei Vorfall der Schulter ziehe er den Fötus nach Abschneidung des Arms an der Schulter heraus. Wenn der Leib des Fötus durch Wind aufgebläht ist wie ein gefüllter Schlauch, öffne er ihn, um die Eingeweide herauszunehmen, und ziehe ihn dann heraus. Bei Steisslage zerstückle er die scheibenförmigen Knochen am After. Überhaupt soll der Arzt jeden Körperteil des Fötus, der stecken bleibt, zerschneiden und herausziehen und sich bemühen, die Mutter zu retten (Su. 4, 15, 6ff.; S. 2, 4, A. 2, 2, 29ff.).

Alle solchen Operationen sind sehr gefährlich, weil man nur nach dem Gefühl und mit der einen Hand operiren kann, zwischen der Vagina, Leber, Milz, dem Uterus und anderen empfindlichen Organen, und dabei die Manipulationen des Ziehens, Drückens, Zerschneidens und anderes ausführen muss. Daher muss der Arzt die Erlaubnis des Landesherrn (*adhipati, īśvara*) einholen und sich grosse Mühe mit der Operation geben. Nach Bh. 2, 4, 189 ist dagegen die Behandlung Frauen (Hebammen) zu übertragen, die sich durch viele glückliche Entbindungen, auch unter schwierigen Umständen, Ruhm erworben haben. Eine in der Chirurgie bewanderte, geschickte und furchtlose Frau soll, wenn der Fötus abgestorben ist, das Messer in die Vagina der Schwangeren einführen.

Auch abgesehen von der 7. und 8. Lage gilt der *mūḍhagarbha* und die damit behaftete Schwangere für unheilbar, wenn gewisse Complicationen bei der letzteren eintreten, wie Verengerung der Vagina, Gebärmuttervorfall, Bauchfellentzündung (? *makkalla*), Asthma oder Husten, Schwindel, Sinnestäuschungen, Convulsionen, Kälte am Körper u. a. (A. 2, 2, 38; Su. 2, 8, 3; M. 420).

[1] Vgl. FASBENDER l. c. 53—8.

§ 49. Frauenleiden und ihre Behandlung. — Die Krankheiten der Wöchnerinnen werden unter dem Namen *sūtikāroga* zusammengefasst, die Symptome sind Gliederreisen, Fieber, Zittern, Durst, ein Gefühl von Schwere in den Gliedern, Anschwellung, Kolik, Durchfall, oder die Erscheinungen der von Schleim und Wind herrührenden Leiden, wie gleichfalls Fieber und Durchfall, ferner Geschwüre, Kräfteverfall, Ekel u. a. Hiernach scheint es sich besonders um Kindbettfieber zu handeln. Als Gegenmittel werden namentlich Decocte von verschiedenen Kräutern und Wurzeln empfohlen, ferner Schwitzmittel, Salben, Bäder u. s. w. (M. 411ff.; V. 876ff.; Bh. 2, 4, 192—4; vgl. Su. 3, 10, 15f.; Kau. Sū. 28, 15). Bei *makkalla* bewirkt das in den Genitalien der Wöchnerin durch den Wind zurückgehaltene Blut eine Anschwellung unterhalb des Nabels, in den Seiten, der Blase oder dem Blasenhals, Schmerzen im Nabel, in der Blase, im Bauch, Aufgetriebenheit im ganzen Unterleib, der wie mit Nadeln zerstochen und durchbohrt wird, und Harnverhaltung. Hiernach ist vielleicht Bauchfellentzündung oder

Perimetritis puerperalis gemeint. Die Mittel bestehen in verschiedenen Decocten, vermischt mit zerlassener Butter, Salz, lauwarmem Wasser u. s. w. (Su. 3, 10, 18; S. 2, 3, 211f.; Bh. 2, 4, 191). Wenn die Gebärmutter der Wöchnerin von ihrem Platz herabfällt, so soll eine geschickte Frau (Hebamme) sie mit dem Blut irgend eines Wesens bestreichen und wieder an ihrem Platz befestigen. Wenn sie befestigt ist, soll sie dieselbe mit einer Abkochung von Öl und verschiedenen Pflanzen reichlich erwärmen und erfüllen und dazu sprechen: »Gesegnete, gehe an deinen Platz« (S. 2, 3, 212).

Als Krankheiten der Schwangeren (*gurviṇīroga*) nennt Bh. 2, 4, 179 Bewegungen des Fötus (beginnender Abortus, vgl. § 45), Blutfluss (*pradara*), Leibschmerzen, Fieber der Schwangeren, chronisches Fieber, Darmkatarrh (*grahaṇī*) und empfiehlt dagegen verschiedene Decocte. Von diesen Krankheitszuständen wird der Blutfluss oder die Menorrhagie, Dysmenorrhöe (*pradara, asṛgdara, raktayoni*, vgl. S. 2, 1, 196) häufig erwähnt und mehrfach an die Spitze aller Frauenkrankheiten (*strīroga*) gestellt. Nach C. 4, 30, 76—87 gilt als Ursache des *pradara* der übermässige Genuss von salzigen, saueren, schweren, scharfen, hitzigen, öligen Speisen, Fleisch, Fischen, geistigen Getränken u. s. w. Hierdurch gestört bewirkt der Wind eine übermässige Blutansammlung in den Adern des Uterus, welche das Menstrualblut in denselben leiten. Die Behandlung besteht hauptsächlich in der Verabreichung verschiedener Decocte und anderer Arzneien. Als eine gefährliche Krankheit der Schwangeren gilt *udāvarta-vibandha* oder *udāvarta*, eine Art hartnäckiger Verstopfung, bei der alle Ausscheidungen zurückgehalten sind (C. 4, 8, 24; S. 2, 4, 216; A. 2, 2, 21f.).

Von den weiblichen Sexualleiden (*yoniroga, yonivyāpad*) im Allgemeinen werden gewöhnlich 20 Arten unterschieden, mit manchen Differenzen im Einzelnen (C. 6, 30, 1—52; Su. 6, 38; S. 6, 38, 321f.; 39, 324—9; A. 6, 33, 27ff.; 34, 22ff.; M. 413ff.; Bh. 2, 4, 172—4; V. 848ff.; Vṛ. 65). Als Ursachen dieser Leiden werden betrachtet: fehlerhaftes Verhalten der Frauen in Bezug auf Diät und Lebensweise, ein schlechtes Lager, verdorbenes Menstrualblut, schlechter Samen, übermässiger Liebesgenuss, besonders wenn der Penis des Mannes zu gross ist, der Gebrauch von *apadravya* (Mittel zur Vergrösserung des Penis bei der Beiwohnung[1]), auch das Schicksal. Die krankhaften Zustände der weiblichen Genitalien bestehen teils nur darin, dass die Vagina von Natur oder durch Krankheit abnorm eng oder weit ist (*sūcīvaktrā, mahāyoni*), oder durch die Beiwohnung nicht angenehm erregt wird (*atyānandā*), oder durch sexuellen Verkehr mit einem besonders grossen Mann oder vor Eintritt der Geschlechtsreife verletzt ist (*aṇḍinī, phalinī, prākcaraṇā*), teils in schmerzhafter, ungenügender Menstruation mit schaumigem Blute (*udāvartā, udāvṛttā*), in starkem Ausfluss von heissem Blut (*lohitakṣayā, rudhirakṣarā*), in ausströmendem verdorbenem Menstrualblut, das zum Tod des Kindes oder Abortus führt (*jātaghnī, putraghnī*, nach Dutt gewohnheitsmässiger Abortus), in Neigung zum Abortus oder Vorfall, welche die Geburt erschwert (*sraṃsinī, prasraṃsinī*), in schmerzhafter Trockenheit der Vagina, verbunden mit Verstopfung und Harnverhaltung (*śuṣkā*), in der Bildung eines wulstigen Auswuchses in der Vagina, der den Durchgang des Menstrualblutes hindert (*karṇinī*), in völligem Fehlen der Menstruation und dadurch bedingter Unfruchtbarkeit (*bandhyā, ṣaṇḍī*), in Ausstossung des eingedrungenen Samens aus dem Uterus, zusammen mit dem Menstrualblut, nach 6—7 Tagen (*vāminī*) oder in Nichtaufnahme desselben (*acaraṇa*), in einer sehr schmerzhaften Verkrümmung des Scheideneingangs (*antarmukhī*) u. a. Ausserdem kommen die Störungen der drei Grundsäfte in Betracht. Die *yonivyāpad* bewirken, dass die Leidende nicht empfängt und verschiedenen Krankheiten wie Anschwellung des Unterleibs, Hämorrhoiden, Menorrhagie u. a. verfällt. Die Behandlung richtet sich nach den afficirten Grundsäften, indem z. B. bei Wind Fett- und Schwitzmittel, Klystiere und andere den Wind vertreibende Mittel, bei Galle kalte Waschungen, bei Schleim trockene und kalte Arzneien anzuwenden sind. Ferner soll man nach Anwendung der Fett- und Schwitzmittel eine verschobene Vagina (*yoni*) wieder einrichten, eine schiefe zurechtbiegen, eine enge erweitern, eine herausgetretene zurückdrängen, eine verkehrte umdrehen, da eine aus ihrer natürlichen Lage gekommene *yoni* wie ein Fremdkörper (*śalya*) im weiblichen Körper wirkt. Für viele Fälle werden auch Einlagen von Baumwolle, von scharfen Stoffen zur Reinigung der *yoni*, von Öl u. s. w. empfohlen, ferner Waschungen, Salben, Übergiessungen, kräftige Nahrung, in Milch, Fleischbrühe u. dgl. bestehend, verschiedene Decocte u. s. w.

Erst in späteren Werken kommen die Frauenkrankheiten *kanda* und *somaroga* vor (M. 416; V. 456; Bh. 2, 4, 171f. 174). Unter *kanda* (Knolle, nach Dutt Gebärmuttervorfall) ist eine eiterig und blutig aussehende Geschwulst von der Gestalt einer Frucht des Brodfruchtbaums (kugelförmig) in den weiblichen Genitalien zu verstehen. Die Behandlung besteht in Füllung der *yoni* mit gewissen Arzneien, vermischt mit Honig. Als Ursache gelten Schlaf bei Tage, Jähzorn, Überanstrengung, übermässiger Liebesgenuss und Verletzungen mit den Nägeln, Zähnen[2] oder sonst. Die Krankheit *somaroga* ist eine Art Harnruhr der Frauen, verbunden mit Appetitmangel, trockenem Mund und Gaumen, Ohnmacht u. s. w.

[1] Vgl. Kāmasūtra 368 f. — [2] l. c. 116–135.

V. DIE INNEREN KRANKHEITEN UND IHRE BEHANDLUNG.

§ 50. Kinderkrankheiten[1]. — Schon die vedische Medicin[2] enthält Angaben über Kinderheilkunde, so einen Zauber gegen Würmer bei Kindern AV. 5, 23, vgl. Kau. Sū. 29, 20ff., wo gegen Würmer bei Kindern das untere Ende einer Mörserkeule am Feuer erhitzt und dann dreimal über dem Gaumen des Kindes hin- und hergestrichen wird. Der 14. Abschnitt des zweiten medicinischen Werks der Bowerhs. handelt ausschliesslich von der Behandlung der Kinderkrankheiten (*kumārabhṛtya*) und enthält Recepte für verschiedene Arten von Durchfall, für Erbrechen, Verstopfung, Würmer, Gelbsucht, Halskrankheiten, Hautkrankheiten, Besessenheit durch einen weiblichen oder männlichen Dämon, Fieber, Husten bei Kindern u. s. w. Der darin (2, 1081, vgl. Hoernles Anmerkung) als Autorität citirte Jīvaka war ein Zeitgenosse Buddhas und hiess der »Kinderarzt« (*komārabhacca*).

Die späteren medicinischen Werke schreiben die gewöhnlichen Kinderkrankheiten (*bālaroga*, *bālāmaya*) gerne dem Einfluss der Muttermilch zu. So wird ausser den in § 43 erwähnten Säuglingskrankheiten die nachteilige Einwirkung der Muttermilch auch nach dem Princip der drei Grundsäfte eingeteilt. Eine Entzündung der Augenlider (*kukūṇaka*, »Bindehaut-Eiterung der Neugeborenen« Hirschberg), wobei das Auge juckt und häufig thränt und das Kind die Stirne, die Augenränder und die Nase reibt, nicht in die Sonne sehen kann, auch die Augenlider nicht zu öffnen vermag, rührt ebenfalls von verdorbener Milch her. Wenn ein Kind die Milch einer schwangeren Mutter trinkt, so leidet es an Husten, Verdauungsschwäche, Erbrechen, Mattigkeit, Abmagerung, Übelkeit, Schwindel, Anschwellung der Eingeweide: dies nennt man *pārigarbhika* oder *paribhava* (M. 425; S. 2, 1, 173; V. 889).

Eine weitere Quelle der Erkrankungen des Kindesalters bildet das Zahnen, so entstehen nach S. 6, 1, 179f.; A. 6, 2, 26ff. daraus Leiden jeder Art und am ganzen Körper, insbesondere Fieber, Kopfweh, Durst, Schwindel, Triefäugigkeit, Augenentzündung, Geschwüre an den Augenlidern, Erbrechen, Husten, Asthma, Durchfall und Rotlauf. Das Zahnen tritt im achten Monat oder später auf, wenn das Kind langlebig (gesund) ist, sonst schon am Ende des vierten Monats; wenn die Kinder in zu jugendlichem Alter von den aus dem Hervorbrechen der Zähne entstehenden Schmerzen befallen werden, können sie sich nicht normal entwickeln. Die Behandlung besteht in Brechmitteln und anderen Arzneien, die aber nur in ganz kleiner Dosis zu verabreichen sind; man soll überhaupt ein Kind, das vom Zahnen krank ist, keiner strengen Kur unterwerfen, da die krankhaften Erscheinungen von selbst aufhören, wenn die Zähne da sind.

Auch die Störungen der Grundsäfte werden für die Entstehung mancher Kinderkrankheiten in Anspruch genommen. So entsteht die Gaumenkrankheit *tālukaṇṭaka* aus einer Störung des Schleims am Fleisch des Gaumens (weicher Gaumen); die Symptome bestehen in einem (äusserlichen) Einsinken der Gaumengegend, (innerlichen) Herabsinken des Gaumens, Abneigung gegen die Mutterbrust, Schmerzen beim Schlucken, Durchfall, Durst, Schmerzen in Augen, Kehle und Mund, Unfähigkeit den Hals (Kopf) oben zu halten, Erbrechen. Aus einer Störung der drei Grundsäfte entsteht eine schwere Form des Rotlaufs (*visarpa*), die den Namen *mahāpadma* hat. Überhaupt können alle Krankheiten der Erwachsenen, vom Fieber anfangend, auch bei Kindern vorkommen, namentlich die kleineren Übel (*kṣudraroga*, § 67; M. 426; V. 889; Bh. 2, 4, 208).

Ganz besonders werden aber die Erkrankungen der Kinder dämonischen Einflüssen zugeschrieben, vielleicht weil man das hilflose Kindesalter solchen Einflüssen für besonders zugänglich hielt und die Plötzlichkeit, mit der oft bei Kindern schweres Kranksein mit völliger Gesundheit abwechselt, sich nicht anders zu erklären wusste. Schon vedisch ist der Dämon Jambha, der die Kinder ergreift und zu dessen Abwehrung man ihnen die Mutterbrust reicht (AV. 7, 10, vgl. Kau. Sū. 32, 1), vedisch auch Naigameya, Naigamesa, d r teils als eine die Geburt von Söhnen gewährende oder Kinder im Mutterleib vertauschende Gottheit, teils als ein die Kinder krank machender Dämon erscheint, auch schon auf alten Sculpturen vorkommt und einen Ziegenkopf (später einen Widderkopf) hat, wohl als für einen Gott der Zeugung geeignetes Symbol der Geilheit[3]. Bei einem von Naigameṣa ergriffenen Kinde zeigen sich Blähungen, Zuckungen der Hände, Füsse und des Mundes, Schaum vor dem Munde, Durst, Ballen der Fäuste, Durchfall, Heiserkeit, Entfärbung, Kollern im Leibe, Röcheln, Erbrechen, Husten, Schlucken, Schlaflosigkeit, Beissen der Lippen, sich Krümmen, in die Höhe Blicken, heftiges Phantasiren, Bewusstlosigkeit, Fleisch- oder Fettgeruch, Fieber, Geschwulst an einem Auge und andere Symptome (A. 6, 3, 12—14; S. 6, 4, 188; Su. 6, 27, 14; M. 429). Es werden auch allgemeine Kennzeichen dämonischer Ergriffenheit aufgezählt: das Kind fährt plötzlich zusammen, erschrickt und weint, es beisst mit den Zähnen sich selbst und seine Amme, blickt nach oben, beisst die Zähne zusammen, stöhnt, gähnt, verzieht die Augenbrauen, die Zähne und die Lippen, speit öfter Schaum aus, magert ab, wacht Nachts, hat geschwollene Augen, leidet an Durchfall und Heiserkeit, riecht nach Fleisch und Blut, isst nicht wie sonst, nimmt die Brust nicht (M. 427; A. 6, 3, 12—14; S. 6, 4, 187; Bh. 2, 4, 197); als Vorboten gelten Fieber und fortwährendes Weinen (A. S.). Su. nennt neun *graha*, vier männliche und fünf weibliche (*pūtanā*), dieselben auch M. V. Bh. Cd. 406—12 zählt zwölf weibliche Unholde auf, die er *mātṛkā* nennt und die am 1.—12. Tag, Monat oder Jahr das Kind überfallen und krank machen. S. A. 6, 3 unterscheiden ebenfalls zwölf Dämonen (*graha*), von denen aber nur sieben weiblichen, die übrigen männlichen Geschlechts sind. Die *graha* baten Skanda, ihnen Lebensunterhalt zu verschaffen, da verwendete er sich für sie bei Śiva, und Śiva riet ihnen, sich an die Kinder in denjenigen Häusern zu halten, in welchen die Götter, Manen und Gäste, Brahmanen und Lehrer nicht geehrt würden, keine Opfer dargebracht, zerbrochene Schüsseln zum Speisen benutzt und überhaupt die religiösen Gebräuche und Reinheitsvorschriften nicht beobachtet würden; dadurch würde ihnen reichlicher Unterhalt und Verehrung zu Teil werden. Daher werden solche Kinder, deren Ammen schmutzig oder die selbst unrein sind, oder die zur Zeit des Morgen- oder Abendgebets weinen, oder die zornig, furchtsam oder missgestimmt sind, oder sich allein in einem leeren Raume befinden, von den *graha* im Schlaf oder selbst im Wachen mit allerhand Spukgestalten geängstigt. Die *graha* fahren dann in die Kinder hinein, wobei sie aber nur mit dem Auge der Wissenschaft wahrgenommen werden können; denn sie können beliebige Gestalten annehmen und sind für gewöhnliche Sterbliche unsichtbar. Auch beliebige Versündigungen der Amme oder Mutter setzen das Kind den Angriffen der *graha* aus (S. l. c.; Su. 6, 37; 6, 27, 4). Zur Vertreibung der *graha* werden ausser Salben, Arzneien, Begiessungen, Räucherungen u. dgl. besondere Opfer, verbunden mit Anrufungen der einzelnen *graha*, empfohlen. So wird an Naigameṣa eine Spende gerichtet mit einer Anrufung, die den »beliebige Gestalten annehmenden, hochberühmten Gott mit dem Ziegengesicht« auffordert, das Kind zu behüten (Su. 6, 36, 8).

[1] Vgl. Joachim, Die Diätetik und die Krankheiten des kindlichen Alters bei den alten Indern, Arch. f. Kinderheilkunde 12, 174—253 (1891). — [2] Vgl. Bloomfield, Grdr. II, 1 b, 61 f. — [3] Vgl. Winternitz, Nejamesha, Naigamesha, Nemeso JRAS. 1895, 149 ff.; Bühler, Specimens of Jaina Sculptures from Mathurā EI. 2, 314—8.

§ 51. Fieber. — Wie dem Fieber noch jetzt nach den statistischen Ausweisen beinahe zwei Drittel (66%) aller Todesfälle in Indien zugeschrieben werden[1], so wird es auch in den medicinischen Werken als der König der sämtlichen Krankheiten bezeichnet, und so ist auch schon im AV. die Krankheit *takman*, die dem späteren *jvara* »Fieber« entspricht, die gefürchtetste Krankheit[2]. In der Medicin wird das Fieber der Menschen mit den schlimmsten Störungen der Naturreiche auf gleiche Stufe gestellt, wie mit der Tollwut der Hunde, dem Hohlwerden der Bäume, dem salzigen Steppencharakter des Erdbodens, und ist mehrfach in die Mythenbildung verflochten; so soll es aus dem Zornesfeuer Śivas entstanden sein, das zu dem furchtbaren dreiköpfigen Dämon Vīrabhadra wurde, der das Opfer des Dakṣa störte und diesen selbst tötete, dann als Fieber mit seinen Genossen Übelkeit, Gliederreissen, Kopfweh, Schwindel, Müdigkeit, Mattigkeit, Durst, Hitze u. a. die ganze Welt beunruhigte (S. 3, 1, 256; Su. 6, 39, 6—12; C. 6, 3, 7—11; A. 3, 2, 1 f.; H. 264, 134). Das Zornesfeuer (*kopāgni*, *roṣāgni*) erinnert, wie in der vedischen Medicin der Zusammenhang des *takman* mit dem Feuergott (*Agni*)[3], an die Fieberhitze.

Fieber besteht da, wo gleichzeitig Aufhören der Schweissabsonderung, Hitze und Schmerzen an allen Gliedern eintreten (Su. 6, 39, 11 f.). Als allgemeine Ursachen der Fieber werden angegeben: unrichtiger Gebrauch von Schwitz- und anderen Mitteln, verschiedenartige Verwundungen, andere Krankheiten, das Reifwerden (von Geschwüren u. dgl.), Ermüdung, Entkräftung, Unverdaulichkeit, Gift, der Geruch (gewisser) Kräuter und Blumen, Kummer, der schlimme Einfluss der Gestirne oder Jahreszeiten, Verzauberung oder Verwünschung, Trübung des Geistes oder Besessenheit, bei Frauen eine schwere Niederkunft, oder Schädlichkeiten während des Wochenbettes, oder die erste Milchsecretion in den Brüsten (l. c. 17—20). Durch solche Ursachen werden die Grundsäfte des Körpers gestört und auf Abwege gebracht, so dass dadurch die innere Hitze rasch hinaustritt und das Wasserelement zurückgehalten wird, weshalb ein Fiebernder einen heissen Körper hat und nirgends schwitzt (Su. l. c. 21 f.). Es gibt acht verschiedene Arten des Fiebers, wovon sieben auf der Störung eines oder mehrerer Grundsäfte beruhen, die achte auf Verletzungen und anderen äusseren Ursachen (C. 2, 1, 11—16; Su. 6, 39, 13—6; S. 3, 2, 260 f.; A. 3, 2, 3—6). Als allgemeine Vorboten des Fiebers gelten: Mattigkeit, Unbehagen, Entfärbung, schlechter Geschmack im Munde, Wasser in den Augen, Schwere und Reissen in den Gliedern, Mangel an Appetit, Ekel, Schlafsucht, Gähnen, Trägheit, Saumseligkeit, Vernachlässigung der Arbeit, kurzer Athem, abwechselndes Verlangen nach und Abneigung gegen Kälte, Wind und Hitze, Abneigung gegen süsse Speisen, Begierde nach warmen, sauren, salzigen und scharfen Dingen, starker Durst, Unsicherheit im Gehen, Widerwille gegen gute Ratschläge, Zittern, Schwindel, Phantasiren u. a. Beim Auftreten dieser Vorboten und bei beginnendem Fieber werden leichte Speisen oder Fasten empfohlen, weil das Fieber aus dem Magen kommt; dann sind je nach den Umständen Decocte, Salben, Schwitzmittel, Pflaster, Begiessungen, Brechmittel, Abführmittel, Nasenmittel, Räucherungen u. s. w. anzuwenden. Beim Ausbruch des Fiebers wechseln die Symptome je nach den Arten desselben. So wird das von gestörtem Wind herrührende Fieber durch folgende Erscheinungen charakterisirt: ungleichmässiges Auftreten und Pausiren der Fieberhitze und der Schmerzen an den verschiedenen Teilen des Körpers, Eingeschlafensein und Steifheit der Füsse, Krampf in den Waden, die Gelenke wie zerrissen, Hüftenweh, Stiche in der Brust, die Knochen, besonders am Rücken, wie zerschnitten, heftige Schmerzen in Armen, Schultern und Schläfen, die Kinnladen unfähig zu kauen, Ohrensausen, schlechter, zusammenziehender Geschmack im Munde, Gähnen, Trockenheit des Mundes, der Kehle, des Gaumens und der Haut, Durst, Verstopfung und harte Stühle, Flatulenz, trockener Husten u.s.w. Symptome des Gallenfiebers: gleichzeitiges Auftreten und Zunehmen der Fiebererscheinungen am ganzen Körper, besonders während der Verdauung, Mittags, um Mitternacht oder im Herbste, Entzündung in Nase, Mund, Kehle, Lippen und Gaumen, bitterer Geschmack im Munde, starke Hitze, Durst und Kältebedürfnis, gelbe Färbung der Nägel, der Augen, des Gesichts, des Urins, der Stühle und der Haut (Gelbsucht) u. a. Schleimfieber: gleichzeitiges Auftreten der Fiebersymptome am ganzen Körper, besonders nach dem Essen, Vormittags, in der ersten Hälfte der Nacht, oder im Frühling, ein Gefühl von Schwere im Körper, Appetitlosigkeit, Übelkeit, starke Schläfrigkeit und Stumpfheit, Schnupfen, Speichelfluss, Husten und Schweratmigkeit, süsser Geschmack im Munde, Frösteln und Wärmebedürfnis, weisse Färbung der Nägel, Augen, des Gesichts, des Urins, der Stühle und der Haut, kalte Beulen und ein Frostausschlag am Körper, wenig Schmerzen, Steifigkeit u. a. (C. 2, 1, 11—15; Su. 6, 39, 23—32; S. 3, 2, 261 f.; A. 3, 2, 6—22; M. 30 ff.).

Besonders gefährlich ist das aus einer Störung aller drei Grundsäfte hervorgehende Fieber (*saṃnipātajvara*), das, wenn es in ganz ausgeprägter Form auftritt, nicht geheilt werden kann, und auch sonst schwer heilbar ist, oder dauernde Kränklichkeit zurücklässt. Am 7., 10. oder 12. Tage nimmt dieses Fieber einen gefährlichen Charakter an, worauf es entweder aufhört oder zum Tode führt. Allgemeine Symptome: plötzlicher Wechsel zwischen Hitze und Frost, Schmerzen in den Knochen, Gelenken und im Kopf, die Augen thränend, trübe, weit aufgerissen und verdreht, die Ohren klingend und schmerzend, der Hals wie mit den Spitzen von Ähren bedeckt, Schläfrigkeit, Bewusstlosigkeit, Phantasiren, Husten, Asthma, Übelkeit, Schwindel, die Zunge verbrannt und rauh anzufühlen, Schlaffheit der Glieder, Auswurf von Blut und Galle, vermischt mit Schleim, Wackeln des Kopfes, Durst, Schlaflosigkeit, Herzklopfen, seltene und spärliche Absonderung von Schweiss, Harn und Kot, Abmagerung der Glieder, fortwährende Geräusche in der Kehle, dunkelrote Pusteln und Beulen, Stummheit, Entzündung der Kanäle, Schwere des Unterleibs, langsame Verdauung, Tollheit, Irrereden, schwarze Zähne, grosse Schläfrigkeit bei Tage, Wachen in der Nacht, starker Schweiss oder gar kein Schweiss, Verstopfung oder (häufige aber) ungenügende Stühle, Verfall der Kräfte, Heiserkeit u. a. Es werden dreizehn Arten dieses Fiebers, deren Nomenclatur jedoch wechselt, aufgezählt und beschrieben. Allgemein bekannt ist *abhinyāsajvara*, bei dem Augen und Ohren ihren Dienst versagen, auch Geruch und Gefühl aufhören, der Kranke stöhnt, wenig spricht oder ganz stumm bleibt, hilflos, schläfrig und schweratmend daliegt, phantasirt, keine Nahrung zu sich nehmen will, die Zunge steif, die Kehle trocken ist, Schweiss, Kot und Urin ausbleiben, die Augen thränen u. s. w. Nahe verwandt hiermit ist *hataujas* oder *hṛtaujas*, charakterisirt durch Schwund der Kräfte. Zu *saṃnipātajvara* tritt zuletzt eine Geschwulst an der »Ohrwurzel« hinzu, die leicht tödlich werden kann (C. 6, 3, 50 ff.; Su. 6, 39, 33 ff.; S. 3, 2; A. 3, 2, 27 ff.; M. 34 ff.; Bh. 2, 1, 70 ff.; V. 34 f.).

Die achte Gattung des Fiebers, die von äusseren Ursachen herrührt (*āgantujvara*), kann nicht nur durch Verwundungen und Verletzungen jeder Art entstehen (Wundfieber), sondern auch durch starke Erregung, insbesondere Liebe, Kummer, Furcht oder Zorn, durch Besessenheit, Behexung oder Verwünschung, ferner durch den Geruch giftiger Pflanzen oder Blumen, der Ohnmacht, Kopfweh, Zittern, Erbrechen, Niesen hervorruft, durch Vergiftung, deren Symptome in Ohnmacht, Durchfall, schwarzer Färbung des Mundes, Hitze und Herzweh u. a. bestehen, und andere Ursachen (C. 6, 3, 66—76; S. 3, 2, 263; A. 6, 2, 18—45; Bh. 2, 1, 103—6; M. 40 f.).

Das Wechselfieber (*viṣamajvara* »unregelmässiges Fieber«) bildet eine weitere Gattung des Fiebers, die in fünf Unterarten zerfällt: 1) *saṃtata*, »ununterbrochenes Fieber«, das 7, 10 oder 12 Tage lang andauert, in gewissen Fällen aber auch von längerer Dauer ist. Dieses Fieber ergreift besonders den Chylus (*rasa*), oder Chylus und Blut, überhaupt sämtliche Elemente des Körpers, auch Harn und Kot. 2) *satata*, »immerwährend«, ergreift das Blut und tritt im Laufe eines Tages und einer Nacht zweimal auf, d. h. entweder je einmal am Tag und in der Nacht, oder zweimal am Tag, oder zweimal in der Nacht (Ar.). 3) *anyedyuṣka*, »andertägig« (Quotidianfieber), ergreift das Fleisch und tritt innerhalb 24 Stunden einmal auf, zu beliebiger Zeit. 4) *tṛtīyaka*, »jeden dritten Tag wiederkehrend« (Tertianfieber), ergreift das Fett und wiederholt sich in Zwischenräumen von je einem Tag. Bei diesem Fieber treten je nach den gestörten Grundsäften Schmerzen in Kopf, Kreuzbein oder Rücken auf. 5) *cāturthaka*, »jeden vierten Tag wiederkehrend« (Quartanfieber), ergreift das Mark und die Knochen, wobei die Schmerzen entweder von den Beinen oder vom Kopf ausgehen, und wiederholt sich alle vier Tage oder dauert als *caturthaviparyaya* je zwei Tage, während der erste und vierte Tag fieberfrei sind. Dieses Fieber ist besonders gefährlich. Sehr schwer heilbar ist auch das »Zehrfieber« (*pralepaka*), das bei Su. dem *saṃtata* der anderen Autoren zu entsprechen scheint, sonst aber auch als eine besondere Art von Wechselfieber vorkommt; es macht die Glieder heiss und schwer und bringt Schwindsüchtigen den Tod. Verwandt hiermit ist *vātabalāsaka*, wie auch in der vedischen Medicin schon *balāsa* und Fieber zusammen auftreten und überhaupt das Wechselfieber (Malaria) schon deutlich charakterisirt wird (C. 6, 3, 27—35; Su. 6, 39, 48—55; S. 3, 2, 264 f.; A. 3, 2, 56—74; M. 42 ff.; Bh. 2, 1, 107—14; V. 51 f.).

Je nachdem das Fieber zuerst den Körper oder den Geist ergreift, heisst es »körperlich« (*śārīra*) oder »geistig« (*mānasa*: Typhus?). »Innerlich« (*antarvega*) heisst es, wenn starke innerliche Hitze, »äusserlich« (*bahirvega*), wenn starke Hitze der Haut vorliegt; kaltes Fieber heisst *śītajvara*. »Natürlich« (*prākṛta*) ist das Fieber, wenn es in der Regenzeit, im Herbst oder Frühling auftritt und durch die diesen Jahreszeiten zukommenden Grundsäfte verursacht wird; »unnatürlich« (*vaikṛta*), wenn es zu anderen Zeiten auftritt oder nicht von den entsprechenden Grundsäften herrührt. »Unreif« (*āma*, *sāma*) ist es bei folgenden Symptomen: Speichelfluss, Ekel, Mattigkeit, Schläfrigkeit, schlechter Geschmack im Munde, Appetitlosigkeit, reichliches Urinlassen, Steifheit, Verstopfung oder abnorme Stühle, starkes Fieber mit Phantasiren u. s. w. Kennzeichen »reifenden« Fiebers (*pacyamānasya*) sind: starker Fieberschauer, Durst, Phantasiren, Keuchen, Schwindel, Leibesöffnung, Übelkeit. »Ausgereift« (*nirāma*) ist das Fieber bei folgenden Erscheinungen: Hunger, Leichtigkeit der Glieder, Nachlassen des Fiebers, Ablauf der sieben ersten Tage. Auf drei verschiedene Stadien des Fiebers geht auch die Einteilung in *navajvara*, *taruṇajvara* bis zu 7 Tagen, *madhyajvara* bis zu 14 Tagen, *jīrṇa-* oder *purāṇa-jvara* von da ab oder von 21 Tagen ab. Den sieben Elementen des Körpers entsprechen ebenso viele Arten des darin auftretenden Fiebers. Gefährlich ist das Fieber in Mark oder Knochen, todbringend das Fieber im Samen, charakterisirt durch Erectionen und Samenverlust (C. 6, 3, 16—22. 38—45; S. 3, 2, 263 f.; A. 3, 2, 46—56; M. 48ff.; Bh. 2, 1, 120—2).

Die Identificirung obiger Beschreibungen mit den modernen Fieberkrankheiten Indiens macht Schwierigkeiten[4], doch sind die intermittirenden und die besonders nach der Regenzeit verheerend auftretenden remittirenden Fieber nicht zu verkennen, ferner die Pneumonie (*pralepaka*) und das Wundfieber (*āgantujvara*).

In der Behandlung des Fiebers hat schon die vedische Medicin den Schritt von der naiven Überantwortung des heissen Fiebers an den kalten Frosch und Anbindung eines grüngestreiften Frosches unter dem Bett des Fieberkranken zur Anwendung der auch späterhin als Fiebermittel vorkommenden Pflanze *kuṣṭha* gemacht.[5] Zahlreiche Recepte für Fieber enthält die Bowerhs., so wird darin schon die Wirkung von *harītakī* (Terminalia chebula) als Mittel gegen Wechselfieber gepriesen (2, 939). Auch die spätere Litteratur ist reich an Recepten für jede Art des Fiebers, doch wird besonders die Anwendung diätetischer Mittel empfohlen. Im ersten Stadium, bis zu 7, nach Anderen bis zu 10 Tagen nach dem Beginn des Fiebers, soll der Patient überhaupt nichts geniessen, oder doch nur dünne Abkochungen (*yavāgū*) u. dgl. in mässiger Quantität; nur das Wasser darf man ihm nicht entziehen, doch soll er in der Regel nur abgekochtes und erwärmtes Wasser geniessen, da kaltes Wasser das Fieber vermehrt, wie auch Arzneien in diesem Stadium schädlich wirken. Bei Fieber, das gleich nach dem Essen entsteht, ist zunächst ein Brechmittel zu geben. Im Allgemeinen gilt die Regel, zu Anfang Fasten, späterhin Beförderung der Verdauung durch entsprechende Diät, zuletzt Arzneien, nach gestilltem Fieber Purgantien anzuwenden; doch können bei leichtem Fieber auch schon sofort Arzneien gegeben werden. Bei Wechselfieber soll man zunächst nach oben und unten purgiren. Nur wenn andere Mittel nichts geholfen haben, soll bei Fieber jeder Art zur Ader gelassen werden. Wenn der Kopf und der Körper leicht, die Ermüdung, Betäubung und Hitze geschwunden sind, der Mund entzündet ist, der Kopf juckt, Schweiss hervorbricht, Esslust und Niesen entsteht, der Geist wieder normal, der Schmerz vorüber ist, so kann man hieran das Aufhören des Fiebers erkennen. Doch muss der Patient sich auch dann noch vor Anstrengungen, sexuellem Verkehr, Baden, Spazierengehen und Luftzug hüten, bis er wieder ganz zu Kräften gekommen ist (C. 6, 3, 81—217; Su. 6, 39, 83—299; A. 4, 1; S. 4, 1; Bh. 2, 1, 7—125; Vṛ. 1, 25ff.).

[1] BAINES, General Report on the Census of India, 1891 (London 1893), 62. — [2] Vgl. GROHMANN, IS. 9, 381 ff.; BLOOMFIELD l. c. 59f. — [3] BLOOMFIELD l. c. 60. — [4] Vgl. CHEVERS, A Commentary on the Diseases of India (London 1886), 60 ff., 80, 263; G. DACUNHA, Dengue (Bombay 1872); BAINES l. c. 62f. — [5] BLOOMFIELD l. c.

§ 52. Durchfall, Dysenterie und Cholera. — Die gewöhnliche Bezeichnung des Durchfalls, *atisāra* (vgl. ved. *āsrāva* »Ausfluss«), der noch jetzt als morbus Bengalensis eine häufige Todesursache ist, wird etymologisch so erklärt, dass das Wasserelement im Körper, von gestörtem Wind abwärts getrieben, das Verdauungsfeuer auslöscht und mit den Faeces vermischt und dieselben auflösend stark läuft (*atīva sarati*. Su. 6, 40, 4 = M. 65; vgl. A. 3, 8, 3f. = S. 3, 8, 279). Als Ursachen solcher Störung werden angegeben: schwere, scharfe, übermässig fette, trockene, heisse, flüssige oder kalte, nicht zu einander passende (wie Milch und Fische) oder schädliche Speisen, wenn man zu viel oder in die Verdauung hinein isst oder allzuviel oder verdorbenes Wasser oder Spirituosen trinkt, ferner Vergiftung, Angst, Kummer, zu langes Baden, Unterdrückung der natürlichen Ausscheidungen, Würmer, Hämorrhoiden u. a. Vorboten sind: Stechen im Herzen, Nabel, After, Unterleib und in den Eingeweiden, ferner Mattigkeit in den Gliedern, Unterdrückung der nach unten abgehenden Winde, Verstopfung, Flatulenz, Indigestion. Die weiteren Symptome wechseln je nach den Arten des Durchfalls, deren gewöhnlich sechs unterschieden werden: 1. Bei gestörtem Wind sind die Stühle braun (M.) oder dunkelfarbig (Su.), spärlich aber häufig, schleimig, schaumig, hart, geräuschvoll und schmerzend, der Harn angehalten, die Eingeweide unruhig, die Hüften und Schenkel indolent, der Mastdarm vorgefallen. 2. Von Galle sind die Stühle gelb, grün, wässerig, dünn, übelriechend, heiss, mit Drang verbunden, auch leidet der Patient an Durst, Ohnmachten, Hitze und Schweiss am Körper, Fieber und Entzündung des Afters. 3. Von Schleim sind die Stühle weiss, klebrig, mit Schleim bedeckt, zähe, unfertig, geräuschlos, häufig, kalt, der Patient ist müde und schläfrig, appetitlos, merkt es nicht wenn er Stuhl gehabt hat, Bauch, After und Blase sind schwer. 4. Von allen drei Grundsäften sind die Stühle verschiedenartig (Su., M., A.), z. B. wie Molken, zerlassene Butter, Mark, Öl, Fett oder Milch gefärbt, oder wasserhell, oder ganz blau, rot, oder schwarz, wie Aas, Eiter oder rohe Fische riechend (C.). Diese Form gilt für besonders gefährlich, ja unheilbar. 5. Wenn Kummer, verbunden mit ungenügender Nahrungsaufnahme, die Ursache ist, geht die Hitze der Thränen in die Gedärme und stört das Blut, das dann mit oder ohne Faeces abgeht. Auch diese Art ist schwer heilbar. 6a. Bei Indigestion (*āma*, *āmājīrṇa*) beunruhigen die Grundsäfte die Eingeweide und bewirken vielfach verschiedenfarbige, schmerzhafte Stühle (Su. M.). 6b. Durch Angst wird der Wind gestört und ruft schnelle, warme, wässerige, fliessende Durchfälle hervor. Nach einer anderen Einteilung ist ähnlich wie beim Fieber zwischen unreifer oder acuter (*āma*) und reifer oder chronischer (*pakva*) Dysenterie zu unterscheiden (C. 6, 19, 4—14; Su. 6, 40, 1—16; S. 3, 8, 279f.; A. 3, 8, 1—14; M. 64ff.).

Unheilbar ist *atisāra*, wenn die Stühle von ganz abnormer Beschaffenheit sind, z. B. wie Butter, Öl, Fett, Mark, Milch, Molken, Honig, und wenn der Patient an Durst, Hitze, Schwindel, Asthma, Schlucken, Seiten- und Knochenschmerzen, Irrereden und anderen schlimmen Symptomen leidet (Su. 6, 40, 17—21; M. 70). Mit Fieber verbundener Durchfall heisst *jvarātisāra*.

Blutiger Durchfall (*raktātisāra*) entsteht durch reichlichen Genuss von Galle bewirkenden Nahrungsmitteln bei galligem Durchfall (M. 71 = Bh. 2, 1,

138). Eine andere Abart des Durchfalls, der aber auch blutig sein kann (Dysenterie), ist *pravāhikā* (etwa »die strömende«), verursacht durch unpassende Ernährung, welche den Wind vermehrt, worauf derselbe den angesammelten Schleim, vermischt mit Kot, abwärts und aus dem After hinaustreibt (Su. 6, 40, 131 f. = M. 72). Der Brechdurchfall heisst *chardyatisāra*. Nahe verwandt mit *atisāra* ist auch *grahaṇī* oder *grahaṇī-roga*, *-gada*, eine Art von Dysenterie oder chronischer Diarrhoe. Unter *grahaṇī* ist eigentlich ein Organ oberhalb des Nabels zu verstehen, der Sitz des Verdauungsfeuers, das die unverdaute Nahrung aufnimmt und sie in verdautem Zustand wieder herausgiebt; wenn die *grahaṇī* durch Schwäche dieses Feuers verdorben wird, giebt sie die Nahrung unverdaut heraus (C. 6, 15, 23). Unter den Ursachen wird besonders vernachlässigter *atisāra* hervorgehoben. In allen Fällen ist die Verdauung abnorm, die Stühle sind bald flüssig, bald trocken, dünn, unverdaut, geräuschvoll, schaumig, manchmal blau und gelb, oder grösstenteils schleimig, schmerzhaft u. s. w. Andere weniger constante Symptome sind: saueres Aufstossen, schlechter Geschmack im Munde, Schmerzen in den Seiten, Schenkeln, in der Brust, im Hals, Brechdurchfall, Abmagerung, Hitze, Fieber u. s. w. Nach S. A. besteht der Unterschied zwischen *atisāra* und *grahaṇī* darin, dass ersteres Leiden rasch, letzteres langsam verläuft, lange dauert, auch wird es zu den »grossen Krankheiten« gerechnet (C. 6, 15, 18—22; 24—9; Su. 6, 40, 159—70; S. 3, 8, 180f.; A. 3, 8, 15—30; M. 74—8). Eine besonders schlimme Form von *grahaṇī* ist *saṃgrahagrahaṇī*. Sie wird charakterisirt durch Geräusch in den Eingeweiden, Trägheit, Schwäche, Mattigkeit; die Stühle sind flüssig oder fest, spärlich oder reichlich, ölig, mit Schmerzen im After verbunden, unverdaut, klebrig, geräuschvoll, wenig schmerzhaft, werden täglich oder nur einmal in 10 Tagen, einem halben oder ganzen Monat entleert; (oder) bei Tag tritt Unruhe (Stuhlgang), bei Nacht Ruhe ein (M. 78 = Bh. 2, 1, 155 = V. 127f.). Unheilbar ist eine als »Schöpfrad« (*ghaṭīyantra*) bezeichnete Erkrankung der *grahaṇī*, mit Taubwerden beider Seiten des Körpers, Kolik und plätschernden Entleerungen wie beim Ausschütten eines Wassereimers (Bh. 2, 1, 156).

Hier ist auch vielleicht die Krankheit *viṣūcikā*, *viṣūcī* anzuschliessen, obwohl sie in den medicinischen Werken zusammen mit *alasaka* u. dgl. Zuständen (§ 53) abgehandelt wird. Nach Wise, Dutt, Hoernle u. A. ist *viṣūcikā* die »Cholera in its sporadic form«, doch gibt es auch andere Auffassungen.[1] Sie ist schon vedisch und erscheint in der Vāj. S. als die Folge allzu reichlichen Genusses von Soma, wie sie auch in der Medicin von Unmässigkeit hergeleitet wird. Auch in der sonstigen Litteratur kommt sie nicht selten vor, so wird sie Rājataraṃgiṇī (ed. Stein) 8, 88 als ein Beispiel einer tödlichen und verheerenden Krankheit erwähnt, wie auch C. 2, 3 die Epidemiologie gleich nach *viṣūcikā* und *alasaka* behandelt. Der Name, »nach beiden Seiten gehend«, ist von den Ausleerungen nach oben und unten herzuleiten. Die Mediciner führen ihn jedoch auf *sūcī* »Nadel« zurück, weil dabei der Wind die Glieder wie mit Nadeln durchsticht. Symptome: Ohnmacht, Durchfall, Erbrechen, Durst, Kolik, Schwindel, Krämpfe in den Händen und Füssen (*udveṣṭana*, nach den Commentaren), Gähnen, Hitze, Wechsel der Hautfarbe, Zittern, Herzweh, starke Kopfschmerzen. Als fünf schlimme und lebensgefährliche Complicationen werden erwähnt: Schlaflosigkeit, Unbehagen, Zittern, Harnverhaltung und Bewusstlosigkeit. Wenn die Zähne, Lippen und Nägel schwärzlich werden, das Bewusstsein schwindet, quälendes Erbrechen auftritt, die Augen nach innen treten, die Stimme schwach, alle Gelenke locker werden, so stirbt der Kranke (Su. 6, 56, 2—4; M. 95f.; Bh. 2, 2, 24f.; V. 196). Als eine gewöhnliche Begleiterscheinung wird *khallī*, d. h. gichtische Schmerzen in Händen und Füssen (= *udveṣṭana*) erwähnt, auch *pramīlikā*, das Schliessen der Augen, und *pipāsā*, der Durst, hervorgehoben (Vṛ. 6, 60—2 nebst Co.), als das eigentlich Charakteristische aber das gleichzeitige Auftreten von Durchfall und Erbrechen betrachtet (C. 3, 2, 8).

Die Behandlung des Durchfalls soll mit Fasten beginnen, bei acutem Durchfall (*āmātisāra*) soll man nicht sogleich ein Stopfmittel geben, da aus unzeitigem Stopfen viele Krankheiten entstehen, wie Gelbsucht, Milzvergrösserung, Trommelsucht, Flatulenz, *grahaṇī*, Bauchanschwellung, Hämorrhoiden, Fieber u. a. Wenn der Patient durstig ist, gebe man ihm Wasser, in dem gewisse zusammenziehende Arzneistoffe abgekocht sind, wenn er ganz ausgehungert ist, leichte Speisen. Bei Kolik und Flatulenz gebe man Brechmittel, bei häufigen, aber geringen und verstopften Ausleerungen ein Purgirmittel. Weiterhin werden für acuten Durchfall eine grosse Menge von Astringentien, wie Belfrucht (*bilva*), Deodarholz (*devadāru*) u. a. empfohlen. Noch mehr Stopfmittel werden für chronischen Durchfall verordnet, ferner verschiedene Klystiere u. s. w. Bei lange anhaltendem Durchfall wirkt Milch, mit der dreifachen Quantität Wasser abgekocht, wie Ambrosia. Bei *pravāhikā* werden ähnliche Mittel, besonders auch Milch mit verschiedenen Zuthaten, empfohlen. Bei Durchfall hüte man sich vor Waschungen und Bädern, schweren oder fetten Speisen, körperlicher Anstrengung und Hitze. Wenn der Urin ohne Faeces entleert wird, der Wind (aus dem After) abgeht, der Appetit gut und die Eingeweide leicht sind, so ist die Krankheit vorüber. Bei *grahaṇī* wird besonders Buttermilch empfohlen; die sonstigen zahlreichen Recepte ähneln teilweise denjenigen für *atisāra*; im Allgemeinen sollen appetitreizende, stopfende und die Verdauung befördernde Dinge gegeben werden (C. 6, 19, 15—59; 6, 15, 30—89; Su. 6, 40, 22—130. 133—155. 171—5; S. 4, 11; 4, 12; A. 4, 9; 4, 10; Vṛ. 3, 4). Schon B. enthält viele Recepte für diese Leiden. Spätere Autoren verordnen Quecksilber und Opium.

Den an *viṣūcikā* Kranken soll man in heilbaren Fällen auf beiden Fersen brennen und (seinen Körper) erwärmen, ihm ferner ein scharfes Brechmittel geben; wenn die Nahrung verdaut ist, soll er fasten und die Verdauung befördernde und abführende Mittel nehmen. Wenn der Körper gereinigt ist, hören die Ohnmacht und der Durchfall auf, man gebe dann ein stärkendes Klystier und verschiedene Arzneien (Su. 6, 56, 10f.). Auch eine Augensalbe wird gegen *viṣūcikā* selbst oder die damit verbundenen Augen- und Kopfschmerzen verordnet, gegen die gichtischen Schmerzen in Händen und Füssen und gegen die Kolik lauwarme Einreibungen, gegen die »furchtbare *viṣūcikā*« im Allgemeinen ein Brechmittel, Klystiere u. s. w., für sehr alte *viṣūcī* Brennen der Fersen, was besonders die Wiederkehr des Bewusstseins bezwecken soll (Vṛ. 6, 58 ff.). Ähnlich V. 197—9, wo als Brechmittel warmes Salzwasser, zur Erwärmung auch heisse Töpfe empfohlen und die Schmerzen in den *marman* mit dem Zustand eines der Gift getrunken hat verglichen werden, und Bh. 2, 2, 26ff., wo weitere Pillen und Säfte, mit Borax u. a., beschrieben werden.

[1] Vgl. SEMMELINK, Geschiedenis der Cholera in Oost-Indie (Utrecht 1885, 494 S.) mit Prof. KERNS Übersetzung von Su. 6, 56 und C. 3, 2 über *viṣūcikā*; DERSELBE, Histoire du Choléra (das. 1885, 169 S.).

§ 53. Weitere Verdauungskrankheiten. — Schon in B. 1, 50 u. s. w. werden vier Arten von Verdauung (Feuer) aufgezählt: schwach (*manda*), übermässig (*tīkṣṇa*), unregelmässig (*viṣama*), regelmässig (*sama*). Genau ebenso Su. 1, 35, 20, wo auch die hieraus entspringenden Leiden angegeben werden: unregelmässiges Feuer (Verdauung) verdaut bald die zugeführte Nahrung richtig, bald bewirkt sie Flatulenz, Kolik, Verstopfung,

Durchfall, Schwere im Unterleib, Geräusch in den Gedärmen, Dysenterie und ruft Windkrankheiten hervor; übermässige Verdauung verdaut selbst reichliche Nahrung rasch und bewirkt Trockenheit, Brennen und Hitze in der Kehle, im Gaumen und auf den Lippen, sowie Gallenkrankheiten; schwache Verdauung verdaut selbst wenig Nahrung langsam und bewirkt Leibesanschwellung, Schwere im Kopf, Husten, Asthma, Speichelfluss, Erbrechen, Gliederreissen und Schleimkrankheiten. Verdauungsschwäche (*agnimāndya*) wird auch als ein besonderer Krankheitszustand betrachtet, für den z. B. Vṛ. 6, 12 eine aus Asa foetida (*hiṅgu*), den drei Myrobalanen (*triphalā*) und anderen Substanzen bestehende Pille verordnet und schon B. ein Pulver kennt, das hundertjähriges Leben bewirkt (2, 43—55).

Nahe verwandt mit *agnimāndya* ist *ajīrṇa* »Indigestion«, die veranlasst wird durch übermässiges Wassertrinken, unregelmässige Mahlzeiten, Unterdrückung (von Hunger, Drang zum Stuhl oder Uriniren und anderen natürlichen Regungen), unregelmässigen Schlaf, indem selbst leichte Nahrung nicht verdaut wird (M. 93). Allgemeine Kennzeichen: Müdigkeit, Schwere, aufgetriebener Unterleib, Benommenheit, Zurückhaltung der Winde, Verstopfung oder Durchfall (l. c.). Je nach dem gestörten Grundsaft werden die drei Formen: *āma*, *viṣṭabdha*, *vidagdha* unterschieden. *Āma* »roh, unverdaut«, kommt von Schleim und bewirkt Schwere, Übelkeit, Anschwellen der Wangen und Augenlider und Aufstossen gleich nach dem Essen; *viṣṭabdha* »verstopft«, von Wind, bewirkt Kolik, Flatulenz, mannigfache Windschmerzen, Verstopfung der Stühle und der Winde, Steifheit, Betäubung, Gliederschmerzen; *vidagdha* »verbrannt, verdaut«, von Galle, bewirkt Schwindel, Durst, Ohnmacht, vielfache Schmerzen, saueres Aufstossen, Schweiss und Hitze (M. 91—3; Su. 6, 56, 1). *Ajīrṇa* kann zu Bewusstlosigkeit, Phantasiren, Erbrechen, Übelkeit, Mattigkeit, Schwindel und selbst zum Tode führen. Auch *viṣūcī* (Cholera nostras, § 52), ferner *alasaka* »Trommelsucht, Flatulenz«, charakterisirt durch starke Aufblähung und Spannung des Unterleibs, Geräusch in den Gedärmen, hartnäckige Verstopfung, Durst und Aufstossen, Kolik und Zittern, Schwindel, und *vilambikā* »Verstopfung«, ein sehr schwer heilbarer, doch schmerzloser Zustand, bei dem das Genossene weder nach oben noch nach unten abgeht, werden als Folgekrankheiten von *ajīrṇa* betrachtet (Su. 6, 56; M. 94—6; V. 185, 196f.; Bh. 2, 2, 24f.). In den B. 2, 58ff. für *ajīrṇa* und verwandte Leiden verordneten Pulvern, Pillen u. s. w. erscheinen als Ingredienzen verschiedene Arten von Pfeffer, Asa foetida, trockener Ingwer, *sauvarcala*-Salz, Zimmet u. a.; ähnlich in den späteren Recepten. In allen Fällen von *ajīrṇa* ist es gut, den Bauch mit Asa foetida, Pfeffer, Ingwer und Steinsalz einzureiben und bei Tage zu schlafen (V. 186). Für die Behandlung von *alasaka* und *vilambikā* gelten die gleichen Regeln wie für *viṣūcikā* (V. 199), und so beschreibt schon B. 2, 80—4 die Anfertigung einer »Citronenpille« (*mātuluṅgaguḍikā*), die für *viṣūcikā* und *alasaka* gleich anwendbar ist.

Die Kolik (*śūla*), heutzutage in Bengalen ein häufiges Leiden, auch bei den besseren Klassen,[1] scheint in der älteren Pathologie (C. Su. S. A.) noch nicht als eine selbständige Krankheit zu gelten, obschon sie neben anderen Krankheiten wie Verstopfung, Durchfall u. dgl., oder als Symptom, sehr häufig erwähnt wird. Im weiteren Sinn werden unter *śūla* »Speer«, insbesondere »Speer des Śiva«, stechende Schmerzen jeder Art verstanden, wie z. B. *pārśvaśūla* »Seitenschmerzen«, *hṛdi śūlāni* »Herzweh« (B. 2, 79); häufig aber hat es, wie *parikartana*, *parikartikā* »das Schneiden«, die engere Bedeutung »Kolik, vom Darm oder Magen ausgehende heftige Schmerzen«. Nach M. 195—8 gibt es acht Arten von *śūla*, nämlich sieben von Störungen der drei Grundsäfte, einzeln, paarweise oder vereint, und eine Art von Verdauungslosigkeit (*āma*); hierzu kommen noch »Verdauungskolik« (*pariṇāmaśūla*) und »Kolik von Speise und Trank« (*annadravaśūla*). Die Schädlichkeiten, welche diese Zustände veranlassen, bestehen zumeist in verschiedenen Diätfehlern. *Pariṇāmaśūla* entsteht während der Verdauung, die Begleiterscheinungen sind bei Wind: Flatulenz, Aufgetriebenheit, Verstopfung, Harnverhaltung, Unlust, Zittern, wobei ölige und heisse Arzneien Erleichterung gewähren; bei Galle: Durst, Hitze, Unlust, Schweiss, Verschlimmerung bei Genuss von Scharfem, Sauerem oder Salzigem, Besserung bei Genuss von Kaltem; bei Schleim: Erbrechen, Übelkeit, Benommenheit, leichter, aber anhaltender Schmerz, Erleichterung bei Genuss von Scharfem und Bitterem. Bei *annadravaśūla*, Kolik, die während oder nach der Verdauung entsteht, macht es keinen Unterschied, ob man zuträgliche oder schädliche Speisen geniesst, isst oder fastet oder Diät hält, nur Erbrechen hilft (M. l. c.; V. 441 ff.; Bh. 2, 3, 1 f.). Zur Vertreibung von *śūla* werden Brechmittel, Fasten, Schwitzmittel, die Verdauung befördernde Mittel, Stuhlzäpfchen, Ätzmittel und Pillen empfohlen (Vṛ. 26, 1 = V. 442 = Cd. 180). Hemādri erwähnt auch eine Ceremonie, bei der einem Opferpriester ein goldener und silberner Speer (*śūla*) geschenkt und an den Speer die Aufforderung gerichtet wird, *śūla* im Bauch, den Seiten oder dem Rücken zu beseitigen (Caturvargacint. 1, 755—7).

Wem Speise, die ihm in den Mund gesteckt wird, nicht schmeckt, der leidet an *arocaka* (Widerwillen gegen Essen); *bhaktadveṣa* (Ekel) ist es, wenn man beim Denken an Speisen, oder wenn man sie sieht oder davon hört, Abneigung dagegen empfindet; *abhaktacchanda* (Appetitlosigkeit), wenn man kein Verlangen nach Speise trägt (Bhoja in Citaten). Gegen *arocaka* sind bei Wind Klystiere, bei Galle Abführmittel, bei Schleim Brechmittel, bei Missstimmung Aufheiterungsmittel anzuwenden (Vṛ. 14, 3 = Cd. 117). Schlimmer als *arocaka* ist das damit verwandte Erbrechen (*chardi*, C. 6, 20; Su. 6, 49; S. 4, 8; A. 4, 6; vgl. M. 137 ff.). Durch zu flüssige oder ölige, nicht zusagende oder salzige Nahrungsmittel, unzeitiges oder zu reichliches oder unzuträgliches Essen, durch Ermüdung, Entkräftung, Aufregung, Indigestion, Würmer, allzu hastiges Essen, bei Frauen auch durch den Eintritt der Schwangerschaft, ferner durch ekelerregende Gegenstände wird Erbrechen hervorgerufen. Allgemein werden fünf Arten von Erbrechen unterschieden, mit den Begleiterscheinungen: Schmerzen in der Brust und den Seiten, im Kopf und Nabel, Trockenheit des Mundes, Ohnmacht, Betäubung, Schwindel, Mattigkeit, Durst, Fieber, süsser Geschmack im Munde, Hitze, Kolik, Verdauungslosigkeit u. a. Hoffnungslos ist der Fall, wenn der Wind die Kanäle, welche die Excremente, den Schweiss, Urin und das Wasser durch den Körper leiten, verstopfend aufwärts geht, das Erbrochene wie Kot oder Harn riecht oder aussieht und der Patient von Durst, Asthma, Schlucken und Schmerzen gequält wird (M.). Die Behandlung hat in der Regel mit Fasten zu beginnen, dann folgen Brechmittel, wenn der Patient kräftig ist und ununterbrochen starkes Erbrechen hat, hierauf ein Abführmittel. Auch trockene, leichte und angenehme Speisen, Trauben- oder Zuckersaft und andere Säfte, sehr kaltes Wasser, Wohlgerüche, verschiedene Pulver, Decocte, Leckmittel u. s. w. werden empfohlen (A.).

Die oben schon als *vilambikā* erwähnte Verstopfung wird ausführlicher unter dem weiteren Begriff des *udāvarta* abgehandelt, d. h. Ausbleiben oder Zurückhaltung der natürlichen Ausscheidungen und Bedürfnisse wie Winde, Kot und Harn, Thränen und Niesen, Aufstossen und Erbrechen, Samen, Hunger und Durst u. a. (C. 6, 26, 3—16; Su. 6, 55; M. 199—201; V. 464—71; Bh. 2, 3, 12—8). Alle diese Arten von *udāvarta* werden als Krankheitsursachen betrachtet. So führt die Unterdrückung der Stühle zu Flatulenz, *śūla*, Leibschmerzen, Verstopfung, Aufsteigen des Windes, oder die Stühle gehen aus dem Munde heraus (Kotbrechen). Nahe verwandt oder identisch hiermit ist der Zustand des *ānāha* »Verstopfung«. Begleiterscheinungen bei unverdauten Abgängen sind: Durst, Schnupfen, Hitze im Kopf, Magenschmerzen, Schwere, ein Gefühl von Vollsein in der Brust, Aufhören des Aufstossens. Wenn die Abgänge verdaut sind, folgt Steifheit in den Hüften und dem Rücken, Verstopfung und Harnverhaltung, Kolik, Ohnmacht, Kotbrechen und die Erscheinungen von *alasaka* (s. o.). Die Zurückhaltung des nach unten aus dem After abgehenden Windes führt nach M. V. Bh. zu Windkrankheiten, nach Su. 6, 55, 5 f. zu noch schlimmeren Erscheinungen, wie Kolik, Atemnot, Kopfweh, Husten und Schnupfen, Auswurf von Schleim und Galle, und selbst Kotbrechen. Die Verstopfung ist mit Stuhlzäpfchen, Klystieren, abführenden Pillen, Pulvern, Abkochungen in zerlassener Butter, auch mit Schwitzmitteln, Einreibungen, Bädern, abführenden Speisen u. s. w. zu kuriren (C. Su. V. Bh. l. c.; Vṛ. 28 f.; Cd. 185—8).

Unter *amlapitta* »sauere Galle« ist nach Dutt (Nidāna 181 Anm.) Dyspepsie mit Erbrechen oder Durchfall, auch Blutspeien, vielleicht von Krebs, Sodbrennen und Magenkatarrh zu verstehen. Die ältere Pathologie (vgl. A. 3, 5, 42) kennt diese Krankheit kaum, nach M. 307—9 erkennt der Arzt ihr Vorhandensein an Verdauungslosigkeit, Müdigkeit, Übelkeit, scharfem oder sauerem Aufstossen, Schwere, Brennen in der Brust und Kehle und Appetitlosigkeit. Geht sie abwärts, so erzeugt sie Durst, Hitze, Ohnmacht, Schwindel, Übelkeit, Gelbsucht u. s. w. Geht sie aufwärts, so entsteht Erbrechen, wobei das Erbrochene grün, gelb, blau, schwarz, rötlich oder blutartig, sehr sauer, schleimig u. s. w. ist. Der Arzt soll zuerst ein Brechmittel, dann ein mildes Abführmittel geben, hierauf folgt Einreibung mit Öl und ein Klystier (Vṛ. 53, 1 = Cd. 304; vgl. V. 681—8).

[1] Vgl. Chevers, Diseases of India 550, 591.

§ 54. Anschwellung des Unterleibs. — Das rein äusserliche Symptom einer partiellen oder allgemeinen Anschwellung des Unterleibs oder Magens bot Anlass zur Zusammenfassung verschiedener Krankheitszustände als *gulma* und *udara*. Unter *gulma* »Anhäufung« ist eine runde, knotenartige, an- und abschwellende Verhärtung in den Eingeweiden, zwischen Herz und Nabel, zu verstehen, die entweder fest oder beweglich ist. Allgemein werden 5 Arten von *gulma* unterschieden, die sich durch folgende Erscheinungen ankündigen: häufiges Aufstossen, Verstopfung, ein Gefühl von Sättigung, Geräusch und Unruhe in den Eingeweiden, Flatulenz, Verdauungsschwäche, Zurückhaltung des Urins und der Winde, Aufwärtsgehen des Windes. Nach C. bewirkt bei Wind-*gulma* der durch schädliche oder übermässige Nahrung u. s. w. gestörte Wind Schmerzen im Herzen, in der Blase, in den Seiten und im Nabel und ebenda Knoten (Anschwellungen) verschiedener Art. Der Knoten wird bald grösser, bald kleiner, schmerzt bald stark, bald nur wenig, vermöge der Beweglichkeit des Windes ist es so, als ob Ameisen auf dem Leib herumkröchen, der Kranke hat das Gefühl, als ob er mit einer Nadel oder einem Nagel heftig gestochen würde, Abends fiebert er, sein Mund wird trocken, sein Atem beengt, seine Haare sträuben sich, die Milz schwillt an, er leidet an Flatulenz, Unruhe in den Gedärmen, Verdauungslosigkeit, Schmerzen in den Gliedern, am Kopf, in den Schläfen, seine Haut, seine Nägel, seine Augen und sein Mund, sein Urin und sein Kot werden dunkelbraun u. s. w. Bei Galle brennt die Geschwulst und ist weich und druckempfindlich, Haut, Nägel u. s. w. sind grüngelb, er leidet an Fieber, Durchfall u. s. w. Bei Schleim ist die Geschwulst fest und hart, Haut, Nägel u. s. w. sind weiss, er leidet an kaltem Fieber, Gliederschmerzen, Husten und Schnupfen,

Schwindsucht u. s. w. Bei allen drei Grundsäften tritt eine unheilbare Combination aller Symptome ein; unheilbar ist auch ein besonders grosser, den ganzen Leib ausfüllender, oder wie eine Schildkröte vorgewölbter *gulma*. Blut-*gulma* kommt nur bei Frauen vor, als Folge anhaltender Amenorrhöe, besonders nach einem Abortus oder einer Entbindung, und wird von Unkundigen leicht mit Schwangerschaft verwechselt. Die Symptome der vier ersten *gulma* scheinen teils auf Hyperämie der Leber und Milz, teils auf Magenerweiterung und Magengeschwür, teils auf Wanderniere, Wandermilz und ähnliche Zustände zu gehen. Die »Milzvergrösserung« (*plīhā*) erscheint auch oft als besondere Krankheit. Die Behandlung von *gulma* hat sich besonders auf Beseitigung des gestörten Windes zu richten, daher wende man Fett- und Schwitzmittel an, gebe dann ein mildes Abführmittel, Klystiere, Citronensaft und andere sauere, salzige und süsse Säfte, zerlassene Butter mit verschiedenen Zusätzen u. s. w. (M. 202—8; C. 2, 3; 6, 5; Su. 6, 42; S. 4, 16; A. 4, 14; Vṛ. 30; V. 471—87; Bh. 2, 3, 19ff.).

Unter den Begriff des *udara* »Bauch« fallen z. T. den vier ersten *gulma* ähnliche Leiden. Von *udara* werden besonders an Verdauungsschwäche leidende Personen (*mandāgni*) befallen, indem in Folge unpassender Ernährung und anderer Schädlichkeiten die angesammelten Grundsäfte (*doṣa*) zwischen Haut und Fleisch eindringen und den Bauch stark aufblähen. Es gibt acht Arten von *udara*, mit den Vorboten: Appetitlosigkeit, süsser Geschmack, ölige und fette Speisen werden langsam verdaut, man merkt es nicht, ob die Verdauung vorüber ist oder nicht, erträgt keine Übersättigung, die Füsse schwellen etwas an, die Blase schmerzt, man ist kraftlos und kommt selbst bei geringen Anstrengungen ausser Atem, die Stühle sind angehalten, der Bauch wird selbst von leichter und spärlicher Nahrung aufgebläht, es treten die Adern darauf hervor, und die Falten verschwinden u. a. Weitere allgemeine Erscheinungen sind: Flatulenz, Unfähigkeit zu gehen, Schwäche, Verdauungsschwäche, Anschwellen der Füsse und Hände, Mattigkeit in den Gliedern, Verstopfung und Harnverhaltung, Hitze, Abspannung, Abmagerung. 1—4. Die speciellen Symptome der drei ersten *udara*, die auf den Grundsäften beruhen, unterscheiden sich hauptsächlich (cf. *gulma*) durch die dunkle, gelbe oder weisse Färbung der Haut und der Bauchadern; bei einer Störung aller drei Grundsäfte, die auch durch Gift oder durch Liebeszauber, bestehend in der Nahrung beigemischten Nägeln, Haaren, Urin, Kot, Menstrualblut von Frauen, verursacht sein kann, wird der Kranke bleich, magert ab und leidet an Durst. 5. *plīhodara* »Milzbauch« beruht auf einem Herabsinken und einer Vergrösserung der Milz, die hart wie Stein und gewölbt wie der Rücken einer Schildkröte die linke Seite des Bauchs ausfüllt, mit heftigen Beschwerden; die gleichen Symptome auf der rechten Seite heissen *yakṛddālyudara* »Leberanschwellung«. 6. *baddhaguda* »verstopfter After« entsteht durch verstopfende Speisen oder durch Haare oder Steine in den Speisen, indem sich dadurch der Kot im After anhäuft und nur in kleinen Quantitäten unter Beschwerden herauskommt, mit Durst, Hitze u. s. w. und Bildung einer Geschwulst zwischen dem Nabel und Herzen. 7. *parisrāvyudara* »fliessender Bauch« oder *chidrodara* »Riss-Bauch« entsteht durch Gräten, Knochen, Holz, Gräser und andere Fremdkörper (*śalya*) in den Speisen, welche die Eingeweide verletzen und das Auslaufen einer Flüssigkeit aus dem After mit den Faeces und eine Anschwellung unter dem Nabel bewirken, mit Verdauungslosigkeit und anderen Beschwerden. 8. *udakodara*, *dakodara*, *jalodara* »Wasserbauch« entsteht durch das unzeitige Trinken von kaltem Wasser, indem der Bauch sich, wie mit Wasser gefüllt, stark vorwölbt, so dass er sich wie ein gefüllter Wasserschlauch anfühlt und anhört, mit

Durst, Appetitlosigkeit, Ausfluss und Schmerzen am After, Schwäche, Husten und Asthma, Anschwellen der Füsse u. s. w. Dies ist die Bauchwassersucht, die schon in den Vedas von Varuṇa, dem Gott des Wassers, über den Sündigen verhängt wird, auch bei Manu 8, 82 als die »Fesseln des Varuna« erscheint, mit denen er den Meineidigen umschnürt. Auch bei den anderen *udara* kann Wasser entstehen, und sie sind dann in der Regel unheilbar, ebenso angeborene *udara*; an *baddhaguda* und *chidrodara* stirbt man meist nach 14 Tagen, von den übrigen *udara* sind die von Wind, Galle, Schleim, Milz, allen Säften, Wasser eines gefährlicher als das andere; verhängnisvolle Symptome sind auch Verbreitung der Geschwulst über alle gefährlichen Stellen des Körpers, die Haut feucht und dünn, Schmerzen in den Seiten, Kräfteverfall, geschwollene Augen, Durchfall und Erbrechen u. a. Wenn die leichteren Mittel erfolglos bleiben, soll bei dem von allen Säften herrührenden *udara* Gift, mit Getränken oder Speisen vermischt, oder in einer Frucht, in die eine zornig gemachte Schlange hineingebissen hat, dem Kranken gegeben werden; doch muss der Arzt hierzu die Erlaubnis seiner Freunde, Verwandten, Gattin, oder der Brahmanen, des Königs, der Guru einholen. Bei *baddhaguda* oder *chidrodara* soll der Arzt, auch hier nach eingeholter Erlaubnis, mit einem entsprechend grossen Messer den Bauch auf der linken Seite vier *aṅgula* (Fingerbreiten) unterhalb des Nabels aufschneiden (Laparotomie), die Gedärme vier *aṅgula* breit blosslegen und herausziehen, sie dann untersuchen und das eingedrungene Haar, den Kot, Stein u. dgl. beseitigen, bei *chidrodara* ebenso den Fremdkörper entfernen, den Ausfluss abwischen und die wunden Stellen von schwarzen Ameisen beissen lassen, worauf er ihre Körper abreisst, die Köpfe aber innen stecken lässt. Hierauf bestreiche er die Gedärme mit Honig und Butter, bringe sie wieder an ihren Platz und nähe die äussere Wunde des Bauchs zu (C. Su. S. A.). Bei »Wasserbauch« soll der Arzt, ebenfalls mit Erlaubnis, dem Kranken, während Freunde ihn festhalten und sein Leib bis zur Achselhöhle mit einem Tuch umwunden ist, links vier *aṅgula* unterhalb des Nabels mit einem *vrīhimukha* (»Reiskornspitze«, Trokar) einen Einschnitt machen, so tief als der breite Teil des Daumens, hierauf eine Röhre von Zinn oder anderem Material oder einen Federkiel hineinstecken und das Wasser der Wassersucht abzapfen, aber nicht auf einmal, da sonst Durst, Fieber und andere Complicationen entstehen würden, sondern allmählich binnen 16 Tagen. Die Wunde ist mit Öl und Salz einzureiben und zu verbinden und um den Leib ein Tuch zu wickeln. Die Diät soll sich sechs Monate lang auf Milch beschränken, nach einem Jahr tritt Genesung ein (C. 6, 13; Su. 2, 8; 4, 14; S. 3, 12; 4, 17; A. 3,12; 4,15; M.236—42; Bh. 2,3,78—86; V. 535—61).

§ 55. Wurmkrankheiten. — Die Würmer, die auch in der europäischen Volksmedicin eine hervorragende Rolle als Krankheitserreger spielen [1], besonders bei Kinderkrankheiten, treten schon in der vedischen Medicin in verschiedenen Wurmsegen hervor, nicht nur als Eingeweidewürmer, sondern auch am Kopf, in den Augen, Zähnen und der Nase [2]. So kennt auch die spätere Medicin Augen-, Zahn-, Ohr-, Kopf-, Herz- und andere Würmer. Nach M. 97f. (= V. 200f.; Bh. 2, 2, 37) gibt es 20 äussere und innere Würmer; erstere entstehen aus Schmutz oder Schweiss an der Haut (Co.), sie gleichen dem Sesamsamen (*tila*) nach Grösse, Gestalt und Farbe, halten sich im Haar und in den Kleidern auf, sind entweder vielfüssig, Läuse (*yūkā*) genannt, oder ganz klein, *likhyā* (Lauseier) mit Namen, und verursachen entweder einen roten Ausschlag oder juckende Beulen. Nach C. 3, 7, 5 (vgl. 1, 19, 11) gibt es zwei Arten äusserer *kṛmi*, nämlich Läuse und Ameisen; sie halten sich in den Haaren, im Bart, in den Augenwimpern und den Kleidern auf.

Die inneren Würmer entstehen aus Faeces, Schleim oder Blut, in Folge von verschiedenen Diätfehlern, mangelnder Bewegung, Schlafen bei Tage, Wärme u. dgl.; ihr Vorhandensein wird gekennzeichnet durch Fieber, blasse Hautfarbe, Kolik, Brustschmerzen, Mattigkeit, Schwindel, Appetitlosigkeit, Durchfall. Von den inneren Würmern entstehen nach Su. sieben, nach C. M. nur fünf, aus Faeces; sie sind nach Su. weiss und klein, andere breit und mit Schwänzen versehen, die *gaṇḍūpada* rot und lang, und drängen nach dem After; nach M. sind sie breit oder rund, dünn oder dick, dunkelgelb, weiss oder schwarz; nach C. sind sie teils winzig, rund, weiss, langen Wollflocken gleich, teils gross, rund, dunkelfarbig, blau, grün oder gelb. Sie entstehen in den Eingeweiden und bewirken Kolik, Verdauungsschwäche, Durchfall, Verstopfung, Speichelfluss, Appetitlosigkeit, Abmagerung, Schwäche, Gänsehaut, bleiche Hautfarbe, Jucken im After, wenn sie nach unten gehen; wenn sie gross werden und im Magen aufsteigen, bewirken sie Aufstossen und Atem, die wie Faeces riechen. Aus dem Schleim entstehen nach Su. nur sechs, mit den Namen *darbhapuṣpa* (Darbhablüte), *cipiṭa* (abgeplattet), *pipīlikā* (Ameise) u. a., nach M. C. sieben, mit den Namen *antrāda* (Eingeweideesser), *udarāveṣṭa* oder *udarāda* (Bauchwürger oder -esser, nach Wilson und B.-R. der Bandwurm), *hṛdayāda* (Herzesser), *mahāguda* (Langschwanz), *curu*, *darbhakusuma* (Darbhablüte). Sie entstehen im Magen und kriechen nach allen Richtungen hin, sind haarig, oder auf dem Kopf behaart, mit Schwänzen versehen, mit dunkelfarbigen Ringen, einem langen Getreidehalm oder Faden oder Regenwurm oder fleischigen Muskel (?) gleich, dünn, lang oder winzig, weiss oder kupferfarbig u. s w., fressen das Mark, belecken die Augen, zerstören den Gaumen und die Ohren, bewirken Übelkeit, Speichelfluss, Verdauungslosigkeit, Appetitmangel, Ohnmacht, Erbrechen, Fieber, Magerkeit, Niesen, Schnupfen, Kopfweh, Brustschmerzen u. a. Aus dem Blut entstehen sieben (nach C. M. nur sechs), nämlich 1—3. *keśaromanakhāda* (Esser der Kopf- und Leibhaare und der Nägel); 4. *dantāda* (Zahnesser, welche die Caries bewirken); 5. *kikkiśa*; 6. *kuṣṭhaja* (aus Hautkrankheiten entstehend); 7. *parīsarpa* (eine Art Aussatz). So nach Su.; M. C. haben teilweise andere Namen, wie *romadvīpa* (Zerstörer der Haarwurzeln), *auḍumbara* oder *uḍumbara* (Erreger einer Hautkrankheit). Diese im Blut entstandenen *kṛmi* finden sich in den Blutkanälen, sind ganz winzig, so dass man sie ihrer Kleinheit wegen zum Teil nicht sehen kann, kupferrot und rund, ohne Füsse. Nach Su. sind sie blutig, schwarz, klebrig, breit, Erreger der meisten Blutkrankheiten, unsichtbar, die beiden Haarzerstörer unheilbar; nach C. zerfressen sie, sehr gross geworden, die Haut, die Adern, die Sehnen, das Fleisch und die Knorpel (C. 1, 19, 11; 3, 7, 4. 8; Su. 6, 54, 1—17; M. l. c.). Die Frage, ob der Bandwurm (Taenia solium) sich als *udarāveṣṭa* oder sonst im Obigen erwähnt findet, lässt sich schwer entscheiden. Einzelne Stellen scheinen darauf hinzuweisen, wie auch der regenwurmartige Spulwurm und die dünnen, schlanken Oxyuriden (weiss, klein, zum After hindrängend, Jucken im After verursachend u. s. w.) deutlich gekennzeichnet sind[3]. Als Wurmmittel erscheint sehr häufig *viḍaṅga* (Embelia Ribes)[4], für Läuse wird eine Einreibung mit Quecksilber (*rasendra*) u. a. empfohlen (Su. 6, 54, 18ff.; S. 4, 22; A. 4, 20; Bh. 2, 2, 39f.; V. 202—5; Vṛ. 7).

[1] Vgl. z. B. Lammert, Volksmedicin in Bayern (Würzburg 1869) 128—35. — [2] AV. 2, 31f.; 5, 23. Vgl. A. Kuhn, KZ. 13, 135—51; Zimmer, Altindisches Leben 393f.; Grill, Hundert Lieder des Atharva-Veda[2] 98—100; Bloomfield l. c. 61. — [3] Briefliche Mitteilung von Prof. von Vierordt in Tübingen. — [4] Vgl. Dutt, Mat. Med. 187.

§ 56. Harnruhr. — Krankhafte Secretion des Urins heisst im Allgemeinen *prameha*, der nach der Beschaffenheit des Urins gewöhnlich in 20 Unterarten eingeteilt wird. Hiervon kommen 10 von Schleim, nämlich 1. *udakameha*, Wasserharn oder Wasserharnen, mit klarem, weissem, kaltem, geruch- und schmerzlosem, reichlichem, wasserartigem Urin. 2. *ikṣumeha*, *ikṣurasam.*, *kaṇḍekṣurasam.*, Zuckerharn, Zuckerrohrsaftharn. Der Urin ist sehr süss, kalt, etwas klebrig, trübe, und gleicht dem Saft des Zuckerrohrs. 3. *sāndrameha*, dickflüssiger Harn. Der Urin wird dickflüssig, wenn er in dem Gefäss stehen bleibt. 4. *surāmeha*, *sāndraprasādam.*, Harn wie Branntwein oder ein zäher Absud. Der Urin gleicht dem geistigen Getränk *surā*, ist oben klar, unten dickflüssig. 5. *piṣṭameha*, *śuklam.*, Mehlharn, weisser Harn. Der Urin ist reichlich, weiss wie Wasser mit Mehl, das Urinlassen beschwerlich. 6. *śukrameha*, Samenharn. Der Urin sieht wie Samen aus oder ist mit Samen vermischt. 7. *śītameha*, kalter Harn. Der Urin ist sehr kalt, süss und reichlich. Su. hat hierfür *lavaṇameha*, Salzharn, weisser, wie Salzwasser aussehender Urin. 8. *śanairmeha*, langsamer Harn. Der Urin wird ganz allmählich entleert. 9. *sikatāmeha*, Harn mit sandigem Niederschlag. Der Urin ist mit sandartigen, winzigen Unreinigkeiten vermischt, das Uriniren schmerzhaft. 10. *lālāmeha*, *phenam.*, Speichelharn, Schaumharn. Der Urin ist schleimig oder schaumig, wie Speichel und Fäden enthaltend, und wird in ganz kleinen Quantitäten entleert (Eiweissurin?). Von Galle kommen 6 Arten: 11. *kṣārameha*, Laugenharn. Der Urin ist nach Geruch, Farbe, Geschmack und Gefühl wie Lauge (Wasser mit Pottasche). 12. *kālameha*, schwarzer Harn. Der Urin ist schwarz wie Tinte. S. hat hierfür *amlameha* »saurer Harn«, der wie Buttermilch schmeckt und riecht. 13. *nīlameha*, blauer Harn. Der Urin ist blau gefärbt, klar und sauer. 14. *śoṇitameha*, *raktam.*, *lohitam.*, Blutharn. Der Urin ist übelriechend, heiss, salzig, wie Blut. 15. *mañjiṣṭhāmeha*, Harn wie indischer Krapp. Der Urin ist (hellrot) wie Wasser mit indischem Krapp und sehr übelriechend. 16. *haridrāmeha*, Gelbwurzharn. Der Urin ist (gelb) wie Wasser mit Gelbwurz und sehr übelriechend. Von Wind kommen 4 Arten: 17. *vasāmeha*, Fettharn. Der Urin ist mit Fett vermischt oder sieht wie Fett aus. 18. *majjāmeha*, Markharn. Der Urin sieht wie Mark aus oder ist mit Mark vermischt. Su. hat hierfür *sarpirmeha* »Butterharn«. 19. *hastimeha*, Elephantenharn. Der Kranke lässt unaufhörlich trüben Urin wie ein toller Elephant. 20. *madhumeha*, *kṣaudram.*, Honigharn. Der Urin ist adstringirend, süss, weisslich, herb. Dies, nebst *ikṣumeha* (s. o.), ist die Zuckerharnruhr, diabetes mellitus, und die Inder waren hiernach mit dem süssen Geschmack des diabetischen Harns früher als irgend ein anderes Volk bekannt (HÄSER). Der *madhumeha* kommt schon in den ältesten medicinischen Werken, wie B. C., vor.

Verursacht wird *prameha* durch kalte, ölige, süsse, fette, flüssige Speisen und Getränke, jungen Reis, Milch oder saure Milch, Süssigkeiten, Übermass im Essen und andere Diätfehler, ferner durch Vermeidung von Anstrengungen, Neigung zum Schlafen, Liegen oder Sitzen, überhaupt alles, was die Bildung von Schleim, Fett oder Harn bewirkt. Vorboten sind: süsser Geschmack im Munde, Durst, die Hände und Füsse eingeschlafen und brennend, die Glieder ölig, klebrig und schwer, der Mund, Gaumen und Hals entzündet, unreine Ausscheidungen am Körper, den Zähnen u. s. w., der Atem übelriechend, anhaltende Schläfrigkeit und Mattigkeit, der Urin süss und weiss, von Insecten und Ameisen überlaufen u. a.[1] Bei allen *prameha* ist der Urin trübe und reichlich. Ausserdem herrscht bei Schleim Verdauungs- und Appetitlosigkeit, Erbrechen, Schlafsucht, Husten und Schnupfen u. s. w.; bei Galle Stiche in der Blase und Harnröhre, die Hoden wie geborsten, Fieber, Hitze, Durst, saures Aufstossen, Ohnmacht, Durchfall, gelbe Färbung der Faeces, des Harns und der Augen u. s. w.; bei Wind Zurückhaltung der Ausscheidungen, Beben, Brustschmerzen,

Begehrlichkeit (nach Speisen), Kolik, Schlaflosigkeit, Auszehrung, Husten, Asthma. Auch können sich verschiedene Geschwüre entwickeln, die näher beschrieben werden[2]. Alle *prameha* gehen, wenn man sie vernachlässigt, mit der Zeit in *madhumeha* über und sind dann unheilbar; auch kann *madhumeha* aus angeborener Süssigkeit des Körpers entstehen (C. 2, 4; Su. 2, 6; S. 3, 10; A. 3, 10; M. 222—33).

Bei allen *prameha* soll man dem Kranken, nachdem er mit Schwitz-, Brech-, Purgirmitteln und Klystieren behandelt ist, Saft von *dhātrī* (Emblica officinalis), vermischt mit Gelbwurz und Honig, zu trinken geben (Vṛ. 35, 16). In einer Serie von Recepten B. 2, 603—8 für *prameha* werden über zwanzig Arzneistoffe, ausserdem Speisen von Gerste, Rum, Wildpretbrühe, Milch, Buttermilch u. s. w. empfohlen (Vṛ. 35; V. 520ff.; Cd. 223—8; Bh. 2, 3, 57 ff.; (C. 1, 17; 6, 6; Su. 4, 1—13; S. 4, 14; A. 4, 12).

[1] Noch jetzt wird Diabetes häufig dadurch entdeckt, dass Fliegen und ganze Züge von grossen schwarzen Ameisen den Nachttopf aufsuchen (Chevers, Diseases of India 371f.). — [2] Karbunkel bei Diabetes sind noch immer häufig (l. c.).

§ 57. Harnsteine. — Wenn der Wind den in der Blase enthaltenen Harn nebst Samen, Galle oder Schleim austrocknet, so entsteht ein Blasenstein (*aśmarī*), wie in der Galle des Rindes die *rocanā* (Gallenstein der Rinder). Vorboten sind: Auftreibung und Schmerzhaftigkeit der Blase, starke Schmerzen in allen benachbarten Körperteilen, wie Hoden und Harnröhre, Harnstrenge, Bocksharngeruch des Urins, Appetitlosigkeit, Fieber, Mattigkeit. Nach der Bildung des Steins entstehen beim Urinlassen Schmerzen am Nabel, in der Blase, der Naht (des Hodensacks) oder der Harnröhre, der Urin kommt nur tropfenweise heraus, wenn der Stein den Weg versperrt, dagegen leicht, klar wie ein Edelstein und frei von Trübung und Sand, wenn der Stein fort ist; auch kann Stockung des Urins und Blutharnen eintreten, letzteres besonders durch Erschütterung und Verletzung, wie durch Laufen, Springen, Schwimmen und andere anstrengende Bewegungen auch starke Schmerzen entstehen können. Es gibt vier Arten von *aśmarī*, je nachdem einer der drei Grundsäfte oder der Samen daran schuld ist. Im ersteren Fall werden besonders Knaben davon betroffen; der Kleinheit der Blase wegen sind bei ihnen die Steine leicht zu fassen und herauszuziehen. Von Schleim ist der Stein weiss, glatt, glänzend, gross, wie ein Hühnerei, oder wie Honig gefärbt; von Galle ist er rötlich, gelblich oder schwarz, einer Bhallātaka-Nuss gleichend; von Wind ist der Stein dunkelfarbig, rauh, ungleich, wie die Kadambablüte mit kleinen Erhöhungen bedeckt. Bei Erwachsenen entsteht durch Enthaltung oder Übermass im geschlechtlichen Verkehr Samenstein (*śukrāśmarī*. C. 6, 26, 20; Su. 2, 3, 1—7; S. 2, 3, 1—7; S. 2, 9, 281f.; A. 3, 9, 6—18; M. 218—21).

Harngries (*śarkarā*) entsteht, wenn der Wind einen Stein in kleine Stückchen zerteilt. Bei günstigem Wind (im Körper) geht der Gries mit dem Urin hinaus, bei ungünstigem Wind wird er zurückgehalten. Wenn Stein mit Sand (*sikatā*) und Gries verbunden auftritt, der Nabel und die Hoden geschwollen sind, kein Urin entleert wird und der Kranke an heftigen Schmerzen leidet, so tötet ihn die Steinkrankheit rasch (M. 221. Vgl. C. l. c. 20f.; Su. l. c. 8ff.; S. l. c.; A. 3, 9, 18f.).

Gegen Stein und Gries verordnen manche Autoren wie Vr. 34, V. 506—16 nur verschiedene Abkochungen, Pulver, Lösungen in zerlassener Butter und Öl u. dgl., die, innerlich genommen, den Stein zerteilen oder auflösen sollen. Auch Bh. 2, 3, 57 spricht nur kurz von dem Herausziehen eines Steins, der durch Arzneien und Injectionen in die Harnröhre nicht geheilt werden konnte, mit einem Haken. C. 6, 26, 40 nennt neben anderen Arzneien einen Trank, welcher den Stein heilt, »falls nicht ein Arzt ihn herauszieht«. Vgl. auch

H. 639, 317. Nach Cd. 223 soll, wenn er durch Arzneien nicht beseitigt ist, ein Chirurg (*śalyavid, śastrakarmavid*) den Stein, um ihn zwischen After und Harnröhre zu bringen, mit zwei in den After des Kranken gesteckten Fingern hinabdrücken, hierauf links ein Gerstenkorn weit von der Naht (Raphe) einen Schnitt machen und lediglich den Stein entfernen. Wenn er aus Ungeschick die Blase spaltet, ohne den Stein herauszubringen, tritt der Tod ein. Den Stein muss er vollständig beseitigen und das Blut aus der Blase entfernen. Wenn der Stein entfernt ist, lasse er den Kranken in warmem Wasser baden, salbe die Wunde mit Honig und Butter und gebe ihm zur Reinigung des Urins Zucker zu essen, hierauf drei Tage lang einen Trank mit Harnreinigungsmitteln, bis zum 10. Tag Reis mit Milch, ferner Schwitzmittel, wasche und salbe die Wunde. Wenn dieselbe nach 10 Tagen nicht geheilt ist, brenne man sie aus; bleibt der Stein durch Unglück im Nabel(?) stecken, so schneide man den Nabel auf und ziehe den Stein heraus. Eingehende Beschreibungen der wichtigen Steinoperation geben Su. 4, 7; S. 4, 13; A. 4, 11. Die Steinkrankheit ist ein gefährliches, mit dem Todesgott vergleichbares Leiden, das im Anfang durch Arzneien geheilt werden kann, später aber einer Operation bedarf; da dieselbe aber selbst einem geschickten Arzt misslingen kann, so muss er zur Vornahme derselben erst die Erlaubnis des Königs einholen. Bei der Operation soll sich der Kranke auf einen kräftigen Mann stützen, der auf einer Bank sitzt, und mit Stricken oder Binden an denselben festgebunden werden. Die ganze Gegend um den Nabel herum und unterhalb soll eingerieben und mit der Faust bearbeitet werden, bis der Stein hinabkommt. Wenn der Stein bis unterhalb des Nabels gebracht ist, führe der Arzt den Zeige- und Mittelfinger der linken Hand, eingeölt und mit beschnittenen Nägeln, in den After des Kranken ein, dem Mittelfleisch entlang, bis er den Stein fühlt, bringe ihn zwischen After und Harnröhre und drücke so lange darauf, bis er wie ein Knoten hervorragt. Wird bei dieser Procedur der Patient ohnmächtig, so ist die Operation der Lebensgefahr wegen aufzugeben. Andernfalls erfolgt nunmehr mit einem Messer der Einschnitt auf der linken Seite, ein Gerstenkorn weit von der Raphe, unter Umständen auch auf der rechten Seite, der Grösse des Steins entsprechend. Der Stein darf nicht gespalten oder zersplittert werden, da selbst kleine Überreste wieder anwachsen würden, daher muss man ihn mit einem hakenartigen Instrument (*agravaktra*) ganz entfernen. Bei Frauen liegt der Uterus dicht bei der Blase, daher darf man bei ihnen keinen Einschnitt in den Schoss machen, da sonst ein den Harn nach aussen leitender Wundkanal (Fistel) entstehen würde; auch bei Männern strömt bei Verletzung des Harnkanals der Urin aus, andere Verletzungen können den Tod oder Impotenz zur Folge haben. Ein einfacher Blasenschnitt heilt wieder zu, die Wunde ist wie nach Cd. (s. o.) zu behandeln, eventuell schon nach 7 Tagen auszubrennen. Wenn ein Stein oder Harngries in die Harnröhre geraten ist, suche man ihn mit dem Harn hinauszuspülen; geht dies nicht an, so mache man einen Einschnitt mit einem Messer und ziehe ihn mit einem Haken heraus. Der Operirte muss noch ein Jahr lang nach der Heilung es vermeiden, auf Pferden oder Elephanten zu reiten, in einem Wagen zu fahren, zu schwimmen, auf einen Berg oder Baum zu steigen, schwere Speisen zu essen, mit Frauen zu verkehren.

§ 58. Harnstrenge und Harnverhaltung. — Meistens werden 8 Formen von *mūtra-kṛcchra* oder *-doṣa* (Su.) »Harnstrenge« unterschieden, vier von den Grundsäften, einzeln oder vereint, die übrigen von Verletzungen (*śalyaja*), Verstopfung (*purīṣaja*), Stein (*aśmarīja*) und Samen (*śukraja*) oder Gries (*śarkarāja*). Als Ursachen werden Diätfehler, wie der Genuss von scharfen Substanzen, Spirituosen, Fleisch von Sumpftieren u. a., ferner Überanstrengung, rasches Reiten, Tanzen betrachtet. Der Urin wird häufig, aber nur tropfenweise und mit Beschwerden entleert; hierzu kommen heftige Schmerzen in der Blase, Harnröhre, Brust, Bluthamen und andere abnorme Beschaffenheit des Urins, Flatulenz, Harnverhaltung u. dgl. (C. 6, 26, 17—19; Su. 6, 59, 1—13; M. 211—13; V. 494f.). Als Heilmittel werden verschiedene Decocte, Abführmittel, Klystiere, Injectionen in die Harnröhre, Fett- und Schwitzmittel, Salben u. s. w. empfohlen (C. 6, 26, 23—32; Su. 6, 59, 13—24; V. 495—9; Vṛ. 32).

Zwischen *mūtrakṛcchra* und *mūtrāghāta*, *mūtranirodha*, *mūtrarodha*, *mūtrapratighāta* »Harnverhaltung« wird keine strikte Grenze gezogen. So ist von den 13 *mūtrāghāta*, die C. Su. M. und die ihnen folgenden Autoren unterscheiden, *vātakuṇḍalikā*, d. h. kreisförmige Umdrehungen des von schlechtem Wind ergriffenen Urins in der Blase, charakterisirt entweder durch völlige Harnverhaltung, oder durch successives, tropfenweises, schmerzhaftes Austreten des Urins; bei *mūtrātīta* handelt es sich um einen, der zuerst den Urin zurückgehalten hat und dann uriniren will, dies aber entweder gar nicht zu Stande bringt oder nur ganz wenig, doch mit wenig Schmerzen, auf einmal urinirt; bei *mūtrasaṅga* »Harnhemmung« bleibt der ausgeschiedene Urin entweder in der Blase, Harnröhre oder Eichel stecken, oder wird nur ganz allmählich, mit Blut und mit oder ohne Schmerzen entleert. Eine Form von Stein scheint *mūtragranthi* »Harnknoten« zu sein, ein runder, kleiner, harter, steinartiger Knoten, der sich plötzlich am Blasenhals bildet, Schmerzen wie bei Stein hervorruft und den Urin zurückhält. Auf Hypertrophie oder Entzündung der Prostata ist vielleicht *aṣṭhīlā* »Kugel« zu beziehen, ein kugelförmiger, harter, unbeweglicher, hoher Knoten, den der Wind zwischen After und Blase bildet, mit heftigen Schmerzen, Flatulenz und Unterdrückung von Stühlen, Urin und Winden. Für besonders gefährlich gilt *vastikuṇḍala* »Blasenring« (Blasenentzündung?), wobei die Blase, von ihrem Standort losgerissen, hoch emporsteht, wie ein Embryo, und der Kranke, von heftigen Schmerzen, Zuckungen und Hitze gequält, nur tropfenweise urinirt, bei Druck aber den Urin ausströmen lässt; wenn die Blase gerundet, Durst, Betäubung und Asthma vorhanden ist, so ist das Leiden unheilbar. Die Behandlung der Harnverhaltung ist im Wesentlichen die gleiche wie bei Harnstrenge. Im Allgemeinen sollen zuerst Fett- und Schwitzmittel, hierauf ölige Abführmittel, dann Injectionen in die Harnröhre gegeben werden (C. 8, 9, 14—28; Su. 6, 58; S. 2, 9; 4, 13; A. 3, 9; 4, 11; M. 214—8; Vṛ. 33; Bh. 2, 3, 38—45; V. 500—6).

§ 59. Bleichsucht und Gelbsucht. — Unter dem Namen *pāṇḍu*, *pāṇḍuroga*, *pāṇḍvāmaya* »krankhafte Blässe« werden verschiedene in Indien besonders häufige krankhafte Veränderungen der Hautfarbe zusammengefasst, wie auch das vedische *hariman* vielleicht nicht ausschliesslich auf die »Gelbsucht« zu beziehen ist. Es gibt nach Su. vier Arten von *pāṇḍuroga*, die auf den Grundsäften beruhen; die anderen Autoren nennen noch eine fünfte Art, die durch Essen von Erde entsteht. Saure, salzige, allzu heisse, nicht zu einander passende oder unzuträgliche Nahrungsmittel, Schlafen bei Tag, Überanstrengung, sexuelle Ausschweifungen, Unterdrückung der natürlichen Ausscheidungen, Störungen des Gemüts durch Sorge, Furcht und andere Schädlichkeiten stören die Grundsäfte, besonders die Galle, und rufen verschiedene Färbungen der Haut hervor: bleich, gelb, grünlich, doch überwiegt die Blässe. Der Kranke ist arm an Fett und Blut, kraftlos, seine Sinne erschlafft, die Glieder wie zerrieben, die Augenlider geschwollen, matt, reizbar, er spuckt häufig aus, spricht wenig, hat keinen Appetit, scheut die Kälte, seine Haare fallen aus, die Verdauung ist gestört, er fiebert, atmet schwer, hat Ohrensausen und Schwindel. Eingeleitet wird die Krankheit durch Rauheit und Aufspringen der Haut, Herzklopfen, Appetitmangel, Neigung zum Ausspucken und zum Essen von Erde, gelbe Färbung des Urins und der Stühle, Aufhören der Schweisssecretion, Verdauungsschwäche, Mattigkeit, Ermüdung u. a. Die speciellen Symptome bei Wind sind: die Haut, die Augen, die Adern, die Nägel, Kot und Harn schwarz, rauh, braun, Schmerzen, Stechen und Zittern in den Gliedern u. a. Bei Galle: die Augen, Nägel u. s. w. gelb, Hitze, Durst, Fieber, Durchfall, Schweiss, übler Geruch, bitterer Geschmack u. a. Dies ist nach Dutt[1] die Gelbsucht. Bei Schleim: die Haut, Augen, Adern u. s. w. weiss, Müdigkeit, Schwere, Heiserkeit, Husten, Schleimfluss, Gänsehaut, Asthma, Erbrechen u. a. Dies ist nach Dutt[1] Anämie. Bei den drei Grundsäften: Combination obiger Symptome. Bei Essen von Erde: je nach der Beschaffenheit der Erde wird einer der drei Grundsäfte gestört, es folgt Verfall der Körperkraft und der Verdauung, die Haut wird bleich, die Sinne stumpf, die Augenlider, Wangen, der Mund, der Nabel, der Penis, die Füsse schwellen an, die Stühle sind dünn und enthalten Würmer, Blut und Schleim. Dies ist nach Dutt[1] Bleichsucht. Eine besonders schlimme Form der Gelbsucht ist *kāmalā*, charakterisirt durch intensiv gelbe Färbung der Haut, der Augen, Nägel, des Harns und Kots, und besonders des Gesichts, mit Mattigkeit, Schwäche, Durst, Hitze, Verdauungslosigkeit, Mangel an Esslust, Stumpfheit der Sinne. Durch Vernachlässigung von *kāmalā* entsteht die gefährliche Krankheit *kumbhakāmalā*, mit starker Schwellung und Schmerzen in den Gelenken. Eine andere Abart von *pāṇḍuroga* heisst *halīmaka*, mit grünlicher oder dunkelgelber Färbung der Haut, Schwindel, Durst, schleichendem Fieber, Abneigung gegen Frauen, Schwäche, Mattigkeit, schlechter Verdauung, Abmagerung u. dgl.

Alle diese Krankheitszustände können unheilbar werden und zum Tode führen. So ist *pāṇḍuroga* unheilbar nach langem Bestehen, wenn die Haut rauh ist, der Kranke alles gelb sieht, wenn die Verdauung gehemmt und spärlich oder schleimiger gelblicher Durchfall vorhanden ist, wenn die Zähne, Nägel und Augen blass sind, wenn er an den Enden des Körpers geschwollen und in der Mitte dünn ist, oder wenn der After, der Penis und die Hoden geschwollen sind, wenn er bewusstlos ist, zugleich Durchfall und Fieber hat u. s. w. Für die heilbaren Formen werden zahlreiche Recepte, zum Abführen, Vomiren u. s. w. gegeben, unter denen ich hier nur, der Vergleichbarkeit mit der europäischen Behandlung der Bleichsucht wegen, verschiedene Eisenpräparate hervorheben will (C. 6, 16; Su. 6, 44; S. 3, 13; 4, 18; A. 3, 13; 4, 16; M. 100—6; Vṛ. 8). Über eine interessante vedische Sympathiekur bei Gelbsucht, wobei dieselbe in an das Lager des Kranken gebundene gelbe Vögel gezaubert wird, s. Bloomfield, SBE. 42, 264. 566; Kau. Sū. 26, 18 (Caland).

[1] Nidāna p. 54. Nach Chevers, Diseases of India 714 sind fast alle Hindufrauen mehr oder weniger anämisch.

§ 60. Blutungen. — Die Bezeichnung aller Blutungen als *raktapitta*, *lohitapitta* »Blutgalle« rührt davon her, dass sie auf Störungen der Galle zurückgeführt werden, die nachteilig auf das Blut einwirken. Blutungen nach oben erfolgen durch die Nase, die Augen, Ohren oder den Mund, Blutungen nach unten durch die Harnröhre, die Vagina und den After; ausserdem kann das Blut auch aus allen Poren der Haut austreten (S. A. M.). Die Blutung kündigt sich an durch Mattigkeit, Verlangen nach Kaltem, Appetitlosigkeit, wiederholtes Erbrechen, Hitze, ein Gefühl als ob Rauch aus dem Mund käme, der Atem nach Eisen, Unverdautem u. dgl. riechend, Heiserkeit, Unfähigkeit Blau, Rot und Gelb zu unterscheiden u. dgl. Die weiteren Erscheinungen, namentlich die Farbe und Consistenz des Bluts, wechseln je nach den drei Grundsäften. Schlimme Complicationen (*upasarga*) sind: Schwäche, Asthma, Husten, Fieber, Erbrechen, Aufregung, Blässe, Hitze, Ohnmacht, Kopfweh, Durst, Leibschmerzen, Appetit- und Verdauungslosigkeit u. a.

Heilbar ist *raktapitta*, wenn die Blutung nur nach der einen Richtung, namentlich nur nach oben erfolgt, nicht zu ungestüm ist, noch nicht lange besteht, in einer guten (kühlen) Jahreszeit eintritt, keine Complicationen auftreten und der Patient kräftig ist. Blutungen nach unten können wenigstens gelindert werden, Blutungen nach beiden Richtungen hin sind unheilbar, ebenso wenn das Blut schwarz, blau oder bunt wie ein Regenbogen oder wie Schmutzwasser u. s. w. aussieht, oder sehr heftig herausströmt, oder der Kranke durch Leiden entkräftet ist oder nichts isst oder häufig Blut bricht, rote Augen hat u. s. w. Gegen Blutungen nach oben sind im Allgemeinen Purgirmittel, gegen solche nach unten Brechmittel zu geben, auch eignen sich für letztere die Verordnungen gegen blutigen Durchfall; gegen Nasenbluten sind Nasenmittel anzuwenden (C. 2, 2; 6, 4; Su. 6, 45; S. 3, 3; 4, 3; A. 3, 3; 4, 2; M. 106—10; Vṛ. 9).

§ 61. Auszehrung und Lungenschwindsucht. — Die Schwindsucht, noch jetzt einer der Hauptfeinde der Menschheit in Indien[1], »wird von manchen anderen Krankheiten begleitet und steht vielen anderen Krankheiten voran, heisst die Königskrankheit[2] (*rājayakṣman*), Schwindsucht (*kṣaya*), Auszehrung (*śoṣa*) und der Krankheiten König« (*rājarāṭ*. S. 3, 5, 1 = A. 3, 5, 1). Auch die kürzere Bezeichnung *yakṣman* kommt vor, wie in den Vedas neben *yakṣma* die Composita *rājay.*, *ajñātay.*, *pāpay.* erscheinen; doch hat das vedische *yakṣma* wie die meisten urverwandten Wörter (z. B. asl. *jeḑza* »Krankheit«) wohl noch die Bedeutung »Krankheit« im Allgemeinen[3]. Schon vedisch ist auch die Sage, welche die Schwindsucht zuerst an dem periodisch dahinschwindenden Mond aufgetreten sein lässt[4]. Gewöhnlich werden vier Entstehungsarten dieses Leidens aufgezählt: übermässige körperliche Anstrengung, Unterdrückung der natürlichen Ausscheidungen, Schwinden der Grundbestandteile des menschlichen Körpers wie Samen, Lebenskraft u. a., und schädliche Speisen und Getränke. Nach einer anderen Version entsteht die Auszehrung durch sexuelle Ausschweifungen, Kummer, hohes Alter, körperliche Anstrengungen, weite Märsche, Fasten, Geschwüre und Wunden in der Brust (Su. 6, 41, 14). Die Anfangserscheinungen sind: Schnupfen, starkes Niesen, Schleim, süsser Geschmack im Munde, Verdauungs- und Körperschwäche, Appetitlosigkeit, Übelkeit nach dem Genuss gewisser Speisen, Erbrechen, Abnahme der Kräfte trotz Essens, Anschwellen der Füsse und des Mundes, auffallende Weisse der Augen, Verlangen nach Frauen, geistigen Getränken und Fleisch, Missstimmung, ungewöhnliches Wachsen der Nägel und Haare, der Kranke wird im Traum von Motten, Eidechsen, Schlangen, Affen, Raubtieren und Vögeln verfolgt u. a. Dann folgen die elf charakteristischen Symptome der Schwindsucht: Schnupfen, Asthma, Husten, Schmerzen in der Schulter und am Kopf, nebst Appetitlosigkeit, wenn die Krankheit oben ihren Sitz hat, häufigen aber festen Ausleerungen, wenn sie unten ihren Sitz hat, Erbrechen, wenn sie in den Eingeweiden, Seitenschmerzen, wenn sie auf der Seite, Fieber, wenn sie in den Gelenken sitzt (S. A.). Eine andere Aufzählung nennt: Schmerzen in den Schultern und Seiten, Brennen an Händen und Füssen, Fieber am ganzen Körper (M. 113 f.). Su. 6, 41, 9 unterscheidet sechs Symptome: Widerwillen gegen Nahrung, Fieber, Asthma, Husten, blutiger Auswurf und Heiserkeit. Ein von Alter Schwindsüchtiger ist mager, kraftlos, geschwächt an Verstand, Körperkraft und Sinnen, zitterig, appetitlos, seine Stimme dünn, wie wenn man auf ein zerbrochenes Metallgefäss schlägt, sein Speichel enthält keinen Schleim, er wird von Schwere und Unbehagen gequält, aus seinem Mund, seiner Nase und seinen Augen kommt Ausfluss, seine Stühle und seine Haut sind trocken und rauh. Bei Wunden (*kṣata*) in der Brust (Pneumonie?), die durch anstrengende Bewegungen, Lastentragen, (lautes) Lesen, Stoss oder

Schlag, sexuelle Ausschweifungen oder (sonstige) Überanstrengung entstehen, kommt Blut, Eiter und Schleim, beim Husten erbricht der Kranke Gelbes, Rotes, Schwarzes und Braunes, seine Brust schmerzt und er fühlt sich sehr elend durch Glut im Körper, sein Mund und sein Atem sind übelriechend, seine Hautfarbe bleich, seine Stimme gebrochen (Su. 6, 41, 14—24).

Einen Schwindsüchtigen, der mit den elf Symptomen (s. o.) behaftet ist oder die sechs: Husten, Durchfall, Seitenschmerzen, Heiserkeit, Appetitlosigkeit und Fieber, oder die drei: Fieber, Husten und Blutsturz hat, soll ein nach Ruhm strebender Arzt nicht behandeln. Dagegen soll der Arzt einen starken Patienten, der gute Verdauung hat, nicht mager und noch nicht lange krank ist, behandeln; nach einem Jahre kann das Leiden nur noch gelindert werden (Su. M.). Von den zahlreichen Mitteln gegen Auszehrung erwähne ich nur das altehrwürdige Recept Cyavanaprāśa (B. 2, 188—200 = C. 6, 1, 25 = Vṛ. 10, 29—42 = Cd. 101), »die Speise des Cyavana«, die diesen greisen Seher einst verjüngt haben soll; es besteht aus einer Abkochung von Butter und Melasse mit den verschiedensten Arzneistoffen. Purgir-, Brechmittel u. dgl. eignen sich nur für einen kräftigen Patienten, bei einem abgezehrten Kranken würden sie wie Gift wirken. Man muss auch auf das Gemüt des Kranken einwirken durch Wohlgerüche, Musik, freundliche Reden, Verkehr mit geliebten Freunden und Frauen u. dgl. (C. 2, 6; 6, 8; Su. 6, 41; S. 3, 5; 4, 7; A. 3, 5; 4, 5; M. 111—20; Vṛ. 10).

[1] Vgl. Chevers l. c. 520. — [2] Hierunter möchte ich jedoch nicht »king's evil (syphilis?)« verstehen, wie Bloomfield, SBE. 42, 697, sondern »die wichtigste Krankheit«, vgl. *rogarāṭ* und die analogen Composita mit *rāja*°. — [3] Vgl. Zimmer, Altind. Leben 375 ff.; Bloomfield, Grdr. l. c. 60. — [4] Zimmer l. c.

§ 62. Husten, Asthma und Schlucken. — Husten (*kāsa*) und Atembeschwerden (*śvāsa*) erscheinen sehr oft zusammen oder einzeln als Krankheitssymptome, so bei der Schwindsucht (§ 61), werden aber auch beide als selbständige Krankheiten betrachtet und beschrieben. Von *kāsa* werden meist fünf gradatim schlimmere Arten unterschieden, die auf Störungen der drei Grundsäfte, auf (inneren) Wunden (*kṣata*) oder auf Schwindsucht (*kṣaya*) beruhen und bei Vernachlässigung zur Auszehrung führen. Vorboten des Hustens sind: Kratzen im Hals, ein Gefühl, als ob Hals und Mund voll von stechenden Insekten (*śūka*) wären, Steckenbleiben der Speisen (im Hals), Heiserkeit, Appetitlosigkeit, Verdauungsschwäche. Die »Wunden« werden ähnlich wie bei der Schwindsucht definirt, sie entstehen durch innerliche Verletzungen der Brust durch körperliche Anstrengungen, Lastentragen, Stoss und Schlag u. dgl.; der Kranke hustet zuerst trocken, speit dann Blut, der Hals schmerzt stark, die Brust ist wie zerschnitten, er hat ein Gefühl, als ob er mit spitzen Nadeln durchstochen würde, Fieber, Asthma, Durst, Heiserkeit, seine Stimme klingt wie das Girren einer Turteltaube, allmählich lassen seine Kräfte, sein Appetit, seine Verdauung nach, er wird blass, abgezehrt, leidet an Blutharnen, Rücken- und Hüftweh (Pneumonie?). Der auf Schwindsucht beruhende (*kṣayaja*) Husten ist offenbar eine Form der Schwindsucht: der Auswurf ist blutig, eiterig, übelriechend, gelb, grünlich oder rot, beim Husten hat der Kranke das Gefühl, als ob ihm das Herz zu Boden fiele, leidet an Fieber, Seitenschmerzen, Schnupfen, Heiserkeit, isst viel und wird doch mager und schwach, dann kommen alle Zeichen der Schwindsucht zur Entwickelung. Dieses Leiden ist bei entkräfteten Personen unheilbar, sonst und gegen die anderen Formen von *kāsa* werden Fett- und Schwitzmittel, Leckmittel, Klystiere, Abführmittel u. s. w. empfohlen (C. 6, 18; Su. 6, 52; S. 3, 3; 4, 4; A. 3, 3; 4, 3; M. 120—4; Vṛ. 11).

Asthma (*śvāsa*) und Schlucken (*hikkā*) entstehen aus den gleichen Ursachen, nämlich durch Staub, Rauch, Wind, Kälte, kalte Getränke oder Speisen, körperliche Anstrengung, geschlechtliche Ausschweifungen, schädliche Speisen u. dgl., sowie besonders als Folgezustände der verschiedensten Krankheiten, wie Dysenterie, Fieber, Schnupfen, Blutung, Bleichsucht, Cholera, starker Husten u. a. Die Anfangssymptome sind: Stiche in der Brust und den Seiten, Flatulenz und Verstopfung, unangenehmer Geschmack im Munde, Schmerzen in den Schläfen, unregelmässiges Atemholen. Von den fünf Arten des Asthma entsteht *kṣudraśvāsa* »leichtes Asthma« durch Überanstrengung oder Überessen, zeigt sich aber nur, wenn man irgend etwas vornimmt, nicht beim Sitzen, bewirkt auch keine Schlingbeschwerden und hört von selbst wieder auf. Bei *tamakaśvāsa* oder *tamaka* »Beklommenheit« hat der Kranke geräuschvollen Husten mit schleimigem Auswurf, starkem Durst, Schweiss und Übelkeit, Röcheln im Halse, die Atemnot ist sehr stark und quälend, bis der Schleim herauskommt fühlt er sich sehr unwohl, nach dem Herauskommen desselben einen Augenblick lang wohl, kann nur mit Mühe sprechen, findet keinen Schlaf, das Sitzen bringt ihm Erleichterung, er hat Verlangen nach Warmem, durch schlechtes Wetter und Genuss von schleimerzeugenden Dingen verschlimmert sich sein Zustand, wenn Ohnmacht und Fieber dazu kommt, heisst die Krankheit *pratamaka*. Bei *chinnaśvāsa* »unterbrochener Atem« atmet der Kranke nur mit Unterbrechungen oder kann mit aller Anstrengung keine Luft bekommen, während ihn alle Gelenke schmerzen, der Leib aufgetrieben und verstopft ist, die Blase brennt, die Augen rollen, das eine Auge rot, der Mund trocken ist, mit Schweisssecretion, Irrereden, Niedergeschlagenheit, Betäubung, Bewusstlosigkeit; solche Kranke sterben rasch. Bei *mahāśvāsa* »starkes Asthma« atmet der Kranke unaufhörlich mit starkem Geräusch wie ein wütender Stier, er ist unruhig, seine Augen rollen, seine Stimme ist undeutlich, die Kehle trocken, Harn und Kot angehalten, Ohren, Schläfe und Kopf sehr schmerzhaft, er verliert den Verstand, sein Atmen ist weithin hörbar; auch dieser Zustand führt rasch zum Tode. Bei *ūrdhvaśvāsa* »Ausatmen« atmet der Kranke lange aus, kann aber nicht wieder einatmen, der Mund ist mit Schleim verstopft, die Augen sind nach oben gerichtet und schweifen unstet umher, die Gelenke schmerzen, die Stimme ist gehemmt, er ist betäubt und erschöpft und stirbt. Die Heilmittel für *śvāsa* bestehen in Schwitzmitteln, Brechmitteln, verschiedenen Butterabkochungen, Pillen u. s. w.

Schlucken (*hikkā*) hat die nämlichen Ursachen und fast auch die gleichen Anfangserscheinungen wie *śvāsa*. Auch zerfällt er ebenso in fünf Arten, worunter sich auch eine »leichte« und eine »starke« Art befindet. Die letztere Art sowie *gambhīrā*, der tiefe Schlucken, der aus dem Nabel kommt, sind unheilbar, ebenso wenn der ganze Körper beim Schlucken erschüttert wird, der Blick starr nach oben gerichtet ist, der Kranke hinfällig ist und nichts geniessen will, sehr stark niest, abgemagert, durch Krankheiten erschöpft ist u. dgl. Als Mittel gegen *hikkā* werden Einreibungen mit Öl, Schwitzmittel, Ziegenmilch, festes Umschnüren oberhalb des Nabels, flüssige Arzneien u. s. w. genannt (C. 6, 17; Su. 6, 50f.; S. 3, 4; 4, 6; A. 3, 4; 4, 4; M. 124—132; Vṛ. 12).

§ 63. Herzleiden werden unter dem allgemeinen Namen *hṛdroga*, *hṛdāmaya*, *hṛdayāmaya* »Herzkrankheit« ziemlich summarisch abgehandelt. Sie entstehen durch heisse, trockene, schwere, zu reichliche Nahrung und andere Diätfehler, durch Übermüdung, Verletzungen, Unterdrückung der Ausscheidungen, Angst, Schrecken u. s. w. und zerfallen in fünf Arten, vier von Grundsäften und eine von Würmern herrührend. Allgemeine Erscheinungen sind: Entfärbung, Ohnmacht, Fieber, Husten, Schlucken, Asthma, schlechter Geschmack, Durst, Geistesverwirrung, Erbrechen, Schleimauswurf, Schmerzen,

Appetitlosigkeit (C.). Bei Würmern (vgl. § 55) zeigen sich Übelkeit, Spucken, stechende, Nadelstichen ähnliche und bohrende oder schneidende Schmerzen in der Brust, Speichelfluss, Geistesverwirrung, Appetitlosigkeit, dunkle Färbung der Augen, Auszehrung, sowie die gleichen Erscheinungen wie bei Schleimwürmern, d. h. Ausfluss aus dem Munde, Verdauungslosigkeit u. dgl. Gegen die vier ersten Herzleiden sind verschiedene Abkochungen mit Butter, Brech- und Purgirmittel, Klystiere, kalte Breiumschläge u. s. w. zu geben. Bei Würmern gebe man besonders mit dem bekannten Wurmmittel *viḍaṅga* bereitete Arzneien, dadurch fallen die im Herzen befindlichen Würmer ab (C. 6, 26, 46—61; 1, 17, 13ff.; Su. 6, 43; S. 4, 8; A. 4, 6; M. 209—11; Vṛ. 31; Bh. 2, 3, 29ff.; V. 488ff.). Ich erwähne noch die Ausdrücke *urograha*, *uroghāta*, *vakṣastoda*, *urovibandha* »Brustschmerzen, -beklemmung«. Unter *urograha* (»Brustfellentzündung« BW.) ist nach V. 493f. ein gefährliches Leiden zu verstehen, mit Schmerzen, Druckempfindlichkeit, Flatulenz, Anschwellung des Bauchs und Herzens, Anhaltung von Winden, Harn und Stühlen, Appetitlosigkeit, das mit Schwitzmitteln, Erhitzung, Blutentziehung u. s. w. zu bekämpfen ist. Über vedische Herzleiden s. Bloomfield, SBE. 42, 7. 12. 40. 269. 471.

§ 64. Kehlkopfkrankheiten. — Am häufigsten wird die Heiserkeit (*svarabheda*) erwähnt. Sie entsteht durch übermässig lautes Sprechen oder Recitiren, Gift, Verletzungen, Kälte, und zerfällt in sechs, auf den Grundsäften, Verfettung und Schwindsucht beruhende Arten. Die Stimme ist heiser, langsam und rauh wie ein Esel schreit, oder der Hals brennt, oder ist voll von Schleim und das Sprechen sehr erschwert, oder die Stimme wie von Rauch erstickt und ganz gehemmt, oder ganz im Hals steckend und unverständlich. Verordnet wird lauwarmes Wasser, zerlassene Butter und Melasse mit verschiedenen Zusätzen u. s. w. als Getränk, ferner Brech- und Purgirmittel, Klystiere und Nasenmittel, Räucherungen und Leckmittel u. a. (C. 6, 26, 112; Su. 6, 53; S. 3, 5, 272; 4, 7; A. 3, 5, 24—7; 4, 5, 46; M. 133—5; Vṛ. 13).

Unter *rohiṇī*, *rohiṇikā* (Rötung) ist eine starke, mit mannigfachen Schmerzen verbundene Geschwulst an der Zungenwurzel (im Hals?) zu verstehen, die spätestens nach drei Tagen den Tod bringt, von einem geschickten Arzt aber rasch geheilt werden kann (C.). Der Tod erfolgt durch Erstickung, indem Fleischauswüchse den Hals verschliessen. Es gibt auch leichtere Formen, namentlich eine durch Blut bewirkte, bei der zahlreiche kleine Pusteln auftreten. Die heilbaren Fälle sind mit Blutentziehung, Brechmitteln, Räucherungen, Mundwasser und Nasenmitteln zu behandeln (Su. Vṛ. Bh.). Durch eine Verhärtung des Schleims in der Kehle entsteht die Geschwulst *galagraha* (C.). Hiermit verwandt ist vielleicht *kaṇṭhaśālūka*, eine von Schleim herrührende, wie Dornen oder stechende Insekten (*śūka*) schmerzende, harte und rauhe Geschwulst in der Kehle, die durch Operation zu beseitigen ist. Eine Geschwulst oberhalb der Zunge, wie eine Zungenspitze geformt, heisst *adhijihva* und ist bei Eiterung gefährlich. Unheilbar ist die hohe und ausgedehnte Geschwulst *valaya*, die den Durchgang der Speisen verhindert. Ob der ebenfalls lebensgefährliche *balāsa*, der Atembeschwerden und Schmerzen hervorruft, dem vedischen *balāsa* entspricht, ist zweifelhaft, da *balāsa* auch allgemein den Schleim als Krankheitserreger bezeichnet. Direkt tödlich oder doch höchst gefährlich sind auch *śataghnī*, eine harte, schmerzhafte, den Hals versperrende Geschwulst mit vielen Fleischauswüchsen; *galavidradhi* »Abscess in der Kehle«, eine den ganzen Hals ausfüllende Geschwulst; *galaugha* »Kehlenschwellung«, auch eine grosse Geschwulst, die das Atmen, Essen und Trinken hindert; *svaraghna* »Stimmverderber«, eine Verstopfung der Luftwege durch Schleim, mit Heiserkeit, Asthma, Trockenheit; *māṃsatāna*

»Fleischklumpen« (Polyp in der Kehle, B.-R.), eine herabhängende Geschwulst, die allmählich die Kehle ausfüllt u. a. Im Ganzen werden 18 Krankheiten der Kehle (*galaroga*) unterschieden, einschliesslich der fünf *rohiṇī*; ob auch Krupp und Diphtheritis dabei sind, lässt sich bei der Allgemeinheit der Beschreibungen nicht entscheiden (C. 1, 18, 32; Su. 2, 16, 45 ff.; 4, 22, 57 ff.; S. 6, 25, 270; A. 6, 21, 42 ff.; M. 346—50; Vṛ. 58, 53 ff.).

[1] Vgl. BLOOMFIELD, SBE. 42, 450.

§ 65. Durst und Hitze, Fettsucht und Abmagerung. — Durst und Hitze, eine gewöhnliche Begleiterscheinung des Fiebers und anderer Krankheiten, werden auch als selbständige Krankheiten behandelt. Krankhafter Durst (*tṛṣṇā*) besteht darin, dass man trotz unaufhörlichen Wassertrinkens doch niemals Befriedigung erlangt, sondern noch immer mehr Wasser haben möchte (Su.). Der krankhafte Durst beginnt mit Trockenheit des Mundes, der Lippen, des Gaumens und Halses, stetem Verlangen nach Wasser, Hitze, Brennen, Geistesverwirrung, Schwindel, Irrereden. Es folgen Stiche in den Schläfen und im Hals, schlechter Geschmack im Munde, Appetitlosigkeit, Schlaflosigkeit, gelbe Färbung der Augen, des Urins und der Stühle, kaltes Fieber, Entzündung der Haut, Stimmlosigkeit, Speichelfluss, Brustschmerzen, übermässige Trockenheit, Verlangen nach Kaltem und andere Erscheinungen, je nach der Entstehungsart des Durstes. Hoffnungslos ist der Fall, wenn der Kranke erschöpft, bewusstlos, taub ist und die Zunge herausstreckt. Die Behandlung besteht hauptsächlich in Darreichung von kaltem Wasser mit verschiedenen Zusätzen, Milch und anderen Flüssigkeiten (C. 6, 22; Su. 6, 48; S. 3, 5, 273; 4, 8, 47 f.; A. 3, 5, 45 ff.; 4, 6, 58 ff.; M. 141—4; Vṛ. 16).

Dāha, Hitze oder Brennen, zerfällt in sieben Arten. *Dāha* von Galle zeigt die gleichen Erscheinungen und ist ebenso zu behandeln wie Gallenfieber (§ 51). Die gleiche Kurmethode ist auch bei der von dem Genuss geistiger Getränke herrührenden gefährlichen Erhitzung der Haut anzuwenden. Wenn das überschüssige Blut die Hitze bewirkt, so durchdringt es den ganzen Körper, der Kranke fühlt sich wie gebrannt, sieht rot aus und hat rote Augen. Wer aus Unverstand seinen Durst nicht löscht, empfindet äusserlich und innerlich Hitze, Gaumen, Hals und Lippen sind trocken, er lässt die Zunge heraushängen und zittert. Wenn aus einer Wunde Blut fliesst, so entsteht schwer heilbare Hitze. Unheilbar ist die Hitze, die durch Verletzung eines edeln Teils, wie Kopf, Herz oder Blase entsteht, ebenso die von Schwund der Körperelemente (Auszehrung) herrührende Hitze, ferner (innere) Hitze, bei der die Glieder kalt sind. Zur Heilung gebrauche man Salben, besonders von Sandelholz, oder wickle den ganzen Körper in ein mit sauerem Reisschleim befeuchtetes Tuch ein, kühle den Erhitzten mit Fächern, setze ihn in ein Wassergefäss, besprenge ihn mit Wasser, gebe ihm Zuckersaft zu trinken und gebrauche überhaupt Mittel gegen Galle (M. 158 f; Vṛ. 19; Bh. 2, 2, 121—4; V. 322 ff.). Über Brennen an den Füssen (*pādadāha*) s. § 89.

Die Fettsucht (*medas, medodoṣa, medovṛddhi*) entsteht durch Mangel an Bewegung, Schlafen bei Tag und schleimige Nahrung, und bewirkt Anhäufung des Fetts, besonders am Unterleib, Unfähigkeit zu jeder Arbeit, Kurzatmigkeit und Stocken des Atems, Durst, Geistesverwirrung, Schläfrigkeit, Mattigkeit, Esslust, übelriechenden Schweiss, geringe Neigung zum Beischlaf, mit der Zeit auch gefährliche Krankheiten wie Rotlauf, Mastdarmfistel, Fieber, Durchfall, Harnruhr, Hämorrhoiden, Elephantiasis, Gelbsucht, die den Tod herbeiführen. Die Behandlung besteht hauptsächlich in Regelung der Diät und Lebensweise, so wird Wachen, Bewegung, Beischlaf, Marschieren, Ermüdung u. dgl. empfohlen (M. 234 f.; Vṛ. 36; Bh. 2, 3, 69 ff.; V. 528—35; vgl. Su. 1, 15; C. 1, 21).

Abmagerung (*kārśya*) entsteht durch trockene oder ungenügende

Nahrung, Fasten, Überanstrengung, Unterdrückung des Schlafbedürfnisses, Beischlaf, Kummer, Sorgen, langes Kranksein u. dgl. und führt zu Milz- und Leibesanschwellung, Husten, Schwindsucht, Asthma, Hämorrhoiden und anderen schweren Leiden. Angeborene Magerkeit ist unheilbar, gegen erworbene gebe man nahrhafte und kräftigende Mittel und Aphrodisiaca u. dgl. (Bh. 2, 3, 75 ff.; vgl. Su. 1, 15; C. 1, 21).

VI. ÄUSSERE KRANKHEITEN.

§ 66. Die Pocken.[1] — Die Pocken kommen im AV. und in der Bowerhs. noch nicht vor. Auch Su., S., A. und selbst Ś. erwähnen sie nur unter den kleineren Übeln (*kṣudraroga*), die zumeist Hautkrankheiten sind. C. übergeht sie in seiner Aufzählung der Krankheiten (1, 19) und erwähnt sie nur ganz kurz neben den Masern als einen Ausschlag am ganzen Körper, der wie Rose und Lepra zu behandeln ist (6, 12, 55). Sie heissen *masūrikā*, *masūrī* »Linsenkrankheit«, von der Gestalt der Pusteln. So sagt Vāgbhaṭa (S. 6, 36, 315 = A. 6, 31, 8): »(Die Pocken sind) harte Pusteln an den Gliedern und im Munde, von der Grösse und Farbe einer Linse (*masūra*) und danach benannt, mit Hitze, Fieber und Schmerzen verbunden«; ähnlich Su. 2, 13, 33 f. Zu behandeln sind die Pocken, ebenso wie andere Hautkrankheiten, hauptsächlich mit Salben (Su. 4, 20, 29). A. 2, 5, 111 hebt auch die Gefährlichkeit der Pocken hervor: derjenige, an dessen Körper die wie Korallenkügelchen aussehenden *masūrikā* auftreten und rasch wieder verschwinden, geht bald zu Grunde; A. 3, 10, 32 erwähnt sie als eine Folgekrankheit von Harnruhr. Genauere Angaben enthalten die späteren Werke. Die Pocken entstehen durch schädliche, besonders scharfe oder salzige Speisen und andere Diätfehler, durch Luft und Wasser, die (durch giftige Blumen u. dgl.) verdorben sind, und durch das Erscheinen eines erzürnten Planeten. Diese letzte Ursache ist auf Pocken-Epidemieen zu beziehen, da die Pocken in denjenigen Ländern auftreten sollen, wo die erzürnten Planeten sichtbar werden (C.). Eingeleitet wird die Krankheit durch Fieber, Jucken, Gliederreissen, Unbehagen, Schwindel, Anschwellung der Haut, Veränderung der Farbe und Röte in den Augen. Von Wind sind die Pusteln dunkelrot, rauh, hart, verursachen heftige Schmerzen und reifen langsam; diese Art ist unheilbar. Von Galle sind die Pusteln rot, gelb oder weiss, verursachen Brennen und heftige Schmerzen und reifen schnell; dabei zeigen sich Schmerzen in den Gelenken, Husten, Beben, Unbehagen, Mattigkeit, Trockenheit des Gaumens, der Lippen und der Zunge, Durst und Appetitlosigkeit. Von Blut entsteht Durchfall, Hitze am Körper, Durst, Unbehagen und Appetitlosigkeit, Entzündung am Mund, Röte in den Augen und besonders starkes Fieber, sowie die gleichen Erscheinungen wie bei Galle. Von Schleim sind die Pusteln weiss, glänzend, sehr gross, verursachen Jucken, aber wenig Schmerzen und reifen langsam; zugleich zeigt sich Schleimfluss, Lahmheit, Kopfweh, Schwere in den Gliedern, Übelkeit, Appetitlosigkeit, Schlaf, Mattigkeit, Unlust. Von allen drei Grundsäften sind sie gross, blau, in der Mitte eingesunken, sehr schmerzhaft, reifen langsam, enthalten stinkenden Eiter und heissen *carman* (eine Art Aussatz); diese Form ist mit Schlingbeschwerden, Appetitlosigkeit, Mattigkeit, Irrereden und Unlust verknüpft und schwer oder gar nicht heilbar. Weitere Verschiedenheiten beruhen darauf, ob die Pusteln ihren Sitz im Chylus, Blut, Fleisch, Fett, Mark, den Knochen oder dem Samen haben. Wenn sie in der Haut (d. h. im Chylus) sitzen, gleichen sie einem Wassertropfen, sind sehr harmlos und lassen, wenn sie platzen, Wasser ausströmen (Wasserpocken). Im Blut haben sie die Farbe von Blut, reifen langsam, haben eine dünne Haut, enthalten Blut. Bei den folgenden Arten zeigen sich stufenweise schlimmere Symptome, die im Knochen oder Samen sitzenden führen rasch den Tod herbei. Zeichen unheilbarer Erkrankung sind es auch, wenn die Pusteln wie Korallen, Jambūfrüchte, eiserne Kügelchen oder Leinsamen aussehen, wenn Husten, Schlucken, Geistesverwirrung, heftiges, schweres Fieber, Irrereden, Unlust, Ohnmacht, Durst, Hitze, Unruhe vorhanden sind, Blut aus Mund, Nase und Augen strömt, im Hals ein Rasseln vernommen wird und die Respiration überaus schmerzhaft ist, der Kranke mit Anstrengung nur durch die Nase atmet und von Durst gequält wird. Schwer heilbar ist auch eine nach den Pocken entstehende Geschwulst am Ellbogen, Handgelenk oder Schulterblatt. Unter den zahlreichen Mitteln gegen die Pocken hebe ich nur den gewiss nicht sehr alten innerlichen Gebrauch von Quecksilber (*pārada*, Cd. 315) und die verschiedenen Recepte für Mischungen von Arzneistoffen mit kaltem oder sehr kaltem Wasser hervor (M. 316—21; Vr. 56; V. 700—9; W. 314—8; Bh. 2, 4, 53—9).

An die kalte Behandlung der Pocken, die jedenfalls auf dem damit verbundenen Fieber beruht, schliesst sich eine anscheinend jüngere Nebenform dieser Krankheit, *śītalā* »die kalte«, an.[2] Nachgewiesen ist dieser auch in den neuindischen Sprachen noch vertretene Pockenname bisher erst in Bh., doch kommt das damit verwandte *śītalikā* als eine volkstümliche Bezeichnung der Pocken (*lokāśrayā saṃjñā*) schon bei Ḍ. zu Su. 2, 13 vor, also im 12. Jahrhundert. Der Bh. (16. Jahrh.) teilt die *śītalā* in sieben Arten ein, beschreibt aber deren acht. 1. Die grosse *śītalā* (*bṛhatī*) wird durch grosse Pusteln charakterisirt, deren Auftreten Fieber vorhergeht; nach sieben Tagen kommen die Pusteln zum Vorschein, in weiteren sieben Tagen reifen sie, in der dritten Woche trocknen sie ein und verschwinden von selbst. 2. *kodravā* entsteht aus Wind und Schleim, die Pusteln sehen wie die Reisart *kodrava* (Paspalum scrobiculatum) aus, reifen nicht, sondern heilen in 7—10 Tagen ohne Arznei ab. 3. Durch Hitze entsteht *ūṣmajarūpā* »wie Insekten aussehend«. 4. *pāṇisahā* »die Hand ertragend«: die Pusteln jucken, ertragen aber das Kratzen mit der Hand und trocknen nach sieben Tagen ein. 5. *sarṣapikā* »Senfkorn«: die Pusteln haben die gleiche Farbe wie ein gelbes Senfkorn. 6. *rājikākṛti* »von gleicher Gestalt wie die Senfart *rājikā* (Sinapis ramosa)«. Diese Art entsteht durch Hitze, kommt nur bei Kindern vor und trocknet leicht von selbst ein. 7. Die Pusteln sind rot, erhaben und rund, einem roten Ausschlag gleich, mit Schmerzen verbunden, vorher geht ein Fieber, das drei Tage anhält. 8. *carmajā* »in der Haut entstanden«: die Pusteln fliessen zusammen. Neben den Sanskritnamen werden auch volkssprachliche genannt. Die Heilung von *śītalā* erfolgt in manchen Fällen leicht und ohne Behandlung, andere Fälle sind trotz aller angewandten Mittel unheilbar. Die Mittel, besonders bei der ersten Art, bestehen in Bestreuung der aufgeplatzten oder noch unreifen Pusteln mit Asche von Kuhmist, Darreichung von kaltem (*śītala*) Wasser, das selbst bei Fieber nicht wie sonst abgekocht werden darf, Verbringung des Erkrankten an einen kalten (*śītala*) abgelegenen Platz, wo niemand zu ihm gehen darf, Vertreibung der Fliegen mit Zweigen von Nimba- und Seerosenblättern, Verabreichung eines Abgusses von kaltem Wasser mit Sandelholz und anderen Fiebermitteln zur Stillung des Fiebers; »viele Ärzte«, heisst es jedoch, »geben überhaupt keine Arznei«. Auch sollen im ganzen Hause Nimbablätter angebracht werden. Hauptsächlich aber soll die Göttin Śītalā, der alle Erscheinungsformen dieser Krankheit unterstehen, geehrt werden mit Opfergaben, Ceremonien und einem Hymnus aus dem Skandapurāṇa, den ein frommer Brahmane recitiren soll. Der Hymnus wird als *Śītalāṣṭakaṃ stotram* bezeichnet und die auf dem Esel reitende Göttin Śītalā darin als das Lebenselixir eines fiebernden, mit übelriechendem (Eiter) behafteten, des Augenlichts beraubten Kranken angerufen (Bh. 2, 4, 59—63).

Der Cultus der sieben Pockenschwestern, denen offenbar die obigen sieben Erscheinungsformen der *śītalā* entsprechen, und insbesondere der Śītalā ist heutzutage in Nordindien sehr verbreitet.[3] Śītalā hat noch immer den Esel als Reittier, wohnt im Nimbabaum, weshalb man auch den Kranken mit Nimbablättern fächelt, über der Thür des Krankenzimmers Nimbablätter aufhängt oder dieselben in einen Wassertopf im Krankenzimmer legt, und wird besonders von Frauen und Kindern geehrt, wie die obige 6. Art der *śītalā* auf Kinder beschränkt ist. Camariyā, die älteste der Pockenschwestern, der eine besonders schlimme Pockenform mit zusammenfliessenden Pusteln zugeschrieben wird, entspricht der achten Art, *carmajā* oder *camaragoṭī*. Auch in Südindien ist die Vergöttlichung der Pocken weit verbreitet, eine im 17. Jahrhundert dort vorkommende Pockengöttin Basuri vielleicht mit *masūrī* zu identificiren.[4] Bekanntlich sind die Pocken gegenwärtig die verbreitetste Kinderkrankheit und überhaupt eine der gefährlichsten Krankheiten in Indien.[5] Auch in den obigen Angaben erscheinen sie von M. ab als eine schwere, weit verzweigte und epidemische Krankheit, auch in A. schon als gefährlich, während sie bei Su. S. nur ein leichtes Hautübel sind, das wohl mit Wise[6] als eine milde Form der späteren epidemischen Pocken zu betrachten ist, und in der ältesten Medicin noch ganz fehlen. Die oft geäusserte Ansicht, dass die Pocken in Indien viel früher als in Arabien aufgetreten und aus Indien nach Arabien gelangt seien, ist hiernach keineswegs als sicher zu bezeichnen, noch weniger mit Chevers[7] anzunehmen, dass die Priester der Śītalā die ältesten Impfärzte waren. Von irgendwelcher Impfung lässt sich in der älteren medicinischen Litteratur keine Spur entdecken,[8] wie auch die Verehrung der Śītalā als Pockengöttin derselben noch fremd ist und auch unter den zahlreichen alten Personificationen von Kinderkrankheiten keine Personification der Pocken erscheint.

[1] Vgl. hierzu Orth, Bemerkungen über das Alter der Pockenkenntnis in Indien und China. Janus V, 391—6. 452—8. (Amsterdam 1900) und meinen Nachtrag hierzu Janus V, 577 f. — [2] Vgl. Wise, Commentary 235 f. — [3] Crooke, Popular Religion of N. India (London 1896) 1, 125—36. — [4] Vgl. Stuart, Madras Census Report (Madras 1898), 58 f.; Orth l. c. — [5] Vgl. General Report on the Census of India 1891, 62. — [6] Review of the History of Medicine, 2, 108, vgl. Orth l. c. — [7] Diseases of India 45 ff. — [8] Das von Ainslie (vgl. Bohlen, Das alte Indien 2, 219) mitgeteilte Sanskritcitat über Kuhpockenimpfung ist offenbar eine moderne Fälschung, vgl. Haas, ZDMG. 30, 660 f.

§ 67. Die »leichteren Krankheiten« (*kṣudraroga*). — Diese ursprünglich auch die Pocken umfassende Gruppe von Krankheiten, auf die schon in B. angespielt wird (1, 100, vgl. 2, 86) besteht wesentlich aus verschiedenen Affectionen der Haut, in S. A. 36, bei Su. 44, in M., wo die Pocken davon getrennt und als eine selbständige Krankheit behandelt werden (§ 66), 43, bei S. 60. Die nachstehende Aufzählung beruht auf M., die Bedeutungen sind meist im Anschluss an Dutt, Nidāna 193 f. gegeben: 1. *ajagallikā*, Warzen bei Kindern. 2. *yavaprakhyā*, sehr harte Knötchen oder Höcker im Fleisch von der Grösse eines Gerstenkorns. 3. *antrālajī* (*andhālajī* Su.), ein festes, rundes Geschwür (Abscess) mit wenig Eiter. 4. *vivṛtā*, runde, wie reife Feigen aussehende Geschwüre. 5. *kacchapikā*, skrophulöse Drüsenanschwellungen. 6. *valmīka* (»Ameisenhaufen«), langsam anschwellende, wie Rotlauf sich ausbreitende Knötchen am Hals, den Händen und Füssen u. s. w. 7. *indraviddhā* (*indravṛddhā*), schleichende Flechte, Herpes. 8. *gardabhikā*, runde, schmerzende Beulen oder Bläschen (»lichen circumscriptus« Dutt). 9. *pāṣāṇagardabha*,

Mumps, Parotitis. 10. *panasikā*, eine harte, stark schmerzende Beule im Ohr. 11. *jālagardabha*, eine Art Rose, leichte Anschwellung der Haut mit Hitze und Fieber. 12. *irivellikā*, Karbunkel am Kopf. 13. *kakṣā*, ein schmerzhafter Abscess in oder nahe bei der Achselgrube. 14. *gandhamālā* (*gaṇḍamālā*?) ein ebensolcher Abscess in der Haut. 15. *agnirohiṇī*, schmerzhafte, innere Hitze und Fieber hervorrufende, wie loderndes Feuer brennende Beulen in den Achselhöhlen, die nach 7, 10, 12 oder 14 Tagen den Tod herbeiführen (akuter Abscess nach DUTT). 16. *cipya*, Nagelgeschwür, Onychie. 17. *kunakha*, Psoriasis an den Nägeln. 18. *anuśayī*, ein tiefes Geschwür auf dem Fuss. 19. *vidārikā*, knollenförmiger Abscess in der Leistengegend und Achselhöhle. 20. *śarkarārbuda*, ein offenes krebsartiges Geschwür, aus dem eine wie ein Gemisch von Honig, Butter und Fett aussehende Flüssigkeit ausströmt, worauf das Geschwür trocknet und hart wird, darauf plötzlich wieder eine übelriechende, verschiedenfarbige Flüssigkeit nebst Blut austreten lässt. 21. *pādadārī*, vom Gehen aufgesprungene Fusssohlen. 22. *kadara*, eine von Verletzung mit Dornen u. dgl. entstehende Verhärtung am Fuss, Hühnerauge. 23. *alasa*, eine schmerzhafte Geschwulst zwischen den Zehen (»weiches Hühnerauge« DUTT). 24. *indralupta*, Ausfallen der Haare, Kahlköpfigkeit. 25. *dāruṇaka*, Kopfgrind (»tinea versicolor of scalp« DUTT). 26. *arumṣikā*, Erbgrind, Favus. 27. *palita*, frühzeitiges Ergrauen der Haare. 28. *mukhadūṣikā*, Finne im Gesicht bei jungen Leuten. 29. *padminīkaṇṭaka*, eine Art Flechte. 30. *jaṭumaṇi*, haariges Muttermal. 31. *māṣaka*, schwarze Warzen. 32. *tilakālaka*, dunkle Muttermale. 33. *nyaccha*, Leberfleck. 34. *vyaṅga*, braune Flecken im Gesicht. 35. *nīlikā*, schwarze Flecken im Gesicht oder am Körper. 36. *parivartikā*, Verengerung der Vorhaut, Phimose. 37. *avapāṭikā*, spanischer Kragen, Paraphimose. 38. *niruddhaprakaśa*, Verengerung, Strictur der Harnröhre. 39. *saṃniruddhaguda*, Verengerung des Mastdarms. 40. *ahipūtana*, Erythem oder Wundsein am After bei Kindern. 41. *vrṣaṇakacchū*, Juckausschlag am Hodensack. 42. *gudabhraṃśa*, Mastdarmvorfall. 43. *sūkaradaṃṣṭraka*, eine Art Rose, Rötung der Haut mit Jucken und Fieber (Su. 2, 13; M. 321—37; S. 6, 36; A. 6, 31; V. 709 ff.; Bh. 2, 4, 63 ff.; vgl. C. 1, 17, 39 ff.).

Die Behandlung besteht besonders in der Bestreichung und Einreibung der Haut mit verschiedenen Teigen und Salben, in manchen Fällen, z. B. bei Hühneraugen und dem Abscess *vidārikā*, ist zu einer Operation zu greifen, oder auch zu Ätzmitteln und Ausbrennen der erkrankten Stelle. Fett- und Schwitzmittel, Nasenmittel, Verbände, Aderlässe, Arzneien werden ebenfalls empfohlen. Bei Mastdarmvorfall (*gudabhraṃśa*) soll man den After erwärmen und einölen, hierauf den vorgefallenen Teil wieder zurückschieben und einen Verband mit einem in der Mitte durchlöcherten Leder anlegen; der After ist dann immer wieder zu erwärmen, so dient als Erwärmungsmittel eine Ratte, der man die Eingeweide ausgenommen hat (Su. 4, 20; S. 6, 37; A. 6, 32; V. l. c.; Bh. l. c.).

§ 68. Lepra und verwandte Hautkrankheiten. — Unter *kuṣṭha* wird gemeinhin eine sehr gefährliche, die schwersten Entstellungen hervorrufende Hautkrankheit, der sog. schwarze Aussatz (black leprosy), verstanden. Nach den Rechtsbüchern werden Versündigungen des höchsten Grades mit *kuṣṭha* in einer künftigen Existenz gestraft[1], daher ist der *kuṣṭhin* erbunfähig[2], ausser wenn er Busse gethan hat, um die Sündenschuld zu beseitigen[3]. In der medicinischen Litteratur scheint jedoch *kuṣṭha* meist eine weitere Bedeutung zu haben, schon in B., wo es HOERNLE überall mit »skin diseases« übersetzt. Als Entstehungsursachen werden genannt: schädliche oder nicht zu einander passende Speisen und Getränke (wie z. B. Milch mit Fischen[4]), Unterdrückung des Brechreizes und überhaupt der natürlichen Ausscheidungen, körperliche Anstrengungen oder starke Erhitzung nach einer reichlichen Mahlzeit, ein kaltes Bad bei Hitze, Ermüdung oder ängstlicher Erregung, sexueller Verkehr bei Indigestion, Verfehlungen gegen einen Brahmanen oder den geistlichen Lehrer u. a., auch in einer früheren Geburt begangene Sünden. Vorzeichen sind: die Haut sehr glänzend und rauh anzufühlen, starke oder gar keine Schweissabsonderung, Verfärbung, Hitze und Jucken in der Haut, Taubheit einzelner Körperstellen, auffallend starke Schmerzhaftigkeit von Wunden oder Geschwüren, leichte Entstehung und langsame Heilung derselben und Zurückbleiben einer rauhen Stelle auch nach der Heilung, dunkle Färbung des Blutes, Gänsehaut, roter Ausschlag, Schmerzen, Mattigkeit u. a. Gewöhnlich werden 18 Arten von *kuṣṭha* unterschieden und in 7 schwere und 11 leichte Formen eingeteilt, im Einzelnen differiren jedoch die Aufzählungen. Nach M. gibt es folgende schwere Formen: 1. *kāpāla,* mit schwarzen oder rötlichen, trockenen, rauhen Flecken wie Scherben (*kapāla*), vielen Schmerzen, sehr gefährlich. 2. *auḍumbara*: die Flecken oder Beulen sind einer Feige (*uḍumbara*) gleich, mit Schmerzen, Hitze, Röte und Jucken verbunden, die Leibhaare werden braun. 3. *maṇḍala*: die Flecken sind weiss oder rot, hart, feucht, glänzend, kreisrund (*maṇḍala* »Kreis«), schwer heilbar, zusammenhängend. 4. *ṛkṣajihva*: die Flecken sind rauh, am Rande rot, in der Mitte dunkel, schmerzhaft, wie eine Bärenzunge (*ṛkṣajihvā*) geformt. 5. *puṇḍarīka*: die Flecken sind an den Rändern hellrot, in der Mitte rot, erhaben, gleich einer roten Lotusblüte (*puṇḍarīka*). 6. *sidhma*: die Flecken sind weiss oder kupferfarbig, klein, geben beim Zerreiben Staub, treten zumeist an der Brust auf und gleichen der Blüte der Flaschengurke. Nach DUTT ist Pityriasis, die Kleienflechte mit mehlartigen Schüppchen, gemeint. 7. *kākaṇa*, gleicht in der Farbe dem Samen von *kākaṇantikā* (Abrus precatorius, der in der Mitte schwarz, an den Rändern rot ist), eitert und schmerzt heftig; diese Form ist unheilbar. Während diese sieben schweren Formen wenigstens grösstenteils auf echte Lepra bezogen werden können, gehen die elf leichten anscheinend auf die verschiedensten sonstigen Hautkrankheiten. 8a. *ekakuṣṭha*: die Haut ist schweisslos, die Flecken sind gross und sehen wie Fischschuppen aus. 8b. *carman*: die Haut ist rauh anzufühlen wie die des Elephanten. Ersteres Leiden ist nach DUTT Ichthyosis, letzteres Hypertrophie der Haut. 9. *kiṭibha*: dunkel gefärbte Narben, rauh anzufühlen und hart, nach DUTT Keloid, der in derben, meist aus Narben entstehenden Wulsten besteht. 10. *vaipādika*: heftig schmerzendes Aufspringen der Hände und Füsse, nach D. Psoriasis am Fuss. 11. *alasaka*: die Haut ist mit juckenden, roten Knötchen bedeckt, Schwindflechte. 12. *dadrumaṇḍala*: juckende, rote, erhabene Flecken. Nach D. ist Ringwurm gemeint, doch deutet nichts auf eine Erkrankung der Kopfhaut. 13. *carmadala*: die Haut ist rot, schmerzhaft, es bilden sich juckende und eiternde Bläschen, die gegen Berührung empfindlich sind, Impetigo. 14. *pāmā*: winzige, aber zahlreiche Bläschen, mit Ausfluss, Jucken und Brennen verbunden, Ekzem oder nässende Flechte. 15. *kacchu*: ebenso, aber mit heftig brennenden Pusteln an den Händen und Hinterbacken, schmerzhaft, Krätze. 16. *visphoṭa*: dunkelrote Schwellungen mit dünner Haut, Beulen. 17. *śatārus*: rote oder dunkelfarbige, zahlreiche, mit Hitze und Schmerzen verbundene Geschwüre, Furunkel. 18. *vicarcikā*: juckende, dunkle, stark nässende Flecken oder Beulen, Psoriasis (nach D.), oder nässende Flechte. Weitere Unterscheidungen beziehen sich auf den Sitz der Krankheit in einem der sieben Elemente des Körpers, indem nur die in der Haut, im Blut oder Fleisch sitzenden Formen heilbar sind. Im Fett entsteht insbesondere Lahmheit der Hände, Unfähigkeit zu gehen, Abfall der Glieder, Ausbreitung der Wunden von einem Körperteil zum anderen. In Mark und Knochen entsteht Einfallen oder Abfall der

Nase, Rötung der Augen, in den Wunden bilden sich Würmer, die Stimme verfällt. Im Samen des Vaters, sowie im Menstrualblut der Mutter befindlich, vererbt sich die Lepra auf beider Nachkommen. Allgemein ist *kuṣṭha* tödlich, wenn Würmer, Durst, Hitze, Verdauungsschwäche auftreten, die drei Grundsäfte gestört sind, die Geschwüre aufbrechen und ausfliessen, die Augen rot, die Stimme heiser, Arzneimittel (wegen Schwäche) nicht mehr anwendbar sind. Nach Su. 2, 5, 15ff. ist *kuṣṭha* die schlimmste aller Krankheiten, und wer daran stirbt, bekommt sie in einer künftigen Geburt wieder. Auch ist *kuṣṭha* ebenso wie Fieber, Schwindsucht, Ophthalmie und die epidemischen Krankheiten (»Pocken u. dgl.« Co.) durch häufige Berührung, den Atem, Zusammenspeisen, -liegen oder -sitzen, Kleider, Kränze und Salben übertragbar. Das Übergreifen von *kuṣṭha* von der Haut aus auf die übrigen Elemente des Körpers ist mit der allmählichen Ausbreitung der Wurzeln eines Baums in der Erde zu vergleichen. Die höchst zahlreichen Recepte gegen *kuṣṭha*, darunter namentlich die verschiedensten Abkochungen mit Butter und Öl, gehen sowohl auf innerliche als äusserliche Behandlung. Im Allgemeinen soll einmal in jedem Halbmonat ein Brechmittel, einmal in jedem Monat ein Abführmittel, alle drei Tage ein Nasenmittel und alle sechs Monate ein Aderlass zur Anwendung kommen (A. 4, 19, 96 = S. 4, 21, 120 = Su. 4, 9, 41 = Vṛ. 51, 138). Der Kranke soll auch Diät halten, fromme Gebräuche und Askese üben, seine Haare und Nägel kurz halten, Überanstrengung, Verkehr mit Frauen, Fleisch und geistige Getränke meiden, so wird er geheilt (C.. 2. 5; 6, 5; Su. 2, 5; 4, 9; S. 3, 14; 4, 21; A. 3, 14; 4, 19; M. 294—305; Bhn 2, 4, 18ff., V. 647ff.; Vṛ. 51).

Neben *kuṣṭha* wird häufig *śvitra* »der weisse Aussatz« genant, aber als leichtere Krankheit, die daher auch in der Stufenfolge der Wiedergeburten als Strafe für leichtere Vergehen erscheint[5]. Nahe verwandt oder identisch hiermit ist *kilāsa*, schon im AV. als eine durch weisse und graue Flecken charakterisirte Krankheit vorkommend und von den Commentatoren auf weissen Aussatz (*śvetakuṣṭha*) bezogen[6]. Nach DUTT 61 wäre unter *kilāsa* in der Medicin Leukoderma zu verstehen; wahrscheinlich ist aber zugleich der weisse (glatte oder anästhetische) Aussatz gemeint, da beide Krankheiten in Indien häufig vorkommen und so schwer zu unterscheiden sind, dass bei der letzten Volkszählung besondere Instructionen darüber gegeben werden mussten[7]. Nach Su. unterscheidet sich *kilāsa* von *kuṣṭha* dadurch, dass erstere Krankheit nur in der Haut sitzt und ohne Ausfluss ist. Nach S. A. M. kann *śvitra* oder *kilāsa* auch im Blut, Fleisch und Fett sitzen und ist dann stufenweise schlimmer. Heilbar ist die Krankheit, wenn die Haare am Leib nicht weiss (sondern schwarz), die Flecken nicht gross sind und nicht zusammenhängen oder wie Brandwunden aussehen. Andernfalls ist sie unheilbar, ebenso wenn sie an den Genitalien, Handflächen oder Lippen auftritt (Su. 2, 5, 14; S. 3, 14; A. 3, 14, 37—41; M. 302—5). Die Behandlung ist ähnlich wie bei *kuṣṭha*, manche Recepte gelten für beide Krankheiten (Vṛ. l. c.; Bh. 2, 4, 38f. etc.).

Auch unter *vāta-rakta*, *-śoṇita*, *vātāsṛj* »Windblut« ist nach DUTT der Aussatz zu verstehen. *Vātarakta* entsteht durch verdorbenes Blut, das zunächst in die Füsse läuft und sich dort staut. Verdorben wird das Blut durch erhitzende Speisen und Getränke und andere Diätfehler, Schlafen bei Tage, weite Gänge in der Hitze, Mangel an Bewegung, Kummer, Zorn u. s. w., besonders wenn man die Beine von einem Wagen oder Reittier herunterhängen lässt (S. A.). Nach Su. zeigt sich in den Füssen Schmerz, Stechen, Trockenheit, Taubheit, oder starkes Brennen, oder sie jucken nur, sind aber weiss, kalt und geschwollen. Nach S. A. sind die Vorzeichen von *vātarakta* ähnlich wie bei *kuṣṭha*, ferner zeigt sich Müdigkeit, Schlaffheit der Glieder, Jucken, Zucken, Reissen, Stechen, Schwere und Taubheit in den Knieen, Beinen, Schenkeln, Hüften, Schultern, Händen, Füssen und Gelenken, diese Erscheinungen kommen und gehen. Weiterhin ist *vātarakta* zuerst *uttāna*, d. h. auf die Haut beschränkt, dann *gambhīra* »tief«, indem es alle sieben Elemente des Körpers ergreift, so dass die Glieder verkrümmt werden und der Kranke lahm wird oder hinkt (C. S. A.). Bei Wind entstehen starke Schmerzen, Zucken und Reissen, die Geschwulst ist schwarz, die Gefässe, Finger und Gelenke sind zusammengekrümmt, die Glieder sind steif und taub und zittern. Bei Blut entsteht eine kupferrote schmerzhafte Schwellung mit Prickeln in der Haut, bei Galle starke Hitze, eiternde Geschwüre, Betäubung und Geistesverwirrung, bei Schleim Schwere, Unempfindlichkeit, Kälte der Haut, Jucken, doch wenig Schmerzhaftigkeit. Manchmal breitet sich das Leiden, nachdem es die Knöchel und Handgelenke ergriffen hat, über den Körper aus. Unheilbar ist die Krankheit, wenn eine offene Wunde bis zum Knie aufwärts entsteht oder die Geschwulst platzt und eitert, oder die Lebenskraft und das Fleisch abnehmen oder andere schlimme Complicationen eintreten, wie Schlaflosigkeit, Asthma, Anschwellung des Fleisches, Ohnmacht, Delirium, Fieber, Betäubung, Rotlauf, Verkrümmung der Finger und Zehen, Lahmheit, Knotenbildung u. a. Die Behandlung ist teils äusserlich, teils innerlich, namentlich werden viele Abkochungen in Butter und Öl empfohlen (C. 6, 29; Su. 2, 1, 39ff.; 4, 5; S. 3, 16; 4, 24; A. 3, 16; 4, 22; M. 187—90; Bh. 2, 2, 203ff.; V. 405—25; Vṛ. 9). Nach den obigen Symptomen kann *vātarakta* nicht ausschliesslich auf Lepra gehen, sondern umfasst auch gichtische und rheumatische Leiden[8], vielleicht auch andere Hautkrankheiten.

[1] Viṣṇu 45, 2. — [2] Vgl. meine Tagore Law Lectures 276f. — [3] Vgl. COLEBROOKES Digest (London 1801) 3, 304ff. — [4] Dieser Glaube herrscht in Indien noch jetzt, vgl. Census of India 1891, 23, 366. — [5] Manu 11, 51; Viṣṇu 45, 13. — [6] Vgl. ZIMMER l. c. 391; BLOOMFIELD, SBE. 42, 266. — [7] Vgl. z. B. Census of India 1891, 16, 305. Einen Report über den heutigen Stand der Lepra in Indien veröffentlichte die 1889/90 dort gewesene »Indian Leprosy Commission«. — [8] Vgl WISE, Commentary 266 Anm.; A. C. K.s C.-Übers. 217 Anm.

§ 69. Entzündungen und Geschwülste. — Unter *śotha*, *śvayathu*, *śopha* »Schwellung« kann jede auffallende Schwellung der Haut an irgend einer Stelle verstanden werden. Nach C. 1, 18 gibt es drei oder sieben Arten von *śotha*, nach den Grundsäften oder den Combinationen derselben, oder zwei Arten, je nachdem sie durch innere oder äussere (*āgantu*) Ursachen entstehen. Solche äussere oder zufällige Ursachen sind Verletzungen jeder Art, Berührung mit Blüten, Früchten oder Saft von *bhallātaka* (Semecarpus Anacardium)[1], stachlige Insekten (*śūka*)[2], oder giftige Pflanzen, oder der Schweiss, die Haut oder der Urin giftiger Tiere, oder der Biss und Verletzungen durch die Hörner oder Klauen giftiger oder ungiftiger Tiere, oder Meerwasser, giftige Winde oder Brandwunden. Innere Ursachen von *śotha* sind: die unrichtige Anwendung von Arzneimitteln, schwere Formen von Brechanfällen, Cholera, Lepra, Abortus und andere Leiden, schädliche Speisen und Getränke u. a. Gefährlich ist *śotha*, wenn er in der Mitte des Körpers auftritt oder sich überall hin verbreitet, tödlich, wenn er an einer ganzen Körperhälfte auftritt oder sich nach oben hin ausbreitet. Auch ist der Fall hoffnungslos, wenn Asthma, Durst, Erbrechen, Fieber, Schwäche, Appetitmangel, Schlucken, Durchfall und Husten dabei auftreten, wenn die Geschwulst bei Männern von den Füssen, bei Frauen vom Mund ausgeht, oder bei beiden Geschlechtern vom After, wenn sie alt ist, im Bauch, Hals oder an einer gefährlichen Stelle sitzt, gross oder hart ist, oder Kinder, Greise oder schwächliche Personen befällt. Nach C. gehören auch lokale Entzündungen und

Schwellungen an der Zunge (*upajihvikā*, *adhijihvikā*), am Hals und Kehlkopf (*galaśuṇḍī*, *galagaṇḍa*, *galagraha*), am Zahnfleisch (*upakuśa*), am Abdomen (*udara*, *gulma*), ferner die Rose (*visarpa*), rote Geschwüre oder Beulen (*piḍakā*), kupferrote, schmerzende Beulen (*alajī*, schon vedisch) und andere zu *śotha*. Die Behandlung ist mehr eine innerliche als äusserliche, auch ist die Diät sorgfältig zu regeln (C. 1, 18; 6, 12; Su. 4, 23; S. 3, 13; 4, 19; A. 3, 13; 4, 17; M. 243—8; Bh. 2, 3, 87 ff.; Vṛ. 39; V. 561—74).

Unter *śopha* verstehen Su. S. A. (vgl. auch C. 6, 25, 22 ff.) auch Geschwüre, Eiterbeulen, offenbar das, was in der späteren Pathologie *vraṇaśotha*, d. h. durch ein Geschwür verursachte Geschwulst, heisst (M. K. V. Bh.), vgl. § 78. Es gibt 6 Arten von *śopha* oder *vranaśotha*, die auf den Grundsäften, Blut oder äusseren Ursachen beruhen und sich durch ihre Farbe, Consistenz, Schmerzhaftigkeit und Entwickelungsart unterscheiden. Es gibt ferner drei Stadien eines Geschwürs, von denen das unreife (*āma*) durch geringe Hitze und Schmerzhaftigkeit, Kälte, Härte und geringe Erhebung der Geschwulst und unveränderte Färbung der Haut gekennzeichnet wird. In dem reifenden (*pacyamāna*) treten heftige Schmerzen auf wie von Nadel-, Ameisen- oder Skorpionenstichen, Messerstichen, Keulenschlägen, Brennen oder Ätzen u. dgl., der Patient findet keine Ruhe im Stehen, Sitzen oder Liegen, die Geschwulst geht in die Höhe wie ein aufgeblasener Schlauch, die Haut entfärbt sich, es entsteht Fieber, Hitze, Durst und Appetitlosigkeit. In dem reifen Stadium (*pakva*) lassen die Schmerzen nach, die Haut ist weisslich, die Schwellung gering, es entstehen Hautfalten, die Haut springt auf, die Geschwulst lässt sich mit den Fingern niederdrücken, erhebt sich aber dann wieder, die obigen Begleiterscheinungen hören auf, der Appetit kehrt zurück. Zuerst drücke man das Geschwür mit den Fingern zusammen, dann ziehe man Blut daraus durch Blutegel u. dgl., dann lege man Pflaster auf, viertens schneide man es auf, fünftens wende man reinigende Mittel an, sechstens heilende Mittel, schliesslich beseitige man Verunstaltungen (Su. 1, 17, 17 f. = Vṛ. 44, 1 f.). Vor einer Operation lasse man den Kranken essen, damit er nicht ohnmächtig wird, und wenn er an Trinken gewöhnt ist oder keinen Schmerz ertragen kann, gebe man ihm ein starkes Getränk, damit er im Rausch das Messer nicht fühlt (Su. 1, 17, 11 f. = A. 1, 29, 14 f.). Die Unterlassung einer Operation bei einem reifen Geschwür führt dazu, dass der Eiter sich gewaltsam einen Ausweg sucht und eine Fistel bildet, vgl. § 77. Andrerseits entsteht aus dem Aufschneiden eines unreifen Geschwürs starker Blutverlust, Zerstörung des Fleisches, der Adern, Sehnen u. s. w. und andere schlimme Complicationen (Su. 1, 17; S. 1, 38; A. 1, 29; M. 265—7; Vṛ. 44; Bh. 2, 3, 112 ff.; V. 606 ff.).

[1] Nach Dutt, Mat. Med. 141 wird der ätzende Saft von *bhallātaka* noch jetzt zur Hervorbringung künstlicher Wunden oder Narben benutzt. — [2] Diese *śūka* wurden auch als Stimulantien verwendet, indem man sie dem Penis applicirte; auch andere derartige Stimulantien hiessen daher *śūka*, vgl. Kāmasūtra 369. Die angeblich von diesen *śūka* entstehenden 18 *śūkadoṣa*, Entzündungen und Abscesse an den Genitalien, von denen vier unheilbar sind, bilden ein besonderes Kapitel der indischen Medicin. Vgl. Su. 2, 14; S. 6, 38 f.; A. 6, 33 f.; M. 289—93; V. 645 ff.; Vṛ. 50.

§ 70. Rose, Beulen, Nesselsucht, Masern. — Der *visarpa*, *parisarpa*, »Rose, Rotlauf« (vgl. ved. *visarpaka* SBE. 42, 531, 601) wird auch mit Lepra (*kuṣṭha*) verglichen und der Name darauf zurückgeführt, dass er sich überall hin verbreitet (*sarvato visarpaṇāt* oder *visaraṇāt*, *vividhaṃ sarpati*). Nach C. sind die Entstehungsursachen der übermässige Genuss salziger, sauerer, scharfer, heisser Flüssigkeiten und andere Diätfehler, ferner Wunden, giftige Winde u. a. Bei Wind ist die von *visarpa* ergriffene Stelle braun oder rötlich, geschwollen, überaus schmerzhaft, und wenn man nichts dagegen thut, so bedeckt sie sich mit rasch platzenden, kleinen, rötlichen oder dunkelfarbenen Pusteln, auch tritt Verstopfung und Harnverhaltung ein. Bei Galle ist die ergriffene Stelle kupferrot, grün, gelb, blau, schwarz oder rot, es bilden sich stark brennende und rasch reifende Pusteln. Bei Schleim ist die Stelle geschwollen, nicht sehr rot oder schmerzhaft, die Pusteln reifen langsam, der Ausfluss ist weiss und übelriechend. Bei Wind und Galle sieht die Stelle wie verlöschte Kohlen oder überaus rot aus, die Pusteln gleichen Brandblasen; diese Form heisst *agnivisarpa* oder *āgneya* »Feuerrose«. Bei Schleim und Galle ist die Stelle mit roten, gelben oder weisslichen Bläschen bedeckt, schmutzfarben, brennend, tief eiternd, ohne Ausfluss; dies ist die unheilbare Form *kardamavisarpa* »Schmutzrose«. Bei Schleim und Wind bildet sich ein Haufe von sehr schmerzhaften Knoten (*granthimālā*), daher heisst dies *granthivisarpa* »Knotenrose«. Bei allen drei Grundsäften erfasst die Krankheit alle Glieder und alle Elemente des Körpers und zeigt alle obigen Erscheinungen. Diese Form ist unheilbar, ebenso auch *granthivisarpa*, wenn dazu die Complicationen: Fieber, Durchfall, Schlucken, Asthma, Erbrechen, Ohnmacht u. a. kommen, und *agnivisarpa*, wenn das Leiden rasch die edeln Teile ergreift und Betäubung, Schlaflosigkeit oder Schlafsucht, Unruhe, Gliederschmerzen hervorruft. Die drei ersten Formen sind heilbar, doch werden auch bei ihnen schlimme Begleiterscheinungen erwähnt. Die Behandlung der heilbaren Formen soll mit Brechmitteln, Fasten, Purgantien, Blutentziehung u. dgl. beginnen, erst dann soll die äusserliche Behandlung (*kriyā bāhyā*) folgen, mit Salben, kalten Umschlägen, Pflastern u. s. w. Nach obigen Beschreibungen sind unter *visarpa* ausser der Rose wohl auch Karbunkel und andere Geschwüre zu verstehen (C. 6, 21; Su. 2, 10; 4, 17; S. 4, 20; A. 4, 18; M. 309—14; Vṛ. 54; V. 689—95; Bh. 2, 4, 42 ff.).

Die *visphoṭa*, *visphoṭaka* »Beulen« sind uns schon als eine Form der Lepra (*kuṣṭha*) begegnet (§ 68). Auch unter den *kṣudraroga* (§ 67) werden sie in S. 6, 36, A. 6, 31 erwähnt, als sehr schmerzhafte Beulen, die noch schlimmer als die Pocken sind. Nach M. gleichen sie Brandblasen, sind mit Fieber verbunden, entstehen aus Blut und Galle und treten entweder nur an einer Stelle oder am ganzen Körper auf. Bei allen drei Grundsäften sind sie in der Mitte eingedrückt, an den Rändern erhaben, hart, ohne viel Eiter, dazu kommt Brennen, Röte, Durst, Geistesverwirrung, Erbrechen, Ohnmacht, Schmerzen, Fieber, Delirium, Zittern, Schläfrigkeit; diese Form ist unheilbar. Auch rote Beulen, die wie Guñjasamen, d. h. rot mit einem schwarzen Tüpfchen oder wie Korallen aussehen, sind unheilbar. Die Behandlung ist wie bei *visarpa* zuerst innerlich, dann äusserlich, auch in den Recepten werden oft *visarpa* und *visphoṭa* zusammen erwähnt (M. 314—6; Vṛ. 55; V. 695—9; Bh. 2, 4, 47—50).

Śītapitta »kalte Galle«, *udarda*, nach WISE und DUTT die Nesselsucht, ist anscheinend der älteren Pathologie noch fremd, doch erwähnen S. 2, 2, A. 2, 2 beim Fieber eine mit einem kalten Ausschlag und *udarda* verbundene Form desselben. Die Krankheit entsteht durch kalten Wind und beginnt mit Durst, Appetitlosigkeit, Übelkeit, Mattigkeit, Schwere in den Gliedern, Rötung der Augen, worauf sich eine dem Stich einer Wespe gleichende Geschwulst auf der Haut bildet, mit Jucken, Stechen, Erbrechen, Fieber und Hitze. *Udarda* (»Rothlauf, Rose« B.-R.) heisst das Leiden insbesondere, wenn es in der kühlen Jahreszeit auftritt, auf Schleim beruht und durch juckende, runde, in der Mitte eingedrückte Beulen charakterisirt wird. *Koṭha* (»urticaria evanida« DUTT), ein Ausschlag mit vielen runden, juckenden, roten Flecken, entsteht besonders durch ungenügende oder unrichtige Anwendung von Brechmitteln bei verdorbenem Magen; bei wiederholtem Auftreten heisst dieses Leiden *utkoṭha*. Die Behandlung dieser offenbar als leicht betrachteten Krankheiten ist ähnlich wie bei *visarpa* und *kuṣṭha* (M. 305f.; Vṛ. 52; V. 677—9; Bh. 2, 4, 39—41).

Auch die Masern, die jetzt in Indien nicht selten epidemisch und mit grosser Sterblichkeit auftreten, sind der älteren Medicin noch nahezu unbekannt. Nur C. erwähnt die *romāntikā* ganz kurz in dem Capitel über *śotha* (6, 12, 55), wo er sie als kleine, am ganzen Körper verbreitete Flecken, mit Fieber, Hitze, Durst, Jucken, Appetitlosigkeit und Übelkeit verbunden, beschreibt; in seiner Aufzählung der Krankheiten (1, 19) fehlen sie. Nach M., der sie als eine Art Pocken behandelt, sind die *romāntī* rote Tüpfchen von gleicher Höhe wie Haarwurzeln; Begleiterscheinungen sind Husten und Appetitlosigkeit, vorher tritt Fieber auf. Auch in den Recepten erscheinen die Masern neben den Pocken (M. 318; Vṛ. 56; Bh. 2, 4, 55ff.; V. 701ff.).

§ 71. Äussere und innere Abscesse. — Unter dem häufig erwähnten Leiden *vidradhi*, *vidradhikā* (ved. *vidradha*), das auch als Folgeerscheinung von Harnruhr vorkommt, sind verschiedene Abscesse und Entzündungen zu verstehen. Nach C. 1, 17, 48 kommt der Name von dem raschen Verbrennen oder Zerstören (*śīghravidāhitvāt*) her. Es gibt äussere und innere *vidradhi*. Er identificirt letztere mit *granthi* »Knoten, tiefsitzender Abscess«, der im Herzen, der Lunge, Leber, Milz, dem Unterleib, den Nieren, dem Nabel oder den Leisten seinen Sitz hat. Reife Abscesse entleeren ihren Inhalt aus dem Mund, wenn sie in der oberen, aus dem After, wenn sie in der unteren Körperhälfte ihren Sitz haben, nach beiden Seiten hin, wenn sie im Nabel sitzen; die im Herzen, Nabel oder der Blase sitzenden oder auf den drei Grundsäften beruhenden sind tödlich. Bei allen *vidradhi* ist der Schmerz sehr stark, wie von Messerschnitten, Speerwürfen oder Feuerbränden, beim Reifwerden wie von Scorpionenstichen (C. 1, 17). Andere *vidradhi* und *granthi* beschreibt C. in dem Capitel über *śotha* (6, 12), so *vidradhi* am Gaumen, mit Brennen und Röte des Fleisches, *dantavidradhi*, eine Geschwulst am Zahnfleisch, *granthi*, die man herausschneiden muss, damit sie nicht wiederkehren, *arbuda*, die von ähnlicher Beschaffenheit und ebenso wie *granthi* zu behandeln sind u. a. Nach Su. M. ist *vidradhi* eine gefährliche, tief wurzelnde, schmerzhafte, runde oder längliche Geschwulst. 1. Von Wind ist sie schwarz oder rot, von wechselndem Umfang, überaus schmerzhaft, entsteht und reift langsam, der Ausfluss ist hell. 2. Von Galle ist sie wie eine reife Feige gefärbt oder dunkelbraun, von Fieber und Hitze begleitet, entsteht und reift schnell, der Ausfluss ist gelb. 3. Von Schleim ist sie (gross) wie eine Schüssel, weisslich, kalt, glänzend, nicht sehr schmerzhaft, entsteht und reift langsam und juckt, der Ausfluss ist weiss. 4. Von den drei Grundsäften sind die Farbe, der Schmerz und der Eiter verschiedenartig, diese Form ist unheilbar. 5. Von Verletzungen sind die Erscheinungen wie bei Galle, aber bei Vernachlässigung der Wunde treten Fieber, Durst und Hitze hinzu. 6. Von Blut ist die Geschwulst von schwarzen Bläschen umgeben, dunkelfarbig, bewirkt heftiges Brennen und Schmerzen, zeigt aber sonst die gleichen Erscheinungen wie bei Galle. Von diesen äusseren *vidradhi* sind die inneren zu unterscheiden, die den oben nach C. beschriebenen Abscessen im Herzen u. s. w. entsprechen; wenn dieselben sich nach oben (aus dem Mund) entleeren, sind sie tödlich. Hier wird auch des auf Zurückhaltung des Blutes beruhenden Abscesses der Wöchnerinnen *makkalla* gedacht, vgl. § 49, und der Unterschied zwischen *gulma* (§ 54) und *vidradhi* besprochen; erstere Geschwulst wird nicht reif, weil sie kein Fleisch und Blut enthält, letztere reift d. h. eitert, weil sie viel Fleisch und Blut enthält. Gegen *vidradhi* wird die Anwendung von Blutegeln und milden Abführmitteln, Pflastern und

Breiumschlägen und verschiedenen Arzneien u. s. w. empfohlen (Su. 2, 9; 4, 16; S. 3, 11; 4, 15; A. 3, 11; 4, 13; M. 260—5; Vṛ. 43; Bh. 2, 3, 107 ff.; V. 600—6).

§ 72. Knoten, Tumoren, skrophulöse Geschwülste, Kropf. — Die in § 71 erwähnten *granthi* und *arbuda* werden sonst meist im Zusammenhang mit skrophulösen und anderen Anschwellungen besprochen. Nach S. A. ist *granthi* »Knoten« eine runde und hohe Geschwulst. Im Fleisch ist er glänzend, gross, hart; im Fett ist er weich, beweglich und lässt zähes, kupferfarbiges, weisses oder schwarzes Fett ausfliessen (Lipom?); in den Knochen entsteht er durch Knochenbruch und ist hoch oder niedrig; in den Adern ist er frei von Zuckungen und Schmerzen; von einer Wunde ist er mit Hitze und Jucken verbunden. Grosse, harte, bewegliche, an einem edlen Teile, am Hals, oder am Bauch sitzende *granthi* sind unheilbar.

Die *arbuda* sind nach S. A. grösser als die *granthi*, nach Su. rund, fest, fast schmerzlos, gross, tiefgewurzelt, von langsamem Wachstum, ohne Eiter, können an jedem Körperteil auftreten. Es gibt sechs Arten, von denen die auf Blut beruhende (*śoṇitārbuda*), bei der ein reichlicher Ausfluss von verdorbenem Blut stattfindet, und die auf verdorbenem Fleisch beruhende (*māṃsārbuda*), bei der ein schmerzloser, steinharter Tumor entsteht, unheilbar sind.

Wenn an den Gelenken der Kinnbackenknochen, der Achselgruben, des Schlüsselbeins oder der Arme, oder am Nacken, oder an der Kehle durch eine Fettanhäufung und Schleim ein fester, runder oder länglicher Knoten entsteht, um den sich andere Knoten von der Grösse eines Myrobalanenkerns oder wie Fischeier bilden, so nennt man dies nach der Anschwellung (*caya*) *apacī* (ved. *apacit*)[1]. Diese Knötchen verursachen Jucken, aber wenig Schmerzen, lassen beim Platzen eine Flüssigkeit ausströmen, vergehen, es bilden sich dann neue; wenn die Krankheit eine Anzahl Jahre gedauert hat, ist sie sehr schwer heilbar (Su). Nahe verwandt oder identisch hiermit ist *gaṇḍamālā* »Beulenhalsband«, bestehend in zahlreichen Knötchen (*gaṇḍa*), von der Grösse einer Brustbeere oder Myrobalane, die sich an den Achselgruben, Schultern, am Nacken, Hals oder in der Leistengegend bilden, wenig Schmerz verursachen, langsam reifen, verschwinden, aber lange immer wiederkehren, und unheilbar sind, wenn Schnupfen, Seitenschmerzen, Husten, Fieber und Erbrechen hinzutreten (M. S. A.). Offenbar sind skrophulöse Geschwülste gemeint.

Verwandt mit *gaṇḍamālā* ist *galagaṇḍa* »Halsbeule« d. h. Kropf, der noch jetzt im Terai häufig vorkommt[2]. Eine grosse oder kleine Geschwulst, die wie Hoden vom Hals herabhängt, heisst *galagaṇḍa*. Von Fett ist der Kropf glatt, schwer, weisslich, übelriechend, juckt, aber schmerzt kaum, hängt wie eine Gurke herab, mit kleiner Wurzel, nimmt ab und zu ebenso wie der Körper, der Mund glänzt, die Stimme ist belegt. Unheilbar ist das Leiden, wenn der Kranke mit Mühe atmet, die Stelle weich, der Kropf schon über ein Jahr alt, der Kranke erschöpft und heiser ist (Su. M.). In S. A. werden hier statt des Kropfes Elephantiasis und Fisteln angeschlossen.

Unreife *granthi* sind ebenso wie *śotha* (§ 69) zu behandeln, reife aufzudrücken und zu reinigen und dann wie Wunden zu heilen; für *arbuda* gelten die gleichen Regeln wie für *granthi* (Vṛ. 41, 26, 34). Weiter werden Operationen mit dem Messer, Ätzmittel, Ausbrennen, Ansetzung von Blutegeln, Pflaster und die verschiedensten Arzneien empfohlen. Die Exstirpation muss eine vollständige sein, da sonst die Geschwulst wiederkehren würde. *Apacī* kann man durch eine Salbe aus einer Mischung der Asche von Senfblättern und anderen mit Ziegenurin vertreiben, innerlich sind Brech- und Abführmittel zu gebrauchen; Räucherungen, Blutentziehung an der wunden Stelle, Ausbrennen derselben, Niesemittel u. s. w. werden auch empfohlen, ähnlich bei *gaṇḍamālā.* Über ähnliche Einreibungen und Blutentziehungen in der vedischen Medicin bei *apacit* s. Kau. Sū. 30, 16 (Caland); Bloomfield, SBE. 42, 504. Gegen Kropf sind verschiedene lauwarme Umschläge und Pflaster, Blutentziehung, Nasenmittel u. a. anzuwenden, innerlich Kuh- oder Büffelkuhurin mit verschiedenen Zusätzen und anderen Arzneien; auch zur Excision der Geschwulst kann geschritten werden (C. 6, 12, 48ff.; Su. 2, 11; 4, 18; S. 6, 34f.; A. 6, 29f.; M. 251—8; Vr. 41; Bh. 2, 3, 98ff.; V. 582—92).

[1] Vgl. Bloomfield, Amer. Journ. Phil. 11, 320ff.; SBE. 42, 504. — [2] Chevers, l. c. 361.

§ 73. Elephantiasis. — Diese Krankheit, bekannt durch die unförmlichen Anschwellungen, erscheint in den Rechtsbüchern als eine Strafe des Schicksals für den Bruch eines Keuschheitsgelübdes in einer früheren Geburt[1]. Wie der Name sagt, tritt *ślīpada* hauptsächlich am Fuss auf, indem die Grundsäfte mit einem Überschuss von Schleim in die untere Körperhälfte, von den Leisten und Oberschenkeln anfangend, eindringen, das Fleisch und Blut ergreifen und mit der Zeit in die Füsse gelangen, wo sie ganz allmählich eine feste Geschwulst hervorbringen (S. A.). Von Wind ist dieselbe hart, schwarz, rauh, die Haut springt auf, ohne Veranlassung entstehen Schmerzen, der Schmerz ist heftig, es kommt Fieber. Von Galle ist *ślīpada* gelblich, etwas weich, mit Fieber und Hitze verbunden; von Schleim glatt, weisslich, schwer (daher *bhārika* »eine Last bildend« genannt), unbeweglich, gross, mit Fleischauswüchsen übersät, schmerzlos. Unheilbar ist *ślīpada* nach einem Jahr, und wenn es übermässig gross ist, einem Ameisenhaufen gleicht und stark nässt u. s. w. »Nach einigen Autoritäten« entsteht *ślīpada* wie an den Füssen, so auch an den Händen, der Nase, den Lippen und den Ohren, oder auch an den Augen und am Penis. Es tritt besonders in solchen Gegenden auf, welche alte (stagnirende) Gewässer enthalten, sumpfig und in allen Jahreszeiten kalt sind. Der Arzt soll je nach den drei Grundsäften oberhalb oder unterhalb des Knöchels oder am grossen Zehen eine Ader öffnen, ferner werden verschiedene Pflaster und Einreibungen beschrieben, auch Hitze ist anzuwenden, der Patient soll fasten oder einen Monat lang Ricinusöl mit Kuhurin trinken, oder ein Klystier nehmen, im äussersten Fall soll man die Geschwulst ausbrennen (C. 6, 12, 60; Su. 2, 12; 4, 19; S. 6, 33f.; A. 6, 29f.; M. 258—60; Vṛ. 42; Bh. 2, 3, 105—7; V. 594—600). Der Elephantenfuss und ähnliche oft ungeheuer grosse Geschwülste am Hodensack sowie das elephantoide Fieber kommen noch jetzt besonders in den sumpfigen Teilen Indiens vor[2].

[1] Viṣṇu 45, 29. — [2] Chevers l. c. 263.

§ 74. Geschwollene Hoden, Leistenbruch, Hydrocele. — Unter dem allgemeinen Ausdruck *vṛddhi* »Zunahme« scheint jede krankhafte Anschwellung des Scrotums verstanden zu werden, während das damit verwandte und nach Ar. völlig synonyme *vardhma, vardhman* (*vradhna*, *bradhna*, *bradhma*) auch in der engeren Bedeutung »Leistenbruch« gebraucht wird, so Bh. 2, 3, 95; V. 580. Bei der von C. 1, 18, 28 beschriebenen Krankheit, bei der der gestörte Wind mit Bewirkung von Anschwellung und Schmerzen aus der Leistengegend in die Hoden tritt, finden sich jedoch die beiden Lesarten *vṛddhi* und *vradhna*, vgl. auch B. 2, 273. Die nämliche Krankheit scheint C. 6, 12, 56f. zu beschreiben, wo von Anschwellung der Hoden durch Wind die Rede ist, die aus den Eingeweiden heraus- und wieder hineintritt und operirt werden soll; also offenbar ein Leistenbruch. Eine schmerzlose Anschwellung der Hoden heisst nach V. 580 *kuraṇḍa.* Nach M. 248—50 = A. 3, 11, 21ff. = S. 3, 11, 287f. = V. 574f. = Bh. 2, 3, 93ff. dringt der gestörte Wind aus der Leistengegend, Schwellung und Schmerzen bewirkend, in das Scrotum und ruft *vṛddhi* in den Hoden hervor, von welchem Leiden es sieben Arten gibt, je nachdem es auf einem der drei Grundsäfte oder auf Blut, Fett, Harn oder dem (herausgetretenen) Eingeweide beruht. Von Harn entsteht *vṛddhi* durch gewohnheitsmässige Harnverhaltung, ist schmerzhaft und weich und wird beim Gehen geschüttelt wie ein mit Wasser gefüllter Schlauch, auch kommen Harnbeschwerden, und unterhalb der Hoden bildet sich eine runde Erhöhung. Dies scheint Hydrocele zu sein (Wise). Die unheilbare Krankheit *antravṛddhi* (Leistenbruch) entsteht aus dem Eingeweide. Wenn durch Speisen, die den Wind stören, kalte Bäder, Unterdrückung oder Hervorrufung der natürlichen Ausscheidungen, Lastentragen, Marschieren, Verrenkungen und andere Störungen beunruhigt, der Wind ein Stück der kleinen Eingeweide verdirbt und von seinem Standort abwärts treibt, so bewirkt er in der Leistengegend eine knotenartige Geschwulst. Wird die Geschwulst nicht behandelt, so bewirkt der Wind eine schmerzhafte Anschwellung des Scrotums, die bei Druck mit Geräusch nach innen zurückgeht, dann beim Aufhören des Drucks wieder hervortritt. Nach Su. 2, 12, 2 ist die Anschwellung am Scrotum länglich und gleicht einer Blase.

Bei allen Arten von *vṛddhi* meide man das Reiten, körperliche Anstrengung, Beischlaf, Unterdrückung der Ausscheidungen, Umhergehen, Übermass im Essen, Fasten und schwere Speisen. Bei reifen Geschwülsten ist ein Einschnitt zu machen, insbesondere soll man eine Fettgeschwulst mit einem Tuch umwinden und dann, nachdem man den Kranken ermutigt hat, mit einer Lancette (*vṛddhipattra*) sie aufschneiden, wobei die Hoden und die Raphe zu schonen sind, und das Fett herausnehmen, dann die Wunde mit Eisenvitriol und Steinsalz bestreichen, verbinden oder zunähen und mit Öl behandeln. Bei Hydrocele ist ebenso ein Tuch herumzulegen und dann wie bei Wassersucht (§ 54) mit einem *vrīhimukha* (Trokar) unterhalb der Raphe ein Einschnitt zu machen, mit einer Röhre die Flüssigkeit abzuzapfen und dann ein Verband anzulegen. Leistenbruch ist am Scrotum unheilbar, in der Leistengegend dagegen mit Abführmitteln, Einreibungen, öligen Klystieren u. dgl. zu behandeln, eventuell mit einem halbmondförmigen Brenneisen (*ardhenduvaktrā*) auszubrennen (Su. 4, 19; S. 4, 15; A. 4, 13, 29ff.; Vṛ. 40; Bh. 2, 3, 95—7; V. 576—81).

§ 75. Andere männliche Geschlechtskrankheiten. — Neben *vṛddhi* wird *upadaṃśa* genannt; diese Erkrankung des Penis entsteht durch Verletzung desselben beim Coitus mit den Händen, Nägeln oder Zähnen[1], Unterlassung der Abwaschung nachher oder Benutzung von verdorbenem Wasser bei derselben, Verkehr mit einer menstruirenden, unreinlichen oder an einer Frauenkrankheit leidenden Frau, erzwungenen Verkehr, den Gebrauch von *śūka* (§ 69) und andere Stimulantien u. dgl. Die entstehenden Geschwülste oder Pusteln sind schwarz, feigenartig, weiss u.s.w. je nach den sie verursachenden Grundsäften. Wenn das Fleisch am Penis geschwunden, von Würmern zerfressen ist, so dass nur noch die Hoden übrig sind, so ist der Fall hoffnungslos. Wer nicht sofort nach dem Beginn der Krankheit dagegen einschreitet, sondern den sexuellen Verkehr fortsetzt, dessen Penis wird durch Geschwulst, Würmer, Hitze und Eiter zerstört, und er stirbt. Zunächst wird die Anwendung von Ölen und Wärme empfohlen, dann öffne man eine Ader mitten am Penis oder setze Blutegel an, gebe Purgir- und Brechmittel, bei schwachen Patienten ein Klystier. Je nach der Art der Erkrankung sind verschiedene warme und kalte Einreibungen, Abwaschungen und Umschläge zu machen. Der Arzt muss zu verhindern suchen, dass Eiterung eintritt und den entstandenen Eiter rasch mit dem Messer beseitigen (Su. 2, 12; 4, 19; S. 6, 38f.; A. 6, 33f.; M. 287f.; Vṛ. 49; Bh. 2, 4, 10ff.; V. 639—43).

Ein in M. Bh. V. vorkommendes Leiden ist *liṅgavarti* oder *liṅgārśas*

(»Penisgeschwür«), ein Auswuchs an den Genitalien, der einem Hahnenkamm gleicht, mit länglichen, sich über einander ansetzenden schleimigen und schmerzhaften Geschwüren, die schwer heilbar sind. Die Geschwulst ist vollständig auszuschneiden und zu brennen, oder man reibe sie mit einem Extract von Berberis asiatica, Realgar und anderen Arzneien ein (M. 288f.; Bh. 2, 4, 14f.; V. 639—43). Nach Dutt, Nidāna 169f. wäre unter *liṅgavarti* Syphilis, unter *liṅgārśas* Warzen zu verstehen. Die bei Su. 2, 2, 11 vorkommenden *arśas* hat schon Häser mit der Syphilis identificirt. Sie entstehen aus verdorbenem Fleisch und Blut am Penis, beginnen mit Jucken, dann entsteht durch Kratzen eine Wunde, an der sich aus verdorbenem Fleisch entstehende, schleimiges Blut aussondernde, wulstige Auswüchse innen (in der Eichel, D.) oder an der äusseren Haut bilden, den Penis und die Potenz zerstören. Ähnliche, übelriechende Auswüchse in der Vagina heben die Menstruation auf. Offenbar ist mit *arśas*, *liṅgārśas* und *liṅgavarti* die gleiche Krankheit gemeint, ob aber die Syphilis, ist ebenso zweifelhaft, wie bei den vedischen Krankheitsnamen, die Bloomfield[2] auf Syphilis bezieht, wenn auch die obigen Symptome (hahnenkammartig u. s. w.) allenfalls auf syphilitische Condylome bezogen werden könnten.

Sicher ist die Bedeutung »Syphilis« für die Krankheit *phiraṅga*, *phiraṅgaroga*, *phiraṅgāmaya* »die Frankenkrankheit«, die aber erst in Schriften des 16. Jahrhunderts auftritt, besonders Bh. 4, 50—2[3], zwischen den Beulen und den Pocken. Dort wird ihr Name daraus erklärt, dass sie in dem Frankenlande (*phiraṅgasaṃjñake deśe*) d. h. in Europa häufig vorkomme. Sie ist eine Beulenkrankheit (? *gandharoga* für *gaṇḍaroga*?), die durch körperliche Berührung mit einem *phiraṅgin* (Europäer) [und besonders, Co.] durch intimen Verkehr mit einer *phiraṅgiṇī* (Europäerin) entsteht, und gehört zu den durch äussere Ursachen entstehenden Leiden (*āgantuja*). 1. Äusserer *phiraṅga* gleicht der Beulenkrankheit (*visphoṭa*, § 70), macht wenig Schmerzen; wenn die Beulen aufspringen, sind sie wie Wunden zu betrachten und leicht heilbar. 2. Innerer tritt in den Gelenken auf, bewirkt Schmerzen und Schwellung wie Rheumatismus und ist schwer zu heilen. 3. Äusserlich-innerlicher vereinigt die Erscheinungen von 1. und 2. und ist schmerzhaft, sehr langwierig und sehr schwer heilbar[4]. Schlimme Complicationen bei *phiraṅga* sind: Abmagerung, Kräfteverfall, Einfallen der Nase, Verdauungsschwäche, Austrocknen und Verkrümmung der Knochen. Äusserer *ph.* ist heilbar, wenn er noch neu und frei von Complicationen ist, innerer ist schwer heilbar, äusserlich-innerlicher unheilbar, wenn der Kranke entkräftet ist und Complicationen auftreten. Als Hauptmittel gegen *ph.* erscheint Quecksilber[5] (*pārada*, *karpūrarasa*), besonders innerlich, z. B. in einer Pille mit Weizen, die ohne die Zähne zu berühren, mit Wasser hinuntergeschluckt wird, aber auch äusserlich als Räucherungsmittel oder indem man es zwischen den Händen verreibt. Salziges und Saures darf nach dem inneren Gebrauch nicht genossen werden, auch muss man Anstrengungen, Hitze, Marschieren und besonders sexuellen Verkehr vermeiden. Ein weiteres Specificum für *phiraṅga* ist *cobacīnī*, *copacīnī*, noch jetzt als Chobchini ein bekanntes Syphilismittel in Indien, das nach Bh. 1, 1, 168, offenbar nach seiner ausländischen Herkunft, auch *dvīpāntaravacā* heisst. Es ist Sarsaparille, die Wurzel von Smilax, gemeint, die zuerst um 1535 den Portugiesen in Goa als Mittel gegen Lues durch chinesische Händler zugekommen sein soll[6] und auch in Europa erst seit dem 16. Jahrhundert bekannt ist. Die Berliner Hs., in der *phiraṅga* beschrieben wird[7], scheint ein Excerpt aus Bh. zu sein[8]. Die europäische Herkunft des *phiraṅga* ist nach Obigem nicht zu bezweifeln.

Impotenz, *klaibya*, zerfällt nach C. 6, 30, 63 in 4, nach H. 709, 359 in 5, nach Su. 4, 26, 7ff. in 6, nach Bh. 3, 218f. in 7 Arten. Sie ist entweder angeboren, oder erworben durch Genuss saurer, salziger, trockener oder unzuträglicher Speisen, übermässiges Wassertrinken, Fasten, Krankheiten oder Verletzungen des Penis, Entmannung, Keuschheit, geistige Ursachen, wie Niedergeschlagenheit, Sorge, Verkehr mit widerlichen oder kranken Frauen, sexuelle Ausschweifungen, Altersschwäche u. a. Auch die indischen Rechtsbücher nehmen auf die Impotenz Bezug, da sie als Ehehindernis gilt und Erbunfähigkeit bewirkt[9]. Daher nennt Nār. 12, 11—18 vierzehn Arten der Impotenz, sieben heilbare und sieben unheilbare, unter letzteren namentlich natürliche und durch Entmannung bewirkte Impotenz. Die Mittel zur Wiederherstellung und Stärkung der Potenz (*vājīkaraṇa*, *vṛsya*) bilden einen der acht Hauptteile der Medicin, und schon B. 2 widmet ihnen ein besonderes Capitel, das z. B. ein Recept enthält, um an einem Tag mit hundert Frauen verkehren zu können (B. 2, 830—2). Besonders für Polygamisten werden solche Mittel empfohlen (Su. 4, 26, 3).

[1] Vgl. Kāmasūtra 124ff. — [2] SBE. 42, 341, 561. — [3] Collationirt mit der schon im 16. Jahrhundert geschriebenen Tübinger Hs. — [4] Die Definition von 2. und 3. vermutungsweise nach der Hs. ergänzt. — [5] Vgl. Dutt, Mat. Med. 36—8. — [6] Dutt l. c. 264. — [7] Weber, Verz. No. 966. — [8] Briefliche Mitteilung von Dr. I. Bloch und Dr. Sieg in Berlin; ähnlich schon Roth, ZDMG. 31, 158. Vgl. Bloch, Ein neuer Beitrag zur Frage der Altertumssyphilis, Monatsh. f. prakt. Dermatologie 28, 629ff. — [9] Vgl. Recht und Sitte 59. 83.

§ 76. Hämorrhoiden. — Das vorhin bei den Geschlechtskrankheiten erwähnte *arśas*, urverw. mit ἕλκος, ulcus, hat ursprünglich gewiss Knoten oder Geschwüre jeder Art bezeichnet. So sagt C. 4, 14, 4 (vgl. Su. 2, 2, 11), dass einige ausser dem After auch die Vagina, den Penis, Hals, Gaumen, Mund, die Nase, Ohren, Augenlider und die Haut als Sitz der *arśas* betrachten, in seinem Werk aber diese Bezeichnung auf *arśas* am After beschränkt sei. Die überall im Orient häufigen Hämorrhoidalknoten (schon vedisch, vgl. Zimmer 393), die als Fleischauswüchse, Geschwülste (*māṃsāṅkura*, *māṃsakīlaka*) bezeichnet werden (A. 3, 7, 1f.), sind im Allgemeinen mit Durchfall und Dysenterie (*atisāra*, *grahaṇī*) verwandt, indem diese drei Leiden sich gegenseitig hervorrufen und auf Verdauungsstörungen beruhen (C. 4, 14, 98). Daher erscheint als Ursache von *arśas* besonders ungeeignete Ernährung, Übermass im Essen, scharfe oder sauere, salzige, heisse Speisen, Fasten u. dgl., ferner Mangel an Bewegung, Schlafen am Tage, Reiten, Hocken, Alkoholismus, geschlechtliche Ausschweifungen, Unterdrückung der Ausscheidungen, Kummer, Zorn u. a. Vorzeichen sind: träge Verdauung, Durchfall oder Verstopfung, Flatulenz, häufiges Aufstossen, Schwäche, Abmagerung, Wadenkrampf, Schwindel, geschwollene Augen, Abgeschlagenheit der Glieder, Kolik, Mangel an Esslust, Verdauungslosigkeit, Schläfrigkeit u. a. (Su. M. S. A.). *Arśas* ist entweder angeboren oder erworben, trocken oder nass, gewöhnlich werden sechs Formen unterschieden. 1. Von Wind sind die Knötchen am After windreich, trocken, prickelnd, dunkelrot, rauh, ungleich, hart, verschiedenen Früchten gleichend. 2. Von Galle sind die *arśas* rot, gelb oder schwarz mit blauem Gipfel, einer Papageienzunge, Leber oder dem Mund eines Blutegels ähnlich, und lassen dünnes Blut ausfliessen. 3. Von Schleim sind die *arśas* weiss, hart, rund, glatt, gewissen Fruchtkernen oder Kuhzitzen ähnlich, nahe bei einander, platzen und nässen nicht, jucken aber stark. 4. Von den drei Grundsäften erscheinen alle Symptome. 5. Von Blut gleichen die *arśas* den Luftwurzeln der Ficus indica, Korallen oder *kākaṇantikā* (rot mit einem schwarzen Tupfen), sonst sind sie wie von Galle, entsenden aber bei Verstopfung eine Menge von verdorbenem, heissem Blut, auch treten die gewöhnlichen Folgen von Blutungen ein, indem der Kranke blass, schwach und stumpf wird. 6. Angeborene, d. h. ererbte *arśas* sind übel aussehend, rauh, weisslich, der damit Behaftete ist von Geburt ab sehr mager und schwach, bleich, traurig, zornmütig, leidet an Harnverhaltung und Verstopfung, Harnstein und Harngries und anderen Beschwerden. Auch bei den obigen 5 Formen treten angehaltene, spärliche, schleimige, schmerzende, blutige Stühle, Harnbeschwerden, Verfärbung der Haut und der Nägel und andere Begleiterscheinungen auf. Als der Sitz der *arśas* werden die drei Hautfalten (*vali*) oder Muskeln (*peśi*) im After bezeichnet. In der äusseren Hautfalte, und wenn sie noch nicht alt sind, sind *arśas* leicht heilbar, in der mittleren und nach einem Jahr schwer heilbar, in der innersten und wenn sie angeboren sind oder auf den drei Grundsäften beruhen unheilbar. Über die *arśas* an den Genitalien s. § 75. Als eine Form von *arśas* werden auch warzenartige Auswüchse an der Haut (*carmakīla*) betrachtet (C. 6, 14; Su. 2, 2; S. 3, 7; A. 3, 7; M. 79–89; V. 139ff.; Bh. 2, 2, 1ff.).

Die Hämorrhoiden sind je nach den Symptomen zu behandeln, indem man bei Durchfall die gleichen Mittel wie bei Wind-Durchfall anwendet, bei Verstopfung wie bei *udāvarta*, bei reichlichem Bluterguss wie bei Blutsturz verfährt (Vṛ. 5, 5f.). Im Allgemeinen sind entweder Arzneien, Ätzmittel, das Messer oder Feuer anzuwenden, doch hebt C. 6, 14, 25 die Gefährlichkeit der drei letzteren Methoden hervor, die bei fehlerhafter Anwendung Impotenz, Geschwülste, Kolik und andere Schmerzen, übermässigen Blutverlust, Neubildung von Knoten und selbst den Tod herbeiführen können. Auch H. Bh. V. beschränken sich im Wesentlichen auf zahlreiche Recepte für die verschiedensten Pillen, Öl- und Butterabkochungen u. s. w. zum innerlichen Gebrauch und für Klystiere, Stuhlzäpfchen, Einreibungen, Breiumschläge. Dagegen beschreiben Su. S. A. ausführlich die Operation an dem Hämorrhoidarier, der in liegender Stellung, gebunden und von Dienern gehalten, damit er nicht zuckt, den After emporstrecken muss, worauf der Knoten geätzt oder gebrannt wird, und zwar alle sieben Tage je ein Knoten; grosse Knoten bei starken Patienten sind aufzuschneiden und dann zu brennen (Su. 4, 6; S. 4, 10; A. 4, 6; Vr. 5; V. Bh. l. c.).

§ 77. Fisteln. — *bhagaṃdara*, *bhagadāraṇa*, Mastdarmfistel, eig. »Riss in der Vagina oder den Genitalien«, entsteht aus Reiten, Hocken u. s. w., überhaupt aus den gleichen Ursachen wie *arśas* (S. A.) und kündigt sich an durch Hüftweh, Jucken, Brennen und Geschwulst am After (Su.); zuerst entsteht ein Geschwür, dann geht dasselbe auf und bildet eine Fistel (M.). 1. *śataponaka*. Von Wind entsteht ein rötliches, schmerzendes Geschwür am After, geht, wenn man es nicht heilt, in schlimme Eiterung über und bekommt viele Öffnungen mit enger Mündung, aus denen reichlicher, schaumiger Ausfluss kommt, mit nadelstichartigen und anderen heftigen Schmerzen; auch Winde, Harn, Kot und Samen kommen aus diesen Öffnungen heraus. 2. *uṣṭragrīva*, *uṣṭraśirodhara*, von Galle. Das Geschwür ist rot, lang und dünn wie ein Kamelhals (*uṣṭragrīva*), die daraus entstehende Wunde brennt, als ob Feuer oder ein Ätzmittel daran gebracht würde, der Ausfluss ist übelriechend und heiss, bei Vernachlässigung der Wunde kommen auch Harn, Kot u. s. w. heraus. 3. *parisrāvin* »überfliessend«, von Schleim. Die Geschwulst ist weisslich, hart, juckend, der Ausfluss zähe und schleimig, bei Vernachlässigung kommt auch Harn etc. 4. *śambūkāvarta* »Windung einer Muschel«, von den drei Grundsäften. Die Geschwulst hat die Grösse einer grossen Zehe, die obigen Erscheinungen combiniren sich, der Ausfluss ist verschiedenfarbig. 5. *unmārgin* »verirrt« oder *kṣataja* »von Verletzung entstanden«. Wenn beim Essen ein Knochen verschluckt wird und beim Abgang aus dem After schief liegend denselben verletzt, so entsteht aus der Wunde eine Eiterbeule, in der sich Würmer bilden, die den After zernagen und durchlöchern, so dass Kot, Harn u. s. w. aus diesen Öffnungen austreten. Alle *bhagaṃdara* sind gefährlich, die 4. und 5. Form unheilbar (Su. 2, 4;

S. 6, 32; A. 6, 28; M. 284—7; V. 635ff.; Bh. 2, 4, 5ff.). Die Geschwüre sind sorgsam mit Fasten, Purgirmitteln, Blutentziehung, Waschungen u. s. w. zu behandeln, damit sie nicht eitern. Tritt Eiterung ein, so ist zuerst eine Sonde (*eṣaṇī*) einzuführen, um die Natur der Fistel, ob nach aussen oder nach innen offen u. s. w., zu ermitteln. Dann ist je nach den Umständen ein Einschnitt zu machen, oder ein Ätzmittel oder Brenneisen anzuwenden. Wenn viele Öffnungen vorhanden sind, mache ein kundiger Arzt den Pflugschnitt (*lāṅgalaka*) mitten durch, oder den halben Pflugschnitt (*ardhalāṅgalaka*) auf der einen Seite, oder die Vierteilung (*sarvatobhadraka*), oder den seitlichen Schnitt (*gotīrthaka*), dann sind die Kanäle nach allen Richtungen hin auszubrennen (Su. 4, 8; S. A. V. Bh. l. c.; Vṛ. 48).

Fisteln im Allgemeinen heissen *gati* »Gang«, häufiger *nāḍī*, *nāḍīvraṇa*, weil sie wie eine *nāḍī* (Röhre, Ader) den Eiter leiten, der aus einem vernachlässigten, d. h. nicht ausgedrückten oder aufgeschnittenen und gereinigten Geschwür nach innen dringt und Haut, Fleisch, Adern, Sehnen, Gelenke, Knochen u. s. w. zerreisst und durchbohrt. Sie entstehen durch die Grundsäfte oder durch einen Fremdkörper, der stete Eiterung verursacht (Su. 2, 10; S. 6, 34; A. 6, 29; M. 282—4; Bh. 2, 4, 1ff.; V. 631ff.). Eine Windfistel ist zu erwärmen, der Eitergang vollständig aufzuschneiden, mit verschiedenen scharfen Stoffen einzureiben oder zu füllen und zu verbinden, weiterhin mit anderen Stoffen auszuwaschen. Ähnlich ist bei Fisteln von Galle und Schleim zu verfahren, dagegen ein Fremdkörper nach Spaltung der Fistel herauszuziehen, dann der Eitergang zu reinigen, die Wunde zu verbinden und durch Salben zu heilen. Wenn die Fistel sich an einer gefährlichen Stelle zeigt oder der Patient abgemagert, schwach oder ängstlich ist, soll man nicht zum Messer greifen, sondern nach Sondirung der Fistel einen Ätzfaden mit einer Nadel einführen, und so oft mit dem Faden wechseln, bis die Fistel gespalten ist. Auch bei *bhagaṃdara* kann diese Methode Anwendung finden (Su. 4, 17; S. 6, 35; A. 6, 30; Vṛ. 47; Bh. V. l. c.).

§ 78. Geschwüre. — Von *vraṇa* »Wunde, offener Leibschaden« werden gewöhnlich zwei Arten unterschieden: *śārīra* »körperlich« oder *nija* »eigen«, d. h. von innen entstanden, und *āgantu* »zufällig«, d. h. aus äusseren Ursachen entstanden (ulcus und vulnus). Erstere *vraṇa*, d. h. die Geschwüre, entstehen 1. durch Wind. Das Geschwür ist dunkel gefärbt, hart, der Ausfluss dünn, spärlich, verschiedenfarbig, der Schmerz heftig wie von Stechen, Reissen, Brennen, Schlagen, Zerren u. a. 2. Von Galle ist das Geschwür gelb oder blau, der Ausfluss übelriechend, wie Kuhurin u. s. w., heiss und reichlich, der Schmerz wie von Ätzstoffen, Brandwunden u. dgl., mit Hitze und Fieber. 3. Von Schleim ist das Geschwür weisslich, der Ausfluss reichlich, weiss und zäh, der Schmerz gering. 4. Von Blut ist das Geschwür rot wie Korallen, der Ausfluss besteht in Blut und Eiter, der Geruch ist wie von einem Pferdestall, sonst ist alles wie bei Galle. Weitere 11 Formen, die auf verschiedenen Mischungen der obigen Ursachen und Symptome beruhen, beschreibt Su. 4, 1, 5—16. Schwer heilbar oder unheilbar sind *vraṇa* an gewissen Stellen des Körpers, wie Augen, Zähne, Nase, Unterleib, Nabel, Ohren, Seiten, Achselhöhlen, Brust, ferner bei Aussätzigen, Schwindsüchtigen, Diabetikern und anderen Kranken, übelriechenden Eiter und verdorbenes Blut secernirende, tiefsitzende alte *vraṇa*, solche, wobei der Schädel verletzt und das Gehirn sichtbar ist u. a. (C. 4, 25; Su. 1, 22f.; 4, 1; S. 6, 29; A. 6, 25; M. 268—71; Bh. 2, 3, 112ff.; V. 608f.).

Die Heilmethoden für *vraṇa* fallen vielfach mit denjenigen für *śotha*, *śopha* (§ 69) zusammen. Su. 4, 1, 18 nennt 60 Methoden bei *vraṇa*, nämlich Diäthalten, Salben, Begiessung, Warmhalten, Erweichung, Fettmittel, Brechmittel, Purgirmittel, Aufstechen, Aufschneiden, Sondiren, Breiumschläge, Aufstreichen von Öl und Butter, Bestreuen, Räucherung, Einreiben, Erzeugung von Schorf, Ätzmittel, Ausbrennen, Klystiere, Verbände, Nasenmittel u. a. Nach Su. 1, 18 sind bei *vraṇa* zuerst Salben aufzulegen; er unterscheidet *pralepa*, die kalt und dünn sind, *pradeha*, d. h. Breiumschläge, und die besonders empfohlenen *ālepa*, die von mittlerer Stärke sind, wie eine nasse Büffelhaut, und aus einer Mischung von Fett oder Öl und Arzneistoffen bestehen. Sodann kommen Verbände (*bandha*), von denen es 14 meist nach ihrer Form benannte Arten gibt, wie *kośa*, Scheide oder Ei, ein mit Arzneistoffen gefüllter Verband an den Gelenken des Daumens und anderer Finger; *svastika*, von der Gestalt eines *svastika* (kreuzförmig), an den Gelenken, Augenbrauen, Ohren u. s. w.; *maṇḍala*, kreisförmig, an runden Körperteilen; *yamala*, doppelt, an doppelten Geschwüren. Als Verbandstoffe dienen Leinwand, Baumwolle, Wolle, Seide, Baumbast, Eisenplatten u. a. Es gibt feste, mittelfeste und lose Verbände. Auf die Salbe kommt zunächst eine Compresse (*kavalikā*), auf diese wird ein glatter, weicher Verbandstoff festgebunden, wobei der Knoten nicht auf das Geschwür kommen darf. Das Ausdrücken der Geschwüre geschieht mit der flachen Hand, einmal oder wiederholt, je nach den Umständen. Nach Su. 1, 19 muss der Patient in einem reinen, weder der Sonnenhitze noch dem Wind ausgesetzten Raum auf einem geräumigen, bequemen Bett liegen, mit einer Waffe (zur Bekämpfung der bösen Geister), umgeben von Freunden, die ihn durch ihre Reden seine Schmerzen vergessen machen. Er meide schwere Speisen, geistige Getränke, Umhergehen, kalten Wind u. s. w., fächle das Geschwür mit einem Wedel, schone es durch Liegen, kratze und drücke es nicht. Vgl. C. S. A. Bh. l. c.; Su. 4, 1, 18 ff.; V. 609 ff.

§ 79. Wunden. — Die zweite Gattung von *vraṇa*, die durch äussere Ursachen oder plötzlich entsteht (*āgantu*, *sadyovraṇa*), umfasst Wunden jeder Art, einerlei ob sie von Menschen, Vieh, Vögeln, Schlangen, Insekten, von Sturz, Quetschung, Schlägen, Feuer, Ätzstoffen, Gift, scharfen Kräutern oder Verletzungen mit einer Waffe oder einem spitzigen Gegenstand herrühren (Su. 4, 1, 1). So gibt es 1. *chinna* Schnitt; 2. *bhinna* tiefer Riss; 3. *viddha* Stich; 4. *kṣata*, kein tiefer Schnitt oder Riss, aber einem Schnitt und Riss ähnlich, dem Körper gefährlich; 5. *picchita* Contusion, von Schlag oder Druck herrührend; 6. *ghṛṣṭa* Hautabschürfung. Bei *bhinna* kommt aus der Wunde nur wenig Blut heraus, dagegen erfolgt je nach den inneren Organen, die verletzt sind, Bluterguss aus der Harnröhre, dem After, dem Mund oder der Nase, verbunden mit Fieber, Hitze u. s. w. Bei Wunden im Allgemeinen gibt es 16 Complicationen: Rose, Hemiplegie, Starrkrampf, Mundsperre, Geistesverwirrung, Wahnsinn, Wundschmerzen, Fieber, Durst, Husten, Erbrechen u. a. (C. 4, 25; Su. 4, 2; S. 6, 31; A. 6, 26; M. 272—6; V. 616 ff.). Zur Stillung des Bluts und der Hitze soll der Arzt kalte Mittel anwenden, verbunden mit zerlassener Butter und Honig (Vṛ. 45, 2). Blutstillende Heilkräuter, die schon die vedische Medicin (BLOOMFIELD, SBE. 42, 20 ff.) kennt, werden in grosser Zahl genannt, meist mit einem Zusatz von Butter oder Öl. Auch Brechmittel und Purgirmittel, Fasten, Diät und Blutentziehung werden empfohlen (A. 6, 26, 9). Bei 1—4 tritt starker Blutverlust und Schmerzen ein, man gebe dem Kranken Öl innerlich und äusserlich und als Klystier und mache warme Umschläge um die Wunde. Dagegen kommt bei 5 und 6 nur wenig Blut, wodurch Hitze und Eiter entsteht, daher sind hier kalte Salbungen und Begiessungen angebracht. Schnittwunden am Kopf oder an den Seiten sind zu nähen und fest zu verbinden, ebenso ein abgeschnittenes Ohr wieder anzusetzen, festzunähen und mit Öl zu benetzen. Wenn der Kehlkopf verletzt ist, so dass die Luft durchstreicht, füge man die Teile wieder zusammen, verbinde sie und nähe sie fest, besprenge sie mit Ziegenurin, lasse den Kranken gut verbunden auf dem

Rücken liegen und in dieser Stellung essen. Ganz abgeschnittene Arme oder Beine sind mit heissem Öl zu behandeln, hierauf muss man sie mit dem *kośa*-Verband (§ 78) festbinden und die Wunde heilen (Su. 4, 2, 21 ff.; vgl. C. S. A. V. l. c.; Vṛ. 45; Bh. 2, 3, 121 ff.).

§ 80. Knochenbrüche und Verrenkungen. — Unter der allgemeinen Bezeichnung *bhagna*, *bhaṅga* »Bruch« werden die von einem Fall, Schlag, Druck, Angriffen reissender Tiere und anderen Unfällen herrührenden Brüche und Verrenkungen zusammengefasst. Die Verrenkungen (*saṃdhimukta*) werden wieder in 6 Arten eingeteilt mit den gemeinsamen Symptomen: Unfähigkeit das Gelenk auszustrecken, zu biegen, zu bewegen oder zu drehen, starke Schmerzhaftigkeit und Empfindlichkeit gegen Berührung. Knochenbrüche (*kāṇḍabhagna*, *asaṃdhibhagna*) zerfallen in 12 Arten, die allgemeinen Erscheinungen sind hier: starke Geschwulst, mannigfache Schmerzen, Unbeweglichkeit, Unfähigkeit eine Berührung zu ertragen, Unbehagen oder Schmerz bei jeder Lage, Geräusch bei Druck, schlaffes Herabhängen des betreffenden Gliedes. Unheilbar ist ein gespaltener, verrenkter oder abwärts gedrückter Hüftknochen, ein zerquetschtes Becken, ein zerstückter oder zerschmetterter Stirnknochen, ein Knochenbruch an der Brust, am Rücken oder Kopf, ein gut eingerenkter, aber wieder ausgerenkter Knochen, von Geburt ab abnorme Knochen oder Gelenke; schwer heilbar ist ein zerschmetterter, zerstückter, ganz gebrochener, ins Mark eingedrungener Knochen, ferner ein Knochenbruch bei einem Greis, Kranken u. s. w. (Su. 2, 15; S. 6, 32; A. 6, 27; M. 277—81; V. 626 f.; Bh. 2, 3, 125 ff.).

Ein nach unten verschobener Knochen ist nach oben, ein in die Höhe gegangener nach unten zu pressen. Durch Zerren, Drücken, Aufrichten, Zusammenpressen der Haut und Verbinden bringe man alle Gelenke am Körper zurecht und mache sie fest, dann umwickle man sie mit reichlich mit Butter bestrichenen, wohlthuenden Zeugstreifen, und auf dieselben binde man breite aber dünne und glatte Baststreifen und Holzstückchen von Bambus und anderen Bäumen. Ein loser Verband gibt dem Gelenke keine Festigkeit, ein allzu fester ruft starken Schmerz, Hitze, Eiterung und Geschwulst hervor. Der Verband ist im Sommer alle 3, im Winter alle 7, bei mittlerer Temperatur alle 5 Tage zu erneuern, auch sind kalte Abkochungen von Nyagrodha, lauwarmes Öl und andere Arzneien auf die Stelle zu träufeln, oder diese damit zu salben (A. 6, 27, 11—20). In der Jugend wird das Gelenk nach einem Monat, im mittleren Lebensalter nach zwei, im Alter erst nach drei Monaten wieder fest. Specielle Regeln werden für Verrenkungen und Brüche an den Fusssohlen, Schenkelknochen, Hüftknochen, Rippen, Ellbogengelenken, Knieen, Knöcheln, Handgelenken, Armen, an Nacken und Hals, den Kinnbacken, der Nase, den Ohren, dem Schädel u. a. gegeben. Bei einem Beinbruch sollen, damit der Kranke ganz ruhig liegt und sich nicht bewegen kann, fünf Schienen (*kīlaka*) an verschiedenen Körperteilen angebracht werden. Wenn durch einen Fall oder Schlag ein Glied nur geschwollen ist, ohne verletzt zu sein, sind kalte Umschläge und Waschungen zu machen. Eifrig strebe der Arzt Eiterungen hintanzuhalten, weil dadurch die Heilung erschwert wird (Su. 4, 3; S. A. V. Bh. l. c.; Vṛ. 46).

§ 81. Fremdkörper. — Als *śalya* »Pfeilspitze, Dorn, Splitter« werden Fremdkörper jeder Art bezeichnet, auch heisst *śalya* die Kunst, welche sich mit der Herausziehung dieser Fremdkörper beschäftigt, die Chirurgie. Die *śalya* sind wie die *vraṇa* entweder *śārīra* oder *āgantuka*, d. h. von innen oder von aussen entstanden. Unter den ersteren sind namentlich Haare, Nägel, Harn, Kot, Ohrenschmalz, Sand in den Augen u. dgl., auch der Fötus, zu verstehen, unter den letzteren besonders Pfeile (*śara*) und andere eiserne Gegenstände. Dass ein *śalya* im Körper steckt, erkennt man im Allgemeinen an dem Entstehen einer Wunde (*vraṇa*) mit dunkelfarbiger Schwellung, Geschwürbildung, Schmerzen, öfterem Blutausfluss, die wie eine Blase aufgetrieben ist und weiches Fleisch enthält. Die weiteren Symptome wechseln, je nachdem das *śalya* nur in der Haut, oder in den Muskeln, Adern, Knochen u. s. w. steckt. So entsteht durch ein *śalya* in den Gedärmen Flatulenz, Verstopfung und Austritt von Harn, Kot und Speisen aus der Wunde. Ein *śalya* in einem Knochen bewirkt mannigfache Schmerzen und Geschwulst. Wenn die Wunde äusserlich zugeheilt und dadurch der Sitz des *śalya* unkenntlich geworden ist, muss man zum Zweck der Diagnose verschiedene Mittel anwenden. So lasse man, wenn das *śalya* in den Adern, Gefässen, Kanälen oder Sehnen steckt, den Kranken in einem Wagen mit zerbrochenem Rad auf einem holperigen Weg fahren; die Stelle, an der er Jucken oder Schmerz empfindet, ist der Sitz des *śalya*. Überhaupt sitzt ein *śalya* da, wo beim Reiten auf einem Elephanten oder Pferd, beim Steigen oder Klettern, Husten und Niesen und anderen heftigen Bewegungen oder Erschütterungen des Körpers Empfindlichkeit oder Schmerz auftritt. Manche Fremdkörper, namentlich Bein und weiche Metalle, lösen sich im Körper auf, während dagegen Horn, Zähne, Haare, Eisen, Steine u. dgl. nicht absorbirt werden (Su. 1, 26; S. 1, 37; A. 1, 28).

Das Herausziehen eines *śalya* aus dem Körper durch einen geschickten Arzt vermittelst einer Zange (*yantra*) wird in den Rechtsbüchern mit der Thätigkeit eines Richters verglichen, der aus einem Process den Stachel des Unrechts auszieht (Nār. I, 3, 16). Su. 1, 27, 1 nennt 15 Verfahrungsarten, um ein *śalya* herauszubekommen, darunter neben der Natur (*svabhāva*), d. h. der Wirkung von Thränen, Husten, Niesen u. dgl. auf das *śalya*, ferner Eiterung, Aufschneiden, Drücken, Waschen, Aussaugen u. a., auch den Gebrauch eines Magnets (*ayaskānta*), der aber nur bei grossen offenen Wunden Anwendung finden soll. Einen mit der Hand erreichbaren Fremdkörper suche man mit der Hand herauszuziehen, andernfalls wende man das Messer oder die Zange an. Wenn der Patient ohnmächtig wird, benetze man ihn mit kaltem Wasser, auch vermeide man gefährliche Körperstellen und spreche ihm freundlich zu. Das *śalya* kann auch durch Anbinden an den Zaum eines Pferdes herausgezogen werden, das man schlägt, bis es den Kopf bewegt; oder das *śalya* wird an einen herabgebogenen starken Baumzweig angebunden. Ein Insekt im Ohr ist durch Füllung des Ohres mit Salzwasser zu beseitigen. Ein nicht herausgezogenes *śalya* verursacht Schwellung, Eiterung, heftige Schmerzen, ja den Tod, daher ziehe man es sorgfältig heraus (Su. 1, 27; S. A. l. c.).

VII. KRANKHEITEN DES KOPFES.

§ 82. Augenleiden[1]. — Die Erkrankungen der Körperteile oberhalb des Schlüsselbeins (*ūrdhvāṅga*, *ūrdhvajatru*) bilden eine besondere Krankheitsgruppe, deren Behandlung unter dem Namen *śālākya*, d. h. feinere Chirurgie, insbesondere Ophthalmologie, zusammengefasst wird, von *śalākā* »spitzes Instrument, besonders zum Durchbohren der Augenhäute«. Schon B. 2, 848—90 und 1, 68ff. nennt den Star (*kāca*, *timira*) und viele andere Augenleiden. Nach Su. 6, 1, 27f. gibt es 76 Augenleiden, nämlich 10 von Wind, 13 von Schleim, 16 von Blut, 25 von allen Grundsäften, 2 äussere; die gleiche Zahl gibt C. 6, 26, 72f., wo wegen der Details auf die ophthalmologischen Werke (*śālākyatantra*) verwiesen wird. Nach Bh. 2, 4, 87 sind es 78. Vgl. § 35. Entstehungsursachen von Augenleiden (*netra-*, *akṣi-roga*) sind: Baden bei Erhitzung, in die Ferne Sehen, Unregelmässigkeit im Schlafen, Staub oder Rauch, Unterdrückung der Ausscheidungen oder übermässiges Erbrechen, vieles Weinen,

Kummer oder Zorn, Verletzungen, sexuelle Ausschweifungen, Diätfehler u. a. (Su. 6, 1, 24—6; M. 366f.). Die wichtigsten einzelnen Krankheiten sind nach M.:

1. Am ganzen Auge. Ophthalmie (*abhiṣyanda*, noch jetzt besonders häufig) von vier Arten, die bei Vernachlässigung in schwere Ophthalmie (*adhimantha*) übergehen, mit Schmerzen, als ob das Auge ausgerissen und die Hälfte des Kopfes zermalmt würde, und bei falscher Behandlung Verlust des Augenlichts nach 5—7 Tagen oder schon sofort. Eiterung des Auges (*netrapāka*) ist mit Jucken, Secret, Thränen, Schmerzen und Geschwulst verbunden. Eine besonders schmerzhafte, unheilbare, die Sehkraft zerstörende Form von *adhimantha* heisst *hatādhimantha*. Wenn der Wind unter heftigen Schmerzen abwechselnd in die Augenbrauen und Augen zieht, so heisst dies krampfhaftes Zucken (*vātaparyāya*). Die »trockene Augenentzündung« (*śuṣkākṣipāka*) oder skrophulöse Ophthalmie (DUTT) besteht darin, dass das Auge zusammengekniffen ist und brennt. *anyatovāta* »Wind aus anderer Richtung«: der Wind in den Ohren, dem Kopf u. s. w. bewirkt Schmerzen in den Augenbrauen und Augen. *amlādhyuṣita* Iritis. *sirotpāta*: die Adern im Auge werden kupferfarbig, ohne oder mit Schmerzen; hieraus entsteht durch Vernachlässigung *sirāpraharṣa*, wobei man fortwährend kupferfarbige Thränen vergiesst und nicht sehen kann.

2. Am Schwarzen (*kṛṣṇa*) im Auge. *Savraṇaśukla*, Geschwür an der Hornhaut mit sehr heissem Ausfluss. *avraṇaśukla*, weisse Flecken ohne Geschwür, d. h. Undurchsichtigkeit der Hornhaut. *akṣipātātyaya*, Opacität der ganzen Hornhaut, mit Eiterung. *ajakājāta*, Ziegenkot, d. h. prolapsus iridis (DUTT, HIRSCHBERG).

3. An der Pupille oder Linse (*dṛṣṭi*). Bei einer Störung der ersten Augenhaut oder Membran (*paṭala*) sieht man alles undeutlich; bei Störung der zweiten ist der Blick sehr getrübt, man sieht Fliegen, Mücken, Netze, Kreise, Fahnen, Strahlen, Ringe u. dgl. und hält Fernes für nahe, Nahes für ferne; bei Störung der dritten sieht man grosse Gegenstände wie mit Tüchern verhüllt, Gesichter ohne Ohren, Nasen und Augen u. dgl. Eine Störung der vierten Membran hemmt das Sehen völlig und heisst *timira* (Dunkelheit) oder *liṅganāśa* (Verlust des Gesichts, Star). Wenn dieses gefährliche Leiden noch nicht ganz entwickelt ist, kann man Sonne, Mond und Sterne und die Blitze in der Luft sehen. Unter den verschiedenen Arten von Star und verwandten Leiden sind hervorzuheben: Störung durch Galle, man sieht alles gelb; Störung durch Schleim, daraus die noch jetzt häufige Nachtblindheit (*naktāndhya*); *hrasvajāḍya*, wobei man am Tag kleine Gegenstände nur mit Mühe sieht; *nakulāndhatā*, wobei man am Tag alles bunt sieht; *gambhīrikā* »tief«, d. h. Atrophie des Auges.

4. Am Weissen (*śukla*) im Auge. *Arman*, Flügelfell (Pterygium), von fünf Arten, darunter *adhimāṃsārman*, eine ausgedehnte, dicke, leberfarbige Neubildung. *śukti*, Tumoren, braune, fleischfarbene oder muschelfarbige Tüpfchen. *arjuna*, ein einziger, wie Hasenblut gefärbter Tupfen. *piṣṭaka*, ein weisser Auswuchs. *jāla* »netzartig« und *sirāvṛta* »geädert«: phlyktänöse Entzündung? *balāsa*, eine messingfarbene, weiche, wassertropfenartige Geschwulst, Bindehautcyste?

5. An den Verbindungsteilen (*saṃdhi*). *Pūyālasa*, ein reifes, schmerzendes und eiterndes Geschwür an den *saṃdhi*, Abscess. *netranāḍī*, Thränenfistel, ist vierfach, je nach der Natur des Ausflusses. *parvaṇikā* und *alajī* sind kupferrote, schmerzende Auswüchse am Rand der Hornhaut. *kṛmigranthi* »Wurmknoten« zwischen den Augenlidern und Wimpern, Phthiriasis (HIRSCHBERG).

6. An den Augenlidern. *Utsaṅgapiḍakā*, eine nach innen offene, kupfer-

rote Pustel am unteren Augenlid, Cyste? *kumbhīkā*, Gerstenkorn (Hirschberg). *pothakī*, nässende, schmerzende Pusteln. *vartmaśarkarā* »Augenlidergries« d. h. Körnerkrankheit (H.). *arśovartman*, harte Körner (H.). *śuṣkārśa*, »trockene Knoten« (H.). *añjananāmikā*, ein weicher, wenig schmerzender, kleiner Auswuchs. *bahalavartman*, harte Beulen überall am Augenlid. *vartmabandhaka*, die geschwollenen Augenlider bedecken das Auge nicht ganz. *kliṣṭavartman*, acuter Katarrh (H.). *vartmakardama*, »Augenliderschmutz«, Blenorrhöe (H.). *śyāvavartman* »schwärzliche Augenlider«, Ekzem? *praklinnavartman*, aussen schmerzlose Schwellung, innerlich starke Nässe. *aklinnavartman*, die Augenlider wie verklebt. *vātahatavartman*, Lagophthalmus (Helfreich). *arbuda*, ein innerlicher Knoten. *nimeṣa*, Blinzeln, Lidkrampf. *śoṇitārśas*, »Blutgeschwür« in der Mitte, das beim Ausschneiden nachwächst. *lagaṇa*, ein grosser, harter, schmerzloser Knoten. *viṣavartman*, äusserliche Schwellung und vielfache Perforation der Lider, Milzbrand (Hirschberg). *kuñcana*, Lidfall (H.). *pakṣmakopa*, Einwärtskehrung der Wimpern, Entropium? *pakṣmaśāta*, Abfallen der Haare an den Wimpern mit Brennen der Lider, Liderentzündung (H.). (M. 366—403. Vgl. C. 6, 26, 72f.; Su. 6, 1—7; S. 6, 11—20; A. 6, 8—16; V. 783ff.; Bh. 2, 4, 87ff.). Über *kukūnaka* der Kinder s. § 50.

[1] Vgl. Hirsch, Geschichte der Ophthalmologie in Gräfe u. Sämischs Handbuch 7, 238–42 (Leipzig 1877); Hirschberg, Geschichte der Augenheilkunde, ebenda 2. Aufl. 31—50 (Leipzig 1899); Magnus, Geschichte des grauen Staares (Leipzig 1876).

§ 83. Behandlung der Augenleiden. — Nach B. 1, 78ff.; 2, 847ff. sind namentlich Gesichtspflaster, Waschungen oder Einspritzungen (*āścyotana*), Salben, besonders von Antimon, auch Stuhlzäpfchen anzuwenden. Auch C. Vṛ. und andere Autoren sagen von operativen Eingriffen fast nichts. Dagegen sind nach Su. 6, 8 von den 76 Augenleiden ausser 24 schwer oder gar nicht heilbaren alle übrigen durch Ausschneiden, Scarificiren und andere Operationen zu heilen.

Staroperation[1]: »Bei mittlerer Temperatur, auf einem hellen Platz, am Vormittag, lasse sich der Arzt auf einer Bank, die so hoch wie sein Knie ist, gegenüber dem Patienten nieder, der sich gewaschen und gegessen hat und gebunden (auf dem Boden) sitzt (gehalten von einem hinter ihm sitzenden Diener, S.). Nachdem er mit dem Hauch seines Mundes das Auge des Kranken erwärmt, es mit dem Daumen gerieben und in der Pupille (Linse) die entstandene Unreinigkeit erkannt hat, nehme er, während der Kranke auf seine Nase blickt und fest am Kopf gehalten wird, die Lancette (*śalākā*) mit dem Zeigefinger, Mittelfinger und Daumen fest in die Hand und führe sie in die natürliche Öffnung (Pupille) auf der Seite ein, $^1/_2$ Fingerbreite weit vom Schwarzen und $^1/_4$ Fingerbreite vom äusseren Augenwinkel, indem er sie nach oben hin und her bewegt. Er durchbohre das linke Auge mit der rechten oder das rechte Auge mit der linken Hand. Hat er richtig gestochen, so gibt es ein Geräusch, und ein Wassertropfen (Glaskörperperle?) fliesst schmerzlos heraus. Den Kranken ermutigend, benetze er dann das Auge mit Frauenmilch, hierauf ritze er mit der Spitze der Lancette den Augapfel, ohne wehe zu thun. Sodann stosse er allmählich den im Augapfel befindlichen Schleim nach der Nase zu, wo der Kranke ihn durch Aufziehen in die Nase beseitigen muss. Gleichviel ob die kranke Stelle (*doṣa*) fest oder beweglich ist, erhitze er das Auge von aussen. Kann dann der Kranke die (ihm gezeigten) Gegenstände sehen, so ziehe der Arzt die Lancette langsam heraus, lege eingefettete Baumwolle auf die Wunde und lasse den Kranken mit verbundenem Auge liegen.«

Ophthalmie (*abhiṣyanda*) ist mit Fasten, Pflastern, heissen Umschlägen, Aderlässen, Purgantien, Salben und Einträufelungen zu behandeln. Bei Flügelfell (*arman*) ist zunächst zum Zweck der Lockerung das Auge mit Citronensaft und Salz einzureiben, dann fasse man die Fleischfalte in dem herabhängenden *arman* mit einem Haken an, ziehe es mit Nadel und Faden heraus und schneide es mit einem abgerundeten Messer ab. Auch ein Auswuchs (?*parvaṇī*) ist mit einem Haken zu fassen und in der Mitte abzuschneiden, sonst wie *arman* zu behandeln. Scarificirungen kommen besonders für Erkrankungen der Augenlider in Betracht; das Auge wird mit einem in warmes Wasser getauchten Tuch angefeuchtet und dann mit einem Messer oder Blättern geritzt (C. 6, 26, 119ff.; Su. 6, 8—19; S. 6, 12—20; A. 6, 9—16; V. Bh. l. c.; Vṛ. 61).

1 Nach der Beschreibung in A. 6, 14, die einfacher und klarer ist, als die von STENZLER bei HÄSER l. c. 32f., von WEBER bei MAGNUS l. c. 179 und von G. OPPERT bei HIRSCHBERG l. c. 38f. übersetzte Parallelstelle Su. 6, 17, 55ff. Vgl. auch S. 6, 17.

§ 84. **Ohrenkrankheiten.** — Nach Su. gibt es 28, nach S. A. 25 Ohrenleiden (*karṇaroga*), nach M. sind es folgende: *karṇaśūla*, Otalgie. *karṇanāda*, Ohrenklingen, man hört mannigfache Geräusche, wie von Pauken, Trommeln oder Muscheln. *bādhirya*, Taubheit, entsteht, wenn der Wind den Gehörgang versperrt. *karṇakṣveḍa*, Ohrensausen. *karṇasaṃsrāva*, Otorrhöe, verursacht durch einen Schlag, Untertauchen im Wasser oder Eiterung eines Abscesses. *karṇagūthaka*, Bildung von Ohrenschmalz. *karṇapratināha*, das Ohrenschmalz wird flüssig und tritt durch Nase und Mund aus mit starkem Kopfweh. *kṛmikarṇaka*, im Ohr entstehende Würmer oder Maden; auch in den Gehörgang geratene geflügelte Insekten oder Hundertfüsser verursachen heftigen Schmerz. *karṇavidradhi* Abscess am Ohr, von Wunden oder von den Grundsäften. *karṇapāka*, Eiterung am Ohr. *pūtikarṇaka*, stinkender Ausfluss aus dem Ohr. *paripoṭaka*, Entzündung des Ohrläppchens. *utpāta* (*utpāṭa*), eine durch äussere Ursachen entstandene eiternde Geschwulst am Ohrläppchen. *unmanthaka*, Geschwulst. *parilehin*, Ekzem (M. 352—7, vgl. Su. 6, 20; C. 6, 26, 71; S. 6, 21; A. 6, 17; V. 760—2; Bh. 2, 4, 120—4).

Füllung des Ohrs mit Öl und verschiedenen Arzneistoffen scheint das gewöhnlichste Verfahren bei diesen Krankheiten gewesen zu sein, so hat schon B. 2, 532ff. sechs Recepte für die Bereitung von Öl oder Butter mit langem Pfeffer und anderen Substanzen, um damit das Ohr zu füllen bei *karṇa-śūla, -nāda, -kṣveḍa, -rujā*. Ähnliche Recepte geben die Späteren, so das als *kṣārataila* bezeichnete Recept, das für Otalgie, Taubheit, stinkenden Ausfluss, Ohrenklingen, Eiterung und Würmer gut sein soll (Vṛ. 59, 16—20 = A. 6, 18, 26—30). Als zu verwendende Stoffe werden noch genannt: Ingwersaft, Honig, Salz, Knoblauch, Deodar, Citronensaft, Urin von verschiedenen Tieren u. a. Auch Nasenmittel, Räucherungen, Waschungen, locale Wärme, Brech- und Abführmittel, Zuführung von Dampf durch eine Röhre (*nāḍīsveda*), Gurgeln und andere Kuren werden empfohlen, Anstrengungen, Untertauchen mit dem Kopf, geschlechtlicher Verkehr sind zu meiden. Ohrenschmalz ist mit einem spitzen Instrument (*śalākā*) zu beseitigen, ein Insekt oder Unreinigkeiten ebenso oder durch Aussaugen mit einem Horn, bei einem Ohrabscess ist wie bei anderen Abscessen, bei Würmern im Ohr mit Wurmmitteln vorzugehen (C. 6, 26, 113—8; Su. 6, 21; S. 6, 22; A. 6, 18; V. 762—71; Bh. 2, 4, 124ff.; Vṛ. 59). Bei Erkrankung des Ohrläppchens sind besonders Pflaster anzuwenden (Su. 1, 16, 26ff.).

§ 85. **Otoplastik, Rhinoplastik, Cheiloplastik.** — Da Manu 8, 125 unter den Körperteilen, an denen Strafen vollzogen werden sollen, auch die Ohren und die Nase nennt, das Nasenabschneiden auch besonders eine gewöhnliche Strafe für Ehebruch war, so sind solche gerichtliche Verstümmelungen vielleicht als der Hauptanlass für die Lehren der indischen Chirurgie in Bezug auf die Behandlung abgeschnittener Ohren und Nasen anzusehen. Wenn Jemand das Ohrläppchen fehlt, so muss ein kundiger Arzt ihm aus der Wange ein Stück lebendiges Fleisch ausschneiden, aber so, dass es in Zusammenhang mit der Wange bleibt, und daraus nach Scarificirung der Stelle ein Ohrläppchen herstellen (Su. 1, 16, 8f.; S. 6, 22, 261). Wenn Jemand die Nase abgeschnitten ist, schneide der Arzt ein Blatt von gleicher Grösse von einem Baum ab, lege es auf die Wange und schneide aus derselben ein ebenso grosses Stück Haut und Fleisch heraus, vernähe die Wange mit Nadel und Faden, scarificire das noch vorhandene Stück der Nase, stülpe rasch aber sorgsam die abgeschnittene Haut darüber, füge sie gut an mit einem tüchtigen Verband und nähe die (neue) Nase fest. Dann stecke er sorgfältig zwei Röhren hinein, um die Atmung zu erleichtern, und nachdem sie dadurch erhöht ist, benetze er sie mit Öl und bestreue sie mit rotem Sandel und anderen blutstillenden Pulvern; hierauf ist sorgsam weisse Baumwolle darauf zu legen und öfter mit Sesamöl zu besprengen. Der Operirte muss dann Butter, später ein Abführmittel geniessen. Su. scheint auch von der Durchschneidung der Brücke zu sprechen. Wenn nach der Heilung die Nase zu viel Fleisch oder Haut hat, muss man es abschneiden und sie nochmals nähen; wenn sie zu klein geraten ist, muss man sie vergrössern. Bei abgeschnittenen Lippen ist, abgesehen von der Einsetzung der Röhren, ebenso wie bei der Nasenansetzung zu verfahren (Su. 1, 16, 39ff.; S. 6, 22; A. 6, 18, 59ff.).

Die indische Rhinoplastik ist durch ihr frühes Auftreten und ihre Einwirkung auf die plastischen Operationen europäischer Chirurgen (Carpue, Gräfe, Dieffenbach, vielleicht schon Branca und Tagliacozza) zu einer gewissen Berühmtheit gelangt[1]. Obwohl bei den für das 18. Jahrhundert bezeugten Operationen indischer Ärzte die Stirnhaut für den Nasenersatz benutzt wurde, so kann an dem Zusammenhang derselben mit der alten, die Haut der Wange benutzenden Methode nicht gezweifelt werden[2]. Haas erklärte Su.s Beschreibung der Rhinoplastik für eine Verwässerung einer ähnlichen Stelle bei Celsus (7, 9) und wies auf eine Bemerkung in Cd.s Commentar zu Su. hin, wonach die ganze Su.-Stelle unecht (*anārṣa*) wäre[3]. Doch haben die Angaben des Celsus mit denjenigen Su.s nur eine entfernte Ähnlichkeit, und nach Ḍ. haben »Jaiyyaṭa, Gayadāsa u. A.«, d. h. die ältesten Commentatoren, die Stelle als echt anerkannt[4], wie auch durch die manche weitere Details enthaltenden Parallelstellen in S. A. ihr Alter verbürgt wird.

[1] Vgl. Zeis, Literatur und Geschichte der plastischen Chirurgie (Leipzig 1863) 61f. (mit Roths Übersetzung von Su. 1, 16); Bardeleben, Lehrbuch der Chirurgie und Operationslehre 1, 744ff. (7. Aufl., Berlin 1874). — [2] Zeis l. c. 213. — [3] ZDMG. 30, 659. — [4] Vgl. Roth, ZDMG. 48, 140; Ḍ. 156.

§ 86. Nasenleiden. — Nach Su. gibt es 31, nach Bh. 34 Nasenleiden (*nāsāroga*), nach S. A. allein 18 *pīnasa*. Nach M. ist bei *pīnasa* »verstopfte Nase« die Nase verstopft, trocken oder voll von Schleim, erhitzt und der daran Erkrankte hat weder Geschmack noch Geruch. Bei unreifem oder acutem *pīnasa* besteht Schwere im Kopf, Appetitlosigkeit, dünner Ausfluss aus der Nase, Undeutlichkeit der Stimme, öfteres Ausspeien; bei reifem *pīnasa* bestehen die gleichen Symptome, aber der Schleim bleibt zähe in der Nase stecken, die Stimme und das Aussehen des Schleims sind normal. Bei *pūtinasya*, »Stinknase« (Ozäna) ist der Atem aus Mund und Nase übelriechend. Bei *nāsikāpāka* »Nasenentzündung« bilden sich stark eiternde Geschwüre. *Pūyarakta* »Eiterblut«, d. h. Ausfluss von mit Blut vermischtem Eiter, ist die

Folge von Störungen der Grundsäfte oder von Verletzungen. Von Niesen (*kṣavathu*) gibt es 2 Arten. Bei *bhraṃśathu* tritt ein zäher, salziger Schleim, bei *dīpta* »brennend« heisser Hauch aus der Nase aus, bei *pratīnāha* »Verstopfung« ist sie verstopft, bei *srāva* »Ausfluss« flüssig, bei *nāsāpariśoṣa* »Nasentrocknung« die Respiration durch Eintrocknen des Schleims in der Nase sehr gehemmt. Eingehend werden die fünf Arten von Schnupfen oder Katarrh (*pratiśyāya*) beschrieben. Bei längerer Dauer wird dieses mit *pīnasa* verwandte Leiden unheilbar, es entstehen Würmer in der Nase, wie dies nach Chevers noch jetzt bei »Peenash« häufig vorkommt, Taubheit, Blindheit, Geruchlosigkeit, gefährliche Augenleiden, Geschwulst, Verdauungsschwäche und Husten. Von verschiedenen Arten von Geschwüren, Schwellungen und Nasenpolypen, die als *arbuda*, *śotha* und *arśas* bezeichnet werden, gibt es 7 + 4 + 4 = 15 Arten, ausserdem 4 Arten von *raktapitta* d. h. Nasenbluten (M. 358—65, vgl. Su. 6, 22—4; C. 6, 26, 62—5; S. 6, 23; A. 6, 19; Bh. 2, 4, 127 ff.; V. 771 ff.).

Gegen diese Krankheiten werden besonders Einträufelungen (*avapīḍa*) und andere Nasenmittel (*nasya*) verordnet, so gegen *pīnasa*, *pūtinasya*, *bhraṃśathu*, *nāsāsrāva*, *nāsāśoṣa*, *pratiśyāya*. Viele Recepte beziehen sich auf *pīnasa*, *pratiśyāya*, auch wird den daran Leidenden Aufenthalt in einem gegen Winde geschützten Haus vorgeschrieben, sie sollen sich mit einem schweren Tuch den Kopf umhüllen, kaltes Wasser, den Umgang mit Frauen, sehr trockene Speisen, Kummer und Sorgen, frische geistige Getränke meiden; bei frischem Schnupfen wende man Räucherungen an (C. 6, 26, 76—87; Su. 6, 23 f.; S. 6, 24; A. 6, 20; Vṛ. 60; Bh. V. l. c.).

§ 87. Mundkrankheiten. — Die Krankheiten der Mundhöhle (*mukharoga*) zerfallen in Erkrankungen der Lippen, des Zahnfleisches, der Zähne, der Zunge, des Gaumens, Halses und der ganzen Mundhöhle, im Ganzen sollen es 65 sein. Die Lippen werden durch Störungen der Grundsäfte oder des Blutes, Fleisches oder Fettes rauh, hart, steif, schmerzhaft, gelb, rot, geschwollen u. s. w., es entsteht ein Ausschlag, oder es bilden sich Würmer, Eiter oder wässeriger Ausfluss u. s. w. Zahnfleisch. *śītāda* Skorbut, *dantapuppuṭa* Zahngeschwulst, *dantaveṣṭa* Entzündung des Zahnfleischs mit blutiger Eiterung, *śaiśira* schmerzende Geschwulst an den Zahnwurzeln, *mahāśaiśira* brandige Entzündung des Zahnfleisches, *paridara* Aufspringen, Bluten des Zahnfleisches, *upakuśa* Entzündung des Zahnfleisches mit hässlichem Geruch aus dem Munde, *vaidarbha* Geschwulst an den Zahnwurzeln durch Verletzung derselben, *khalivardhana* überzähliger Zahn, *karāladanta* hervorstehender Zahn, *adhimāṃsaka* Geschwulst am Weisheitszahn, *dantamūlagatā nāḍī* Zahnfistel. Zähne. *dālana* Zahnweh, *kṛmidantaka* »Wurmzahn«, Caries, *bhañjanaka* Abbrechen der Zähne, *dantaharṣa* empfindliche Zähne, *dantaśarkarā* Zahnstein, *kapālikā* harter, perniciöser Zahnstein, *śyāvadantaka* braune, brandige Zähne. Zunge. Von Wind ist sie aufgesprungen und gefühllos, von Galle heiss und mit rötlichen Erhöhungen bedeckt, von Schleim schwer und dick, mit dornartigen Auswüchsen übersät. Eine starke Schwellung auf der Zunge mit Eiterung an der Zungenwurzel heisst *alāsa*, Glossitis, eine Geschwulst wie eine zweite Zunge *upajihva*, Ranula. Gaumen. *galaśuṇḍī* geschwollene Mandeln, *tuṇḍikerī* Abscess an den Mandeln, *adhruṣa* (*abhruṣa*) eine rote, sehr schmerzhafte Geschwulst mit Fieber, *kacchapa* »Schildkröte«, eine schmerzlose Geschwulst, wohl Hypertrophie der Mandeln, *tālvarbuda* Geschwulst in der Mitte des Gaumens, *māṃsasaṃghāta* »Fleischanschwellung«, schmerzloser Tumor, *puppuṭa* schmerzlose Geschwulst von der Grösse einer Beere, *tāluśoṣa* Gaumenentzündung, *tālupāka* Abscess am Gaumen. Über Halsleiden s. § 64. Mund. *sarvasara* d. h. überall hin verbreitet, Pusteln im ganzen Mund, schmerzend oder schmerzlos, drei

Arten, von Wind, Galle und Schleim (M. 337—51 und Dutt, Nidāna 206ff. Vgl. C. 26, 67f.; Su. 2, 16; S. 6, 25; A. 6, 21; Bh. 2, 4, 135ff.; V. 738ff.).

Bei Erkrankungen der Lippen sind besonders Salben anzuwenden, ferner Gurgelwasser und andere Mundmittel, Blutegel, locale Wärme u. a., bei Affectionen des Zahnfleisches besonders Blutentziehung, ferner Gurgelwasser, Pulver äusserlich am Zahnfleisch, Pflaster, Herausschneiden des verdorbenen Fleisches an den Zahnwurzeln und Herausziehen der kranken oder überzähligen Zähne, gleichviel ob sie locker oder fest sind, Brennen u. a. Gegen Zahnweh werden lauwarmes Gurgelwasser, Abkochungen, Erwärmungen, Räucherungen, Nasenmittel empfohlen, Zahnstein ist ohne Beschädigung der Zahnwurzeln zu beseitigen, lockere Zähne zu ziehen; saure Früchte, kaltes Wasser, trockne oder sehr harte Dinge darf man bei Erkrankungen der Zähne nicht geniessen, auch nicht die üblichen Stöckchen zur Reinigung der Zähne kauen. Bei Erkrankungen der Zunge sind ätzendes Gurgelwasser, Scarificirung, Räucherung, Nasenmittel u. a. anzuwenden. Geschwollene Mandeln soll man herausziehen und ein Stück davon abschneiden, auch die sonstigen Geschwülste am Gaumen sollen operirt oder scarificirt werden, bei Entzündung und Abscess am Gaumen ist besonders Gurgelwasser zu geben. Bei Affectionen des ganzen Munds sind salzige Pulver, Gurgelwasser, Nasenmittel u. dgl. indicirt (C. 6, 26, 100—8; Su. 4, 22; S. 6, 26; A. 6, 22; Vṛ. 58; Bh. V. l. c.).

§ 88. Kopfleiden. — Erkrankungen des Kopfes (*śiroroga*) entstehen durch Rauch, Hitze, Frost, Übermass im Schlafen oder Wachen oder im Genuss von Wasser und geistigen Getränken, Unterdrückung der Thränen oder Weinen, Würmer, widrige Gerüche und andere Ursachen (Ś. A.). 1. Von Wind entstehen plötzlich heftige Kopfschmerzen, die in der Nacht besonders stark werden, aber durch Verbände und Wärme abnehmen. 2. Von Galle entsteht Hitze im Kopf wie von glühenden Kohlen, durch Anwendung von Kälte und Nachts tritt Besserung ein. 3. Von Schleim ist der Kopf schwer, steif und kalt, Augenlider und Mund geschwollen. 4. Von den drei Grundsäften: Combination dieser Symptome. 5. Von Blut sind die Symptome wie bei Galle, ausserdem Druckempfindlichkeit. 6. Von Schwund des Fettes und anderer Grundbestandteile im Kopf entsteht heftiges Kopfweh, das durch Erwärmung, Blutentziehung und dergleichen Mittel zunimmt. 7. Von Würmern kommt Blut und Eiter aus der Nase. 8. Von der Sonne, *sūryāvarta*. In den Augen und Augenbrauen tritt bei Sonnenschein starker Schmerz auf, der Nachts aufhört (Sonnenstich?). 9. *anantavāta*, heftige Schmerzen im Nacken, den Augen, Augenbrauen und Schläfen. 10. *ardhāvabhedaka* »halbseitiger Schmerz«, Migräne. 11. *śaṅkhaka* »Schmerz in den Schläfen«, ein sehr gefährliches Leiden (M. 404—11; Su. 6, 25. Vgl. C. 6, 26, 66; S. 6, 27; A. 6, 23; Bh. 2, 9, 80ff.; V. 836ff.).

Die Behandlung ist teils eine innerliche, mit verschiedenen Butterabkochungen und Regelung der Diät, teils äusserlich mit Nasenmitteln, Pflastern, Waschungen, Untertauchen des Kopfes in kaltem Wasser, Umschlägen, Aderlässen, Räucherungen, Erwärmungen u. a. (C. 6, 26, 88—99; Su. 6, 26; S. 6, 28; A. 6, 24; Vṛ. 62; Bh. V. l. c.).

VIII. NERVEN- UND GEISTESKRANKHEITEN. TOXIKOLOGIE.

§ 89. »Windkrankheiten« (*vātavyādhi*). — Diese, zumeist nervösen Leiden verursacht durch Füllung der leeren Kanäle der Wind entweder am ganzen Körper oder in einzelnen Körperteilen, wenn er gestört wird durch unpassende oder ungenügende Nahrung, Überanstrengung, Blutverlust, Sorgen, Kummer u. s. w. Symptome: Contraction und Steifheit der Gelenke, die

Knochen wie zerbrochen, Gänsehaut, Phantasiren, Schmerzen in der Hand, im Rücken und im Kopf, die Glieder eingeschrumpft, Schlaflosigkeit, Verlust der Leibesfrucht und der Menses bei Frauen, des Samens bei Männern, Zucken und Taubheit der Glieder u. a. Der gestörte Wind kann ferner die verschiedensten anderen Leiden hervorrufen, je nach dem Körperteil, in dem er auftritt, so bewirkt er in den Eingeweiden Verstopfung, Herzleiden, Leibesanschwellung, Hämorrhoiden u. a.; auch verursachen die fünf Arten des Windes, wenn Galle hinzutritt, verschiedene Beschwerden. Specielle Windkrankheiten sind: *ākṣepaka* Convulsionen, *apatantraka* apoplektische Convulsionen, *dāruṇa apatānaka* hysterische Convulsionen (?), *daṇḍāpatānaka* »Stock-Krampf«, der Körper ist steif wie ein Stock, *dhanuḥstambha* »Bogenkrampf«, der Körper ist wie ein Bogen gekrümmt, Tetanus, *abhyantarāyāma* »Biegung nach innen«, der Körper ist wie ein Bogen nach innen gebogen, *bāhyāyāma* »Biegung nach aussen«, eine unheilbare Form, *pakṣavadha* Hemiplegie (ved. *pakṣahata*), *sarvāṅgaroga* Lähmung des ganzen Körpers, Tetanus universalis, *ardita* Gesichtslähmung, *hanugraha* Mundsperre, Trismus, *manyāstambha* steifer Hals, *jihvāstambha* Lähmung der Zunge, *śirograha* Gehirnschlag (?), *gṛdhrasī* Ischias, *viṣvācī* Lähmung der Arme und Hände, *kroṣṭukaśīrṣa* Entzündung des Kniegelenks, *kalāyakhañja* Veitstanz (?), *vātakaṇṭaka* Verstauchung des Fussknöchels, *pādadāha* Brennen in den Füssen, besonders beim Gehen[1], *pādaharṣa* Einschlafen der Füsse, *avabāhuka* Krampf oder Steifheit im Arm, *vepathu* Paralysis agitans u. a. Auch Hinken und völlige Lahmheit, Stummheit und Stammeln und andere Leiden werden zu den *vātavyādhi* gezählt (M. 171—87 und Dutt l. c. 95—102. Vgl. C. 6, 28; Su. 2, 1; S. 3, 15; A. 3, 15; V. 344ff.; Bh. 2, 2, 138ff.).

Für die Behandlung werden im Allgemeinen besonders Salben, Schwitz- und Fettmittel, Klystiere, Abführmittel empfohlen (Vṛ. 22, 1). Selbst trockenes Holz kann man durch Einfettung und Erwärmung wieder geschmeidig machen, um wie viel mehr lebendige Glieder (A. 4, 21, 5f.). Auch feste Verbände sind zweckmässig. Bei Mundsperre soll der Arzt den Mund gewaltsam öffnen (Su. 4, 4; S. 4, 23; A. 4, 21; C. V. Bh. l. c.; Vṛ. 22).

[1] Mit dieser gefährlichen Krankheit ist wahrscheinlich eine Form des Ergotismus (Kriebelkrankheit) gemeint. Vgl. Heusinger, »Burning of the feet«, Janus I, 257—95 (1846).

§ 90. Rheumatismus. — Manche der *vātavyādhi* haben einen rheumatischen Charakter, dies ist ausgesprochen der Fall auch bei Schenkellähmung, *ūrustambha*, auch *āḍhyavāta* »überreicher Wind« genannt. Der gestörte Wind tritt in die Hüften und Schenkel und erfüllt sie mit Schleim, wodurch sie steif, kalt, gefühllos, wie fremd und sehr schmerzhaft werden. Vorzeichen sind: Schläfrigkeit, Fieber, Gänsehaut, Ekel, Erbrechen, Schwäche in den Ober- und Unterschenkeln u. a. Dann spürt man überaus grosse Müdigkeit und fortwährend Hitze und Schmerzen in den Schenkeln, der Fuss schmerzt beim Niedersetzen und ist unempfindlich gegen Kälte, man kann nicht stehen oder gehen. Tödlich ist das Leiden, wenn Hitze, starke Schmerzen und Zittern auftreten. Die Behandlung zerfällt nach C. in eine innerliche und äusserliche, letztere besteht in Einreibungen, Pflastern, Salben u. dgl. (C. 6, 27; Su. 4, 5, 40ff.; A. 3, 15, 51; M. 191f.; V. 426ff.; Bh. 2, 2, 181ff.; Vṛ. 24).

Neben *ūrustambha* wird *āmavāta* »Indigestions-Windkrankheit«, d. h. Gelenkrheumatismus erwähnt, so genannt, weil sie hauptsächlich durch Indigestion hervorgerufen wird. Der Schmerz tritt zuerst in den Hüften auf, dann wird der ganze Körper steif. Gliederreissen, Appetitlosigkeit, Durst, Mattigkeit, Schwere, Fieber, Verdauungslosigkeit, Taubheit der Glieder sind die allgemeinen Symptome. Je nach den Grundsäften entstehen ferner schmerzhafte Schwellungen in den Gelenken der Hände, Füsse, Knöchel, Kniee, Schenkel u. s. w., mit Schmerzen wie von Skorpionenstichen, Verdauungsschwäche, Übelkeit Hitze, reichlicher Harnabsonderung, Herzweh und andere Begleiterscheinungen, oder besonders Hitze und Röte, oder Steifheit und Jucken. Fasten, Schwitzen, bittere, appetitreizende und scharfe Arzneien, Abführmittel, Fettmittel und Klystiere werden zur Kur empfohlen (M. 192—4; Bh. 2, 2, 187ff.; V. 429ff.; Vṛ. 25). Vgl. auch *vātarakta* § 68.

§ 91. Ohnmacht, Schwindel und Schlagfluss. — Wenn die das Bewusstsein leitenden Kanäle durch die gestörten Grundsäfte verstopft werden, wird der Mensch plötzlich besinnungslos und fällt wie ein Stück Holz zu Boden. Allgemeine Vorzeichen der Ohnmacht (*mūrchā*) sind: Brustschmerzen, Gähnen, Müdigkeit, Geistesschwäche. Die weiteren Erscheinungen wechseln je nach den Entstehungsarten von *mūrchā*. So wird es dem von Wind Erkrankten blau, schwarz oder rot vor den Augen, er verliert die Besinnung, kommt aber rasch wieder zu sich, schaudert, hat Gliederreissen und Brustschmerzen, wird mager und seine Hautfarbe braunrot; durch den Anblick oder Geruch von Blut wird man ohnmächtig mit steifen Gliedern, starrem Blick und tiefem Atemholen; der Berauschte liegt auf der Erde, redet irre, ist ohne Besinnung oder verwirrt und wälzt sich auf dem Boden herum, bis der Trank verdaut ist; bei Vergiftung zeigt sich Zittern, Schläfrigkeit, Durst und Verlust des Bewusstseins. Wenn der Körper sich wie ein Rad im Kreise dreht und der Kranke stets auf den Boden fällt, so heisst dies Schwindel (*bhramaroga*). Bei Schlagfluss (*saṃnyāsa*) werden die Grundsäfte übermächtig und hemmen alle Funktionen der Stimme, des Körpers und des Geistes, so dass der Kranke steif wie Holz wird, einer Leiche gleicht und auf der Stelle stirbt, wenn man nicht sofort Gegenmittel anwendet (Su. 6, 46; S. 3, 6; A. 3, 6; V. 312ff.; Bh. 2, 2, 103ff.).

Gegen Ohnmachten sind im Allgemeinen kalte Besprengungen und Bäder, kühlende Edelsteine wie z. B. der *candrakānta* und Halsketten, Sandel und andere kühlende Salben, Wedeln mit einem Fächer, kalte und wohlriechende Getränke zu verordnen. Bei Schwindel sind Pillen und Arzneien zu geben. Bei Schlagfluss gebe man Salben und Nasenmittel, räuchere den Kranken, steche ihn mit Nadeln in das Fleisch unter den Nägeln, zupfe ihn am Bart und Haar, beisse ihn mit den Zähnen u. dgl.; wenn er durch solche Stimulantien nicht zu erwecken ist, so ist ihm nicht zu helfen (Su. V. Bh. l. c.; S. 4, 9; A. 4, 7; Vṛ. 17).

§ 92. Berauschung und Delirium tremens. — Geistige Getränke (*madya*) wirken bei richtigem Gebrauch wie Ambrosia, bei unrichtigem wie Gift. Von den drei oder vier Stadien des Rausches (*mada*) schärft das erste den Verstand, das Gedächtnis und den Appetit, bewirkt Heiterkeit u. s. w., das zweite erzeugt Geistes- und Gedächtnisschwäche, Undeutlichkeit der Rede, Schläfrigkeit u. dgl., beim dritten wird der Mensch unzurechnungsfähig, so dass er Geheimnisse ausplaudert, verbotene Dinge isst, Incest begeht u. dgl., beim vierten liegt er betäubt auf dem Boden wie Holz oder wie eine Leiche. Aus der Trunkenheit entsteht der krankhafte Zustand *madātyaya* mit den allgemeinen Symptomen: Betäubung, Brustschmerzen, Durchfall, fortwährender Durst, Fieber, Appetitlosigkeit, Beben im Kopf, in den Seiten, in den Knochen und im Herzen, Phantasiren, schlimme Träume u. a. Als specielle Erscheinungen von Wind nennt M.: Schlucken, Asthma, Wackeln des Kopfes, Seitenschmerzen, Schlaflosigkeit und vieles Phantasiren. Nach Dutt wäre hiermit das Delirium tremens gemeint, doch sind auch die obigen allgemeinen Erscheinungen ähnlich. Verordnet werden Arzneien, Branntwein mit verschiedenen Zusätzen, kaltes Wasser bis zur Durststillung getrunken, Milch, Salben, Einreibungen, Bäder, warme Kleidung, Klystiere u. a. Nach Bh. kann man die von Branntwein herrührenden Affectionen nur wieder durch Branntwein heilen, gerade wie bei Brandwunden Brennen und Schwitzmittel zuträglich sind (C. 6, 24; Su. 6, 47; S. 3, 6; 4, 9; A. 3, 6; 4, 7; V. 318ff.; Bh. 2, 2, 111ff.; Vṛ. 18).

§ 93. Epilepsie. — *Apasmāra*, eig. das Vergessen, entsteht in den Kanälen des Herzens, besonders durch Kummer, Zorn, Gier, Furcht, Freude und andere gemütliche Erregungen, und kündigt sich an durch Verziehen der Augenbrauen, Verdrehen der Augen, Herzklopfen, Taubheit, Ausfluss von Speichel und Schleim aus Mund und Nase, Betäubung, Ohnmacht, Schwindelanfälle, Schwitzen, Flatulenz, Schwäche und andere Erscheinungen. Weiterhin werden nach den Grundsäften vier Arten unterschieden mit den Symptomen: öfterer Wechsel zwischen Besinnungslosigkeit und plötzlicher Wiederkehr des Bewusstseins, oder längere Anfälle gefolgt von längerer Freiheit davon, öfteres Hinfallen, Schaum vor dem Munde, Phantasiren, Stöhnen, Beben, Verbeissen der Zähne, Krümmen der Finger, Durst, Kältegefühl, Schaudern, dem Kranken erscheint alles schwarz, weiss oder feurig u. a. Unheilbar ist alte Epilepsie, ferner *apasmāra* von den drei Grundsäften, oder wenn der Kranke häufig mit den Gliedern zuckt, abgemagert ist, die Augenbrauen emporzieht und die Augen rollt. Die Anfälle treten in Pausen von 10 oder 12 Tagen oder einem Monat oder auch noch öfter auf. Zur Kur gebe man verschiedene Arzneien, besonders Abkochungen in Butter oder Öl, Klystiere, Brech- und Abführmittel, die Galle eines Hundes als Salbe oder Räucherungsmittel, Nasenmittel, lasse zur Ader, bringe den Kranken mit scharfen Mitteln zur Besinnung, brenne ihn u. s. w. Die Behandlung sei ähnlich wie bei Tollheit. Wenn der Anfall vorüber ist, mache man dem Kranken keine Vorhaltungen über das, was er während desselben gethan, sondern suche sein betrübtes Gemüt aufzuheitern (C. 2, 8; 6, 10; Su. 6, 61; S. 6, 10; A. 6, 7; M. 169f.; V. 337ff.; Bh. 2, 2, 134ff.; Vṛ. 21).

§ 94. Tollheit und Besessenheit. — Die Tollheit (*unmāda*) heisst in ihrem ersten Stadium *mada* »Rausch, Aufregung« und entsteht auf ähnliche Weise wie *apasmāra*. Allgemeine Symptome sind: Geistesverwirrung, Unruhe, Rollen der Augen, Verzagtheit, unzusammenhängende Reden, ein Gefühl von Leere im Herzen. Weiterhin werden sechs Arten von *unmāda* unterschieden. So kommt von Wind: grundloses Lachen, Weinen, Singen, Tanzen, Gestikuliren, Schaum vor dem Munde, beständiges Umhergehen, Geschwätzigkeit, sich Schmücken mit unpassenden Dingen, Begierde nach Speisen und Übelkeit nach dem Genuss derselben, Abmagerung, die Haut rauh und rotbraun, nach der Verdauung werden die Erscheinungen schlimmer. Von Galle kommt besonders Gewaltthätigkeit, Jähzorn, Angriffslust, Vorliebe für Nacktheit und für Schatten und Bäder u. dgl., von Schleim Verlust des Verstandes und Gedächtnisses, Appetitlosigkeit und Erbrechen, Speichelfluss, Schweigsamkeit, Vorliebe für Einsamkeit, Geilheit, Schläfrigkeit, Unreinlichkeit u. a. Von den drei Grundsäften ist der Zustand unheilbar. Von schmerzlicher Erregung, z. B. über den Verlust des Vermögens oder einer geliebten Frau, entsteht Melancholie mit grundlosem Weinen, Seufzen u. dgl., oder der Kranke singt, lacht, redet durcheinander u. dgl. Von Gift werden die Augen rot, das Gesicht rotbraun, es tritt Schwäche und Bewusstlosigkeit ein. Tödlich ist *unmāda*, wenn der Irre auf den Boden oder in die Höhe blickt, abmagert, kraftlos wird und nicht schlafen kann. Heilbaren Irren gebe man Arzneien, besonders Abkochungen mit Öl und Butter, Purgir- und Brechmittel, Klystiere, Salben, Nasenmittel, Räucherungen oder lasse sie zur Ader. Oder man werfe den Kranken in einen Brunnen ohne Wasser und lasse ihn dort hungern, oder man lege ihn gebunden mit dem Gesicht nach oben in die Sonne, oder man brenne ihn mit glühendem Eisen oder verbrühe ihn mit kochendem Öl oder Wasser oder züchtige ihn mit Peitschenhieben und werfe ihn dann gebunden in eine Grube, oder man sperre ihn in einen dunkeln und leeren Raum ein, oder man erschrecke ihn mit Schlangen, denen der Giftzahn ausgebrochen ist, oder mit zahmen Löwen oder Elephanten, oder man melde ihm den Tod eines Angehörigen, oder die Diener des Königs führen ihn ins Freie und bedrohen ihn mit dem Tode. Neben diesen Gewaltmitteln ist auch von der Aufheiterung des Irren durch freundliche Zusprache die Rede (C. 6, 9; Su. 6, 62; S. 6, 9; A. 6, 6; M. 160—4; Bh. 2, 2, 124ff.; V. 326ff.; Vṛ. 20).

Die schlimmeren Formen des Irreseins werden dämonischer Einwirkung zugeschrieben und daher als Besessenheit (*bhūtonmāda*) bezeichnet. Es werden 8 oder 18 oder 20 oder »unzählige« Dämonen und Götter des Wahnsinns unterschieden, die den Menschen überfallen, wenn er sich gegen die Religion vergeht, allein in einem leeren Hause oder Nachts auf einem Bestattungsplatz weilt u. dgl. Welcher Geist in den Kranken gefahren ist, kann man aus seiner Handlungsweise entnehmen. So ist der von einem Daitya Besessene boshaft, zornmütig, hochmütig, gibt sich für einen Gott aus, liebt geistige Getränke und Fleisch. Der von einem Gandharva Besessene singt und tanzt, schmückt, badet und salbt sich. Der von einem Schlangendämon Besessene hat rote Augen, einen starren Blick, einen krummen und schwankenden Gang, streckt die Zunge heraus, leckt sich die Mundwinkel, liebt Milch, Honig und Süssigkeiten. Der von einem Yakṣa Besessene ist vergnügungssüchtig, geil, verschwenderisch, freigebig, geschwätzig, schwankt im Gehen wie ein Betrunkener. Der von einem Piśāca Besessene ist unruhig, gefrässig, unreinlich, ohne Gedächtnis, läuft umher, reisst sich mit den Nägeln das Fleisch auf, geht nackt. Auch für Besessenheit werden verschiedene Arzneien, zum Einnehmen, als Salben, Nasenmittel, Räucherungsmittel u. dgl. verschrieben, aus Arzneistoffen, die gegen Dämonen wirksam sind, namentlich aber richtet sich die Behandlung auf Begütigung der Dämonen durch verschiedene Spenden, Beschwichtigungsceremonien, Bussen, Gebete, gottesdienstliche Verrichtungen, fromme Schenkungen, Ehrung der Brahmanen u. dgl. Jeder Dämon oder Gott hat seine bestimmten Zeiten, zu denen er sich des Menschen bemächtigt; zu diesen Zeiten soll ihm der Arzt Spenden, bestehend in Milch, Fleisch, Zucker, Branntwein und anderen Nahrungsmitteln, Kleidern, Kleinodien u. dgl. darbringen an dem Ort, wo sich der Dämon aufzuhalten pflegt (C. Bh. V. l. c.; Su. 6, 60; M. 164—8; S. 6, 7f.; A. 6, 4f.). Über Kinderdämonen vgl. § 50.

§ 94. Gifte und Gegengifte. — Die Lehre von den Giften und Gegengiften (*kalpa*) bildet einen der acht Hauptteile der Medicin. Nach Vi. 3, 88 soll der König keine Speisen geniessen, ohne dass durch Experimente festgestellt ist, ob sie Gift enthalten. Nach Su. 5, 1, 26ff. (vgl. S. 1, 8) bestehen diese Proben darin, dass man verschiedene Tiere von den für den König bestimmten Speisen fressen lässt. Sind dieselben giftig, so gehen die Krähen, die Fliegen und andere Tiere daran zu Grunde, der Kuckuck wird heiser, der Brachvogel närrisch, der Papagei krächzt, der Pfau freut sich, der Affe lässt Kot, beim Rebhuhn verlieren die Augen ihre natürliche Farbe beim blossen Anblick des Giftes. Auch von den todbringenden Umarmungen eines Giftmädchens (*viṣakanyā*) droht dem König nach Su. 5, 1, 4 Gefahr, ein Aberglaube, der besonders aus dem Drama Mudrārākṣasa bekannt und auch in die europäische Litteratur übergegangen ist[1]. Daher ist es eine Hauptaufgabe des Hofarztes, den König vor Vergiftung zu bewahren, und er wird besonders mit der Inspection der Küche (*mahānasa*) betraut. Einen Giftmischer soll man an seinen Reden und Geberden zu erkennen suchen. Teils aus solchen Gründen, teils aus der Häufigkeit giftiger Schlangen und gefährlicher Insekten mag die specielle Ausbildung der Toxikologie zu erklären sein.

Nach M. gibt es zwei Arten von Gift, *sthāvara*, von unbeweglichen Dingen d. h. Pflanzen und Mineralien, und *jaṅgama*, tierisches Gift. Letzteres bewirkt Schläfrigkeit, Mattigkeit, Abspannung, Hitze, Verdauungslosigkeit, Gänsehaut, Geschwulst, Durchfall; ersteres bewirkt Fieber, Schlucken, Empfindlichkeit der Zähne, Halsweh, Schaum vor dem Munde, Ekel, Asthma und Ohnmacht. Insbesondere entsteht von Wurzelgift Gliederweh, Delirium und Betäubung, von Blattgift Gähnen, Zittern und Asthma, von Fruchtgift Hodenschwellung, Hitze und Appetitlosigkeit, von Blumengift Erbrechen, Flatulenz und Asthma, von giftigen Baumrinden, -saft oder -harz übler Geruch aus dem Munde, Rauheit der Haut und Kopfweh, von Milchsaft Schaum vor dem Munde, Durchfall und Schwere in den Gliedern, von mineralischem Gift Brustschmerzen, Ohnmacht und Hitze im Gaumen. Meist wirken diese Gifte mit der Zeit tödlich. Wenn Jemand von einem vergifteten Pfeil getroffen wurde, so eitert die Wunde sofort und wiederholt, wird schwarz, feucht und sehr übelriechend, das Fleisch schrumpft ein, dazu tritt Durst, Ohnmacht, Fieber und Hitze. Die Wirkungen der Schlangenbisse sind verschieden, rasch tödlich ist der Biss der Hauben- oder Brillenschlange (*darvīkara*). In der Hitze und bei kachektischen Zuständen sind Schlangenbisse besonders gefährlich. Schlimme Symptome sind es, wenn nach einem Einschnitt kein Blut fliesst, von Hieben keine Striemen entstehen, Begiessung mit kaltem Wasser keine Gänsehaut verursacht, eine schwarze und rote Geschwulst an der gebissenen Stelle entsteht, Mundsperre eintritt, Blut aus dem Mund und After fliesst, die Stimme versagt u. a. Schwächer wirkt *dūṣīviṣa* d. h. altes, durch Feuer, Sonne oder Wind ausgetrocknetes, oder durch Gegengift zersetztes oder nicht normales Gift, indem es nie den Tod verursacht, doch Jahre lang nachwirkt und Durchfall, übeln Geruch und Geschmack im Munde und andere Beschwerden, weiterhin Geschwulst an Füssen und Händen, Ohnmacht, Erbrechen, Asthma, Durst, Fieber u. a., in anderen Fällen Tollheit, oder Verstopfung, oder Impotenz, oder Zungenlähmung, oder Lepra und andere Leiden herbeiführt. Eingehend werden auch die Bisse der 16 giftigen Spinnen besprochen, welche verschiedenartige Beulen mit Fieber, Hitze, Durchfall und anderen Symptomen hervorrufen, ferner die Bisse von Ratten und Mäusen, Skorpionen, Stechfliegen, giftigen Fröschen, Fischen und Blutegeln, Hauseidechsen, Hundertfüssen und anderen Insekten, und das angeblich in den Klauen und Zähnen der Tiger, Affen und anderer Tiere enthaltene Gift (M. 429—42). Su. S. A. handeln über die Gifte noch weit ausführlicher. Doch nennt Su. von mineralischen Giften nur *phenāśmabhasman*, ein gerösteter Stein, wohl geröstetes Auripigment, und *haritāla*, Auripigment[2], S. ausserdem noch *rakta* (Zinnober oder Kupfer?); auch kommen unter den zahlreichen vegetabilischen Giften die jetzt in Indien sehr gebräuchlichen[3] Strychnin resp. Brechnuss (*kupīlu*), Opium (*ahiphena*) und Datura (*dhūstūra, unmatta*)[4] hier noch nicht vor. Dagegen beschreiben diese Autoren auch die Tollwut der Schakale, Hunde, Hyänen, Bären, Panther, Tiger und Wölfe und die von ihren Bissen entstehende Wasserscheu, *jalatrāsa* (Su. 5; S. 6, 40 8; A. 6, 35—8. Vgl. C. 6, 23; Bh. 2, 4, 155ff.; V. 922ff.).

Schon die vedische Medicin ist reich an Zaubern gegen Vergiftung, Pfeilgift und die Bisse von Schlangen, Skorpionen und Insekten, und B. 6 enthält einen langen Zauberspruch, den schon Buddha zur Heilung eines von einer schwarzen Schlange (Brillenschlange) gebissenen *bhikṣu* empfohlen haben soll und der auch bei C. S. A. ein Analogon hat, dort aber nur als Begleitspruch bei der Verabreichung von Gegengiften (*agada*) dient[5]. Recepte für solche *agada* geben die medicinischen Werke in grosser Anzahl. Bei vegetabilischen und mineralischen Giften differiren dieselben je nach den Stadien der Giftwirkung (*vega*), deren sieben unterschieden werden. 1. Die Zunge wird schwarz und steif, zugleich tritt Ohnmacht, Zittern, Atembeklemmung, Mattigkeit und Erbrechen ein. Man gebe dem Vergifteten ein Brechmittel, besprenge ihn mit kaltem Wasser und lasse ihn rasch ein *agada*, mit Butter und Honig vermischt, trinken. 2. Zittern, Schweiss, Hitze, Halsweh und, wenn das Gift in den Magen kommt, Brustschmerzen. Man gebe wie vorher ein Brechmittel, dann ein Abführmittel und ein Gegengift. 3. Entzündung des Gaumens, heftige Magenschmerzen, die Augen werden schwach, fahl und geschwollen, und wenn das Gift in die Gedärme kommt, treten Schmerzen, Schlucken, Husten und Kollern im Leibe auf. Man gebe ein Gegengift innerlich und als Nasenmittel und Salbe. 4. Der Kopf wird sehr schwer. Man gebe ein Gegengift mit Öl. 5. Speichelfluss aus dem Munde, Verfärbung, Gelenk- und Leibschmerzen, Störung aller Grundsäfte. Man gebe ein Gegengift in einer Abkochung von Süssholz und Honig. 6. Bewusstlosigkeit und starker Durchfall. Behandlung wie bei Durchfällen. 7. Lähmung der Schultern, des Rückens und der Hüften, und Tod. Nasenmittel (Su. 5, 2, 39—48; A. 6, 35, 11—20). Auch bei Schlangenbissen werden sieben *vega* unterschieden. Es ist oberhalb der gebissenen Stelle ein Verband aus Tuch, Leder oder Bast anzulegen, damit das Gift nicht in den Körper eindringen kann; oder man schneide die Stelle aus und brenne sie, wenn man sie nicht verbinden kann. Aussaugen, Ausschneiden und Ausbrennen der Stelle ist in jedem Fall zweckmässig. Beim Anlegen des Verbandes sind Sprüche herzusagen, wie auch der obige Zauberspruch in B. 6 auf das Verbinden der Wunde Bezug nimmt. Auch Gegengifte, Aderlässe, Brechmittel, Nasenmittel, Salben, Abführmittel, kalte Übergiessungen, Blutegel, Schröpfen mit einem Horn und andere Mittel werden empfohlen. Insektenstiche sind besonders mit Erwärmungen, Pflastern und lauwarmen Übergiessungen zu behandeln, in schweren Fällen ist wie bei Schlangenbissen zu verfahren. Eine von einem wütenden Tier herrührende Wunde ist mit Blutentziehung und heisser Butter zu behandeln, dann bestreiche man sie mit Gegengiften und lasse den Vergifteten alte Butter trinken. Unter den weiteren Mitteln sind die bei Tollheit gebräuchlichen Verordnungen hervorzuheben (C. Su. S. A. Bh. V. l. c.; Vṛ. 68).

[1] Vgl. Hertz, Die Sage vom Giftmädchen. Abh. d. philos.-philol. Cl. d. k. bayer. Akad. d. Wiss. XX, 89—166 (München 1893). — [2] Dutt, Mat. Med. 39. 41. — [3] Vgl. Chevers, A Manual of Judicial Jurisprudence in India (Calcutta 1870), 108 ff. — [4] Dutt l. c. 198. 111. 207. — [5] Vgl. Hoernle, B. p. 226 f. Anm.; S. 6, 40.

NACHTRÄGE UND VERBESSERUNGEN.

Zu Abschnitt I. — Wichtige, von HARAPRASAD SHASTRI und Prof. BENDALL 1897 und 1898 in Nepal gemachte handschriftliche Entdeckungen auf dem Gebiet der älteren medicinischen Sanskritlitteratur verzeichnet der »Report on the Search of Sanskrit Manuscripts (1895 to 1900)«, von HARAPRASAD SHASTRI (Calcutta 1901, 25 S. 4). Eine Hs. des Laṅkāvatāra, eines »Hindu Tāntrika work on Medicine, in the Durbar Library« (in Kāṭmandu) datirt schon von N. S. 28 = 908 n. Chr., eine Hs. des medicinischen Glossars Sārottaranirghaṇṭa von Acāryyavaryya (sic) ist 1080 n. Chr. geschrieben. Näher wird ein hauptsächlich auf Fieber und ihre Behandlung bezügliches Fragment der Kāśyapa-Saṃhitā beschrieben. Kāśyapa kommt schon in der Bowerhs (2, 1010—40) und bei Caraka (1, 1, 3) vor. Dem berühmten Nāgārjuna (§ 14) wird das Yogaśataka mit Commentar des Dhanvapāla in einer Hs. von 1415 und der umfangreiche Yogasāra zugeschrieben. Cikitsāmṛta von Milhaṇa, ein ausführliches Lehrbuch der Medicin, ist 1224 n. Chr. in Delhi unter der Regierung des Sumsuddin Iltishmish verfasst, Nāḍīparīkṣā über Pulsfühlen (vgl. § 3) von Rāmacandra Somayājī 1348 (Saṃvat 1405). Über Tierheilkunde handeln Yogamañjarī von Vardhamāna, Aśvavaidyaka von Dīpaṃkara und Aśvāyurveda von Gaṇa. Nach CORDIER, der auch einen Teil dieser Hss. untersucht hat, heisst der Commentator des Yogaśataka Dhruvapāla, nicht Dhanvapāla (briefl. Mitteilung). CORDIER (»Origines« 82, 84) erwähnt auch in Nepal gefundene Fragmente von Jatūkarṇa, Parāśara und Hārīta, sowie Überreste der von Suśruta erwähnten Autoren Vaitaraṇa, Pauṣkalāvata, Gopurarakṣita. Möchten diese Funde und insbesondere der von HARAPRASAD SHASTRI angekündigte Extraband der »Notices of Sanskrit Manuscripts« über die Hss. der »Durbar Library« bald veröffentlicht werden! Für die griechischen Beziehungen der indischen Astronomie und daher auch der indischen Medizin (§ 16) darf man sich neue Aufschlüsse versprechen von dem Yavanajātaka des Yavaneśvara, das direkt aus dem Griechischen übersetzt sein und Daten = 169 und 269 n. Chr. enthalten soll (Report p. 8).

Zu § 5. — Von Vijayarakṣita rührt *nidāna* 1—32, von Śrīkaṇṭhadatta das Folgende her. Vgl. CORDIER, JA. 1901. Der Zeitbestimmung CORDIERS (um 1260—80) kann ich mit Rücksicht auf das Citat aus Hemādri (§ 5) nicht beistimmen.

Zu § 66. — Vgl. jetzt auch CORDIER, La variole Çitalâ (Janus 1901).

S. 3, Z. 11 v. u. *für* Kaṅkālāyas *lies* Kaṅkālayas.
S. 6, Z. 21 *für* Cikitsāsārasaṃgraha *lies* Cikitsāsaṃgraha.
S. 12, Z. 14, S. 13, Z. 36 und S. 16, Z. 12 *für* Takasusu *lies* Takakusu.
S. 17, Z. 1 *für* dem *lies* den.
S. 39, Z. 15 *für* Waser *lies* Wasser.
S. 53, Z. 15 v. u. für *dohā* lies *doha*.
S. 88, Z. 18 für *rājārāṭ* lies *rogarāṭ*.

ABKÜRZUNGEN.

In Abschnitt I. (§§ 1—17) sind die nämlichen Abkürzungen wie in AUFRECHTS C. C. gebraucht. Weitere Abkürzungen meist wie in SCHERMANS Or. Bibliogr.

A. = Aṣṭāṅgahṛdaya ed. KUNTE (2. ed., Bombay 1891).
adhy. = adhyāya.
Ar. = Aruṇadattas Commentar zu A.
AV. = Atharvaveda.
B. = Bowerhandschrift.
Bh. = Bhāvaprakāśa ed. JIB. VIDY. (Calcutta 1875).
B.-R. = BÖHTLINGK und ROTH, Sanskrit-Wörterbuch.
BW. = BÖHTLINGK, Sanskrit-Wörterbuch in kürzerer Fassung.
C. = Caraka ed. K. DEBENDRA NATH SEN and K. UPENDRANATH SEN (Calcutta 1897).
C. C. = Catalogus Catalogorum by TH. AUFRECHT. 2 Parts (Leipzig 1891, 96).
Cd. = Cakradatta, besonders sein Cikitsāsamgraha (§ 4).
Co. = Commentar.
Ḍ. = Ḍallanas Suśruta-Commentar ed. JIB. VIDY. (Calcutta 1891).
EI. = Epigraphia Indica.
GARBE, Verz. = Verzeichnis der indischen Handschriften der k. Univ.-Bibliothek von R. GARBE. Tübingen 1899.
Grdr. = Grundriss der indo-arischen Philologie und Altertumskunde.
H. = Hārīta. Die erste Ziffer nach H. geht auf B. LAL SENS, die zweite auf JAIRAM RAGHUNATHS Ausgabe (§ 7).
IA. = Indian Antiquary.
IAlt. = Indische Alterthumskunde.
ILit. = Indische Literaturgeschichte.
IS. = Indische Studien.
IStr. = Indische Streifen.
JA. = Journal Asiatique.
JASB. = Journal of the Asiatic Society of Bengal.
JIB. VIDY. = JIBANANDA VIDYASAGARA.
JRAS. = Journal of the Royal Asiatic Society.
Kau. Sū. = Kauśika Sūtra.
KZ. = KUHNS Zeitschrift für vergleichende Sprachforschung.
M. = Mādhavanidāna ed. JIB. VIDY. (Calcutta 1876).
Proc. ASB. = Proceedings of the Asiatic Society of Bengal.
RV. = Rigveda.
Ś. = Śārṅgadharasaṃhitā ed. PRABHURAM JIVANRAM (Bombay 1891).
S. = Aṣṭāṅgasaṃgraha ed. GAṆEŚA TARTE (Bombay 1888). Die dritte Ziffer geht auf die Seitenzahl.
SBE. = Sacred Books of the East.
Su. = Suśruta ed. JIB. VIDY. (3. Aufl., Calcutta 1889).
V. = Vaṅgasena ed. NANDKUMAR GOSWAMI BAIDYA (Calcutta 1894).
Vi. = Viṣṇusmṛti ed. JOLLY (Calcutta 1881).
Vṛ. = Vṛndas Siddhayoga. Ānandāśrama S. Series 27 (Poona 1894).
Y. = Yājñavalkya ed. STENZLER (Berlin 1849).
ZDMG. = Zeitschrift der Deutschen Morgenländischen Gesellschaft.

I. WORTVERZEICHNIS.

Die Zahlen bezeichnen die Seiten; cursive geben die Hauptstellen für ein Wort.

II. SACHVERZEICHNIS.

Die Zahlen bezeichnen die Seiten; cursive geben die Hauptstellen für ein Wort.

INHALT.

MIX
Papier | Fördert gute Waldnutzung
FSC® C083411

Zeitfracht Medien GmbH
Ferdinand-Jühlke-Straße 7
99095 Erfurt, Deutschland
produktsicherheit@kolibri360.de